U0795301

生物医学工程学概论

董秀珍　俞梦孙　主编

科学出版社
北京

内 容 简 介

本书是一部引导读者了解并进入生物医学工程学的教科书。主要内容分成六章:第一章从生物医学工程学定义、主要内容与范畴等方面作概述性介绍。第二章重点介绍生物医学工程学在形成和发展历程中为生物医学和社会进步作出的贡献,同时简述了生物医学工程学的各个分支,突出了生物医学工程学在医学发展中的重要地位与作用。第三章从学科角度讨论了生物医学工程学这一大跨度交叉的学科类型与其在高校发展的概况。第四、五章从应用生物医学工程学领域的角度对医院应用生物医学工程学科成果而派生的临床医学工程学和军事、航天航空与航海等特种生物医学工程学的内容进行了介绍。第六章对部分生物医学工程前沿的内容进行了概括性讨论。

本书不仅是生物医学工程专业学生的引导性教材,可作为生物医学工程专业研究生、教师、科研人员的参考;也可作为医学基础与临床专业和其他理工学科师生和科研人员向生物医学工程扩展的入门参考书。

图书在版编目(CIP)数据

生物医学工程学概论 / 董秀珍,俞梦孙主编.—北京:科学出版社,2013
ISBN 978-7-03-038850-6

Ⅰ.生… Ⅱ.①董… ②俞… Ⅲ.生物工程-医学工程-概论 Ⅳ.R318

中国版本图书馆 CIP 数据核字(2013)第 242774 号

责任编辑:魏英杰 杨向萍 / 责任校对:包志虹
责任印制:吴兆东 / 封面设计:陈 敬

科学出版社出版
北京东黄城根北街 16 号
邮政编码:100717
http://www.sciencep.com

北京富资园科技发展有限公司印刷

科学出版社发行 各地新华书店经销

*

2013 年 11 月第 一 版 开本:720×1000 1/16
2024 年 7 月第十一次印刷 印张:19 1/4
字数:376 000

定价: 98.00 元

(如有印装质量问题,我社负责调换)

编　委　会

主　编　董秀珍　俞梦孙

副主编　张虎军　杨　昊

编　委（按姓氏笔画为序）

王运斗（军事医学科学院）

代　萌（第四军医大学）

伍瑞昌（军事医学科学院）

阮兴云（昆明军区总医院）

张虎军（成都军区总医院）

李　靖（第四军医大学）

杨　昊（第四军医大学）

周　丹（解放军总医院）

季振宇（第四军医大学）

俞梦孙（空军航空医学研究所）

姜宗义（南京军区总医院）

夏军营（第四军医大学）

董秀珍（第四军医大学）

前　言

生物医学工程学(BME)在国际上作为一门学科出现，始于20世纪50年代。随着宇航技术的进步、人类实现登月计划以来，生物医学工程有了快速的发展。在我国，生物医学工程作为一个专门学科起步于20世纪70年代。目前，我国许多高校和科研单位设有生物医学工程学科或科研机构，从事生物医学的教学科研工作，在我国生物医学工程科学研究、产业发展、人才培养等方面发挥着重要作用。生物医学工程学是一门年轻的学科，属于理工与生物医学交叉类学科。在理工类科学技术突飞猛进的同时，生命科学也在迅猛发展，近年来迅速兴起的新兴科学技术给生物医学以极大的推动。这些发展变化给生物医学工程学带来新的挑战，因此我们有必要站在新的高度认识生物医学工程学。

我国生物医学工程教育发展迅速，为了适应生物医学工程各层次教学和其他专业的科技人员积极进入生物医学工程领域的需要，我们在多年的教学科研与医疗器械开发的实践基础上，查阅了相关文献，针对不同领域、不同层次人员对生物医学工程的需求，就大家关注的问题进行讨论。通过对生物医学工程学科的作用和地位、相关基本概念、研究范围、历史贡献及给我们的启示、教育、各学科分支的特点、特种生物医学工程、前沿及发展趋势等进行论述与讨论，力图回答生物医学工程学是什么、学什么、做什么，阐述生物医学工程学的作用与地位，学科及其教育的特点、发展趋势、面临的挑战与机遇等问题。

本书主要以初步接触生物医学工程的学生、教师、科研人员为主要对象，可作为生物医学工程专业学生的入门教材，也可以作为医学专业、工程专业的选修课教材，还可以供有兴趣从事生物医学工程相关工作的各类专业人员使用。

由于水平有限，难免存在不妥之处，欢迎指正。

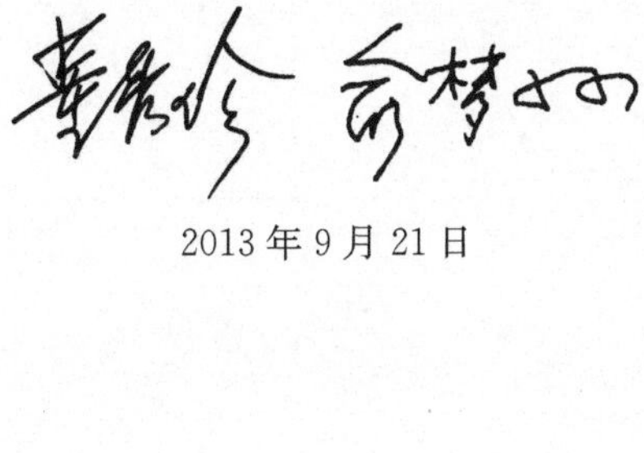

2013年9月21日

目　录

第一章　生物医学工程学简介

作为一门学科，生物医学工程学(biomedical engineering，BME)的诞生在国外始于20世纪50年代。生物医学工程学与其他学科一样，其发展也是由科技、社会、经济等诸因素决定的。生物医学工程学的兴起是两个因素促成的，一是工业化以来物质文明高度发达，人们的生活环境、工作节奏等发生了重大变化，人类自身的健康越来越受到广泛的关注；二是航天技术、微电子技术、计算机等高新技术的飞速进步，为认识、改善人的生命运动过程开辟了新的前景。两者结合，生物医学工程就在西方发达国家应运而生了。究竟什么是生物医学工程学？它的内涵是什么？有什么特点？这是开始接触生物医学工程学的人首先会提出的问题。

1.1　生物医学工程学的定义及发展简史

1. 生物医学工程学的定义

一般认为生物医学工程学是一门综合运用工程技术的相应理论和方法，深入研究人体结构和功能，以解决医学中出现的有关问题的新兴边缘学科。与传统学科相比，生物医学工程学是一门相对年轻的新学科。从科学的角度看，生物医学工程学是从一个新的视野探索生命奥秘的科学分支，力求从宏观与微观结合，用实验与解析相结合的方式提升对生命的认识。从技术的角度看，生物医学工程技术形成与发展的模式基本上可以归纳为通过工程技术手段把物理、化学以及技术科学中新的技术、原理和方法应用于研制医疗装置，满足临床诊治的需要。随着科学技术的进步，新的物理、化学方法和工程技术不断被应用于生命科学研究与医学应用。

在工程学(电子技术、计算机技术、信息技术、材料科学)突飞猛进的同时，生命科学也在迅猛发展，近年来迅速兴起的生物技术给生物医学以极大的推动。因此，我们对理工学科与生命科学交叉结合而产生的生物医学工程学必须有新的认识，必须考虑到科学技术的进步给生物医学工程学带来的影响。生物医学工程学不但包括工程学与生命科学、医学的交叉结合，而且包括所有其他学科与生命科学、医学的交叉结合；不但是工程技术的相应理论方法与生物医学中人体结构功能的交叉结合，而且是工程技术的相应理论方法与生物技术的交叉结合。这里，我们引用美国国立卫生研究院有关名词命名专家组对生物医学工程学的定义——生物医学工程学是结合物理学、化学、数学和计算机科学与工程学原理，从事生物学、医学、行为学或卫生学的研究；提出基本概念，产生从分子水平到器官水平的知识，开发创新的生物学制品、材料、加工方法、植入物、器械和信息学方法，用于疾病预防，诊断和治疗，病人康复，改善卫生状况等目的。

生物医学工程学不但是工程技术在生物学和医学上的应用，而且是以对人的生命运动的认识为核心的多学科的综合，有自己独特的方法学原则。它把人体各个层次上的生命过程（包括病理过程）看作是一个系统的状态变化过程；把工程学的理论和方法与生物学、医学的理论和方法有机结合去研究这类系统状态变化的规律，并在此基础上，应用各种工程技术手段，建立适宜的方法和装置，以最有效（目标的实现和经济成本）的途径，人为地控制这种变化达到预定的目标。生物医学工程学的根本任务在于保障人类健康，为疾病的预防、诊断、治疗和康复服务。

例如，人工心脏瓣膜是典型的生物医学工程项目。据统计我国每年约有120万名风湿性心脏病患者需要治疗，其中约10万人需要安装人工心瓣。为了进行人工心瓣的设计和制造，需要：

① 了解心脏瓣膜开启和关闭的机理，弄清心脏瓣膜的运动学和动力学特性（定量）。

② 解决人工心瓣的材料问题（相容性、毒性、力学性质和制备工艺等）。

③ 了解人工心瓣机械瓣和生物瓣的力学特性和疲劳寿命，以及植入心脏的长期生物效应等。

人工心瓣的制作和质量控制与监测等还涉及一系列工程问题。此外，还有一个成本控制问题。目前，进口机械瓣每个1000～1500美元，国产产品即使以每个200美元计算，全国每年需10万只人工心瓣，仅是瓣膜一项就得花2000万美元。对于整个社会来讲，这是个极沉重的负担，而成本控制则是工程学的固有内涵。

2. 发展简史

第二次世界大战的爆发，一方面摧毁了大量的物质财富，但另一方面也极大地刺激了科学技术的发展。这表现在，战时由于战争的需要促进了军事工业科学技术的发展，战后军事科学技术向民用科学技术转移，使得科学技术变成了新的经济产业。新产业经济的增长又反过来资助并促进科学技术的研究与开发。20世纪四五十年代，首先在美国爆发科学技术革命，然后遍及全世界。从开始发生到趋向高潮，时间很短，现代科学技术革命是从自然科学技术的突破开始的，之后影响到哲学、社会科学、思维科学、数学，并导致一系列交叉、边缘、横向、综合科学技术的产生。生物医学工程就是在这样的背景下产生的。这个名词最早出现在美国。国际医学电子学联合会（International Federation for Medical Electronics，IFME）于1958年在美国成立，1965年该组织改称国际医学和生物工程联合会，后来成为国际生物医学工程学会（International Federation on Medical and Biological Engineering,IFMBE)。另一个具有重大国际影响的是美国电气工程师生物医学工程学会(IEEE Engineering in Medical and Biology Society,IEEE EMBS)成立于1978年,是生物医学工程领域权威的国际组织,也是全球拥有会员最多的生物医学工程组织,其每年举办的国际年会在交流学术、制定标准和推动专业发展方面具有很大的影响力。

我国的生物医学工程学科组织于1978年。那时正值我国"七五"科学技术发展计划制定期间。在我国著名医学家、中国医学科学院黄家驷院长倡议下,经国家科委正式批准成立了生物医学工程专业学科组,由当时的卫生部部长钱信忠任名誉主任委员,中国协和医科大学校长黄家驷任主任委员,清华大学校长高景德、国家科委李寿慈司长任副主任委员,并由国家科委方毅主任颁发了聘书。学科组由蒋大宗、吕维雪、江丕栋、陈明进、杨子彬、周蕙莲、童衍传、杨国忠(兼学科组秘书)、李宗明、郑振声、周礼杲、黄秉宪、徐智章等组成。1979年在天津市蓟县召开了学科组成立大会,制定了我国第一部生物医学工程发展规划——《1978－1985年生物医学工程学科发展规划(草案)》。中国生物医学工程学会成立于1980年11月,发展到今天,已经拥有20个专业分会,涵盖了生物医学工程领域的相关专业,有力地推进了我国生物医学工程的发展。目前,我国许多高校、科研单位设有生物医学工程机构,从事生物医学的科研教学工作,为我国生物医学工程科学事业的发展发挥着重要作用。

3. 生物医学工程学的层次结构

生命运动是多层次的,人体更是一个多层次的复杂巨系统。因此,生物医学工程学必定具有层次结构。

我们从整体层次,系统、器官、组织层次,细胞和生物大分子层次等三个方面阐述生物医学工程的层次结构。

(1) 整体层次

把人看做是一个整体,或者把人和环境(自然的和人为的)看作一个整体,考虑人的生命运动规律和影响因素,进行能动地协调和控制。主要有以下几个方面:

① 人-机环境系统工程中的生物医学工程问题,研究人和工作环境的相互关系。其主要内容是保障工作环境中人的安全(人对各种刺激因素的生理耐限和心理-生理耐限)和健康(职业病防治),进而提高工作效率的工程问题。在这方面,我国的航空医学工程和航天医学已经具备了相当基础。如果能扩展到各个产业部门和事业部门,其社会效益和经济效益将是十分巨大的,但是我国目前对此还不够注重。

② 中医工程,用现代技术对中国医药学问题进行多学科综合研究。我国目前在这方面已经初步形成了一支具有相当规模的专业队伍。在今天的发展中必

须充分认识传统医药学和现代科学在认识论和方法论上的巨大差异。切忌用现代科学的规范生搬硬套。中医工程学是指把祖国医药学的独特概念(如阴阳、五行、肺腑、经络、气血、津液等)、理论和方法与现代科学工程技术的理论和方法有机结合起来,进行人体系统状态变化规律的研究,并通过各种可能和适宜装置控制这类变化,形成以祖国医药学理论体系和实践方法为固有特点的生物医学工程学分支。

中医工程学的研究方向,可以归纳为以下四个方面:揭示中医学的科学内涵、建立中医学综合体系、中医学的定量表征、中医诊断的客观化。具体包括:中医人工智能系统工程,系统论、信息论及控制论在中医学中的应用,中医诊疗仪器和技术设备工程,中医生物力学工程,中医基础理论生物工程,针灸气功工程,中医生命信息工程,中医保健康复工程,中医知识工程,中医专家系统,中医四诊客观化工程,中医舌象和脉象工程等。

(2) 系统、器官、组织层次

这是生物医学工程学目前的主体,也是我国生物医学工程的主体。其主要内容可以概括为三个方面:

① 人体器官、组织的某些功能补偿技术或代用装置及人工生物医学材料,如人工肾、人工肺、人工肝、人工胰、人工心瓣、人工血液、人工皮肤、人工感官、人工关节、假肢等。

② 医用传感器和人体参数测量技术,特别是无创伤诊断技术和装置。在这方面生物传感器技术和各种成像技术是当前的前沿。

③ 新型的医疗技术设备的系统监测装置。

以上三方面的发展,需要电子技术、化工技术、超声技术、激光和射线技术、精密机械、计算机技术等现代科学技术在生物医学中的应用,同时又需要对人体生理运动规律的定量认识,需要材料科学、生物力学和信息科学的相应进展。因此,这是一个综合性很强的层次,将吸引大批科学技术人员;推动医疗器械工业和保健品生产的发展;加速医院设备的现代化;加快临床工程和康复工程的进步,同时促进相关学科的发展。

但这里有一个问题,就是高技术设备的建立和应用很可能使医疗费用急剧上升而成为社会的沉重负担。这就在一定程度上违背了发展生物医学工程的本意。这一点在欧美等国已经引起了充分的注意。一些大型高技术(高成本)项目的发展趋于缩减,而更多地提倡小型、简便的技术设备,这一点应该引起我国生物医学工程界的足够重视。

(3) 微观或细观层次

这主要是指细胞和生物大分子层次上的生物医学工程问题。研究细胞和细胞之间、细胞内部各种结构之间的力学、电磁效应、量子效应等的关系时提到生物技术，人们总觉得那主要是生化问题。诚然，生物技术本身主要是生物化学、分子生物学问题，但是一旦要把实验室的生物技术变为企业的生产，以及将生物技术应用于医学疾病预防、诊断和治疗上时，工程问题就提到日程上来了，这是必然的。在这一方面，生物医学工程和生物技术有一个必然的“交集”，国外如此，我国也是如此。

在这方面，目前的主题是：

① 在人为环境下，按预定的目标，控制生物系统（如生物反应器）的功能，即生物反应器的设计和运转程序的优化问题。

② 发展高效、快速的分离技术设备，以获得高纯度地保持生物活性的产品。

③ 发展在生物系统的控制与生物物质分离中需要的生物传感器与检测、控制技术。

④ 生物芯片相关技术，生物芯片的概念来自计算机芯片，至今不过10余年。芯片分析的实质是在面积不大的基片表面上有序地点阵排列一系列固定于一定位置可寻址的识别分子，结合或反应在相同条件下进行。反应结果用同位素法、化学荧光法或酶标法显示，然后用精密的扫描仪或CCD(charge coupled devise)摄像技术记录，通过计算机软件分析，综合成可读的信息。

4. 生物医学工程学的特点

生物医学工程学是大跨度、多学科的综合性应用学科。例如，人工器官需要生物材料科学、生物力学、生物学和有关机、电、化工工程技术的有机结合，甚至涉及社会科学。这种大跨度（从非生命科学到生命科学，乃至从自然科学到人文科学）的综合，是传统学科所没有的，需要工程技术与生物医学两方面人才密切结合。

生物医学工程学科本身是各学科在高水平上交叉、结合的产物，是现代科学技术发展到一定时期的必然结果。现代科学技术的迅猛发展为多学科交叉和结合提供了可能性，而生物医学的进步需要这种交叉与结合，因此生物医学工程从诞生之时就不同于其他传统学科。

生物医学工程学不同于物理、化学等一系列从基础理论到知识技能和应用都自成体系的传统学科。它没有自己独立的基础理论与知识体系，而是以相应的理工学科分支和生物医学分支的基础理论与知识体系为自己的基础，因此生物医学工程学对相应的学科有较大的依赖性。根据定义，所有应用工程技术的分支都可以与生物医学相结合形成相应的生物医学工程分支，也就是说生物医学工程含有许多分支。但是真正能独立形成一个学科的分支却不多。例如，康复工程是所有用于人体康复的工程技术，含有机械工程、电子工程、信息工程、材料工程等。生物医学方面含有生理学、解剖学、神经科学、外科学、内科学等。

生物医学工程学以应用基础性研究为中心，以最终在生物医学领域应用为目的。在这一点上它有别于生物物理学、生物化学，也有别于某些纯应用性学科。

生物医学工程学覆盖面非常广，几乎涉及所有的理工学科和所有的生物学与医学分支，没有哪一位学者或哪一个学校（研究所）可以涉足全部。

生物医学工程学研究既包含科学发现也包含科学技术发明，往往是在科学发现基础上的进一步发明。

生物医学工程学没有不变的中心与主题，它随着与之相关学科的发展变化和应用对象的发展变化而变化。

一方面为医学、生物学提供技术设备，另一方面又为医学、生物学的发展开辟新路，从而成为变革医学和生物学本身的一支重要力量。例如，人工心瓣研制的成功，把风湿性心脏病的治疗提高到一个新的高度。

它成为工程技术科学领域里的“新兵”，但又不同于一般的工程学，而是以工程学为主要手段，专门研究和解决医学方法学问题的一门独立的学科。它的工作者一般是工程技术人员，但是这些工程技术人员必须与医学工作者紧密结合，或者具有一定的生物医学基础知识，还有可能是具有工程技术知识的生物医学工程者。

生物医学工程学同医疗器械产业有着直接的联系，生物医学工程学研究为医疗器械（含医疗仪器、医疗设备、生物材料和制品）的开发提供工程原理和方法，因而是医疗器械产业发展的基础、动力和源泉。

生物医学工程学介于基础科学和专业技术之间，一方面它综合运用基础科学的理论研究成果为医疗保健事业服务，另一方面它又总结科研、生产和使用中的实践经验，为基础科学和工程学提出新的课题，并将两者有机地结合起来，进一步发展为系统的理论，直接为专业技术和生产服务的一门边缘学科。

生物医学工程学一方面用工程技术对生物医学进行研究（包括人体生理、病理各方面功能，人体结构，人体信息传递，各种疾病的诊断、治疗、预防的研究等各个方面）；另一方面，由于人体本身是一个极其复杂的结构，其信息的传递、记忆、处理功能，体内能量转换，体内反馈调节与自动控制等功能是工程科学的良好范本，人体科学的研究反过来又将推动工程科学的发展。例如，人体本身传感器的研究，尤其是视觉、触觉、听觉、语言功能的研究将促进机器人学的发展和图像识别理论的发展。

社会效益和经济效益的综合。医学重于前者，而后者是工程固有的含义，生物医学工程则是二者必然的结合。

这门边缘学科正在不断扩展，它对人类健康越来越重要。生物医学工程学的发展在某些程度上标志着一个国家的科学技术水平。世界各国都很关心这一学科的建立和发展。

1.2　生物工程与生物医学工程

1. 生物工程的定义

生物工程也叫生物技术，是通过工程技术手段，利用生物有机体或生物过程生产有经济价值产品的技术科学。生物工程以细菌、酵母、真菌、植物细胞以及培养的哺乳动物细胞等作为生产过程的原料。生物工程的特定过程是由微生物、动植物细胞及其产物（如酶）催化的。生物工程中的有机体可以作为生物量来收获可以用于化学转化过程，也可以作为生物学活性分子（含酶和单克隆抗体）的来源。

2. 生物工程的研究内容

生物工程涉及许多学科，如微生物学、生物学、遗传学、分子生物学、物理学、生物化学和化学工程等，还涉及许多生产部门，如工业、矿业、农业、食品、饲料、医药、能源和环境保护等。未来，在新药、激素、抗生素、疫苗的生产、能源与化学饲料的生产农业、环保等方面都会发挥越来越重要的作用。在医学上也将有着广阔的前景，这里主要介绍与医学相关的生物工程。

（1）细胞工程（cell engineering）

细胞工程是应用细胞生物学和分子生物学技术按照预定的设计改变或创造细胞遗传物质，使之获得新的遗传性状，通过体外培养，提供细胞产品，或培育出新的品种，甚至新的物种，可以说是细胞水平上的生物工程。

细胞工程发展经历了三个阶段。第一阶段到20世纪70年代中期为止。这一阶段确立了细胞培养技术、核型分析技术、细胞融合技术及其应用，为体细胞遗传学和单克隆抗体的产生奠定了基础。从70年代后期到80年代后期是第二阶段。在这一阶段，基因工程与细胞工程结合，应用DNA导入技术分析了人体基因的微细结构。自80年代后期，以基因打靶为基础，胚胎发生工程与基因工程结合作为新的研究发展趋势，将构成细胞工程研究的第三阶段，即在培养细胞水平上同源基因重组的基因打靶。所谓基因打靶是指利用基因转移方法，将外源DNA序列导入靶细胞后通过外源DNA序列与靶细胞内染色体上同源DNA序列间的重组，将外源基因定点整合入靶细胞基因组上某一确定的位点，或对某一预先确定的靶位点进行定点突变的技术。

细胞工程按其对象不同，可分为微生物细胞工程、植物细胞工程和动物细胞工程。根据不同的研究层次，又可将细胞工程分为基因工程（gene engineering）、染色体工程（chromosome engineering）、染色体组工程（genome engineering）、细胞质工程（cytoplasm engineering）及细胞合并工程。

(2) 基因工程

DNA 重组或基因重组是细胞内经常发生的过程，在物种变异、进化和基因表达调控方面具有重要意义。从广义上来讲，基因重组可分为三个水平：一是整体水平，通过生物有性杂交发生；二是细胞水平，如细胞融合等单克隆抗体技术；三是分子水平，指基因交换发生在同一染色体内，或在两个染色体之间，甚至一个生物体的基因插入另一生物体的染色体中。狭义的或人们目前普遍接受的基因重组概念主要指后者，即在分子水平的基因重组。

随着分子生物学的发展，20 世纪 70 年代诞生了重组 DNA 技术。由于该技术包括用分离纯化或人工合成的 DNA(目的基因)在体外与载体 DNA 连接成重组体，并以重组体转化宿主细胞(细菌或其他细胞)，进而筛选出能表达重组 DNA 的活宿主细胞，再使之繁殖和扩增，直至表达出目的基因编码的多肽一系列过程，类似一个连续的和复杂的工程，故 DNA 重组技术亦称为基因工程，或者基因克隆、分子克隆。克隆是指由一个细胞经过无性繁殖后形成的子代群体。因此，在基因工程中，克隆一词指含有单一 DNA 重组体的无性系，或将 DNA 重组体引入受体细胞(宿主细胞)中建立无性系的过程。基因工程技术是生物工程技术的最重要内容之一。

基因工程技术主要有两个步骤：一是构建 DNA 重组体；二是 DNA 重组体的扩增和表达。基因在细胞内扩增和表达后，其产物还要分离纯化，即所谓生物工程后处理(dow-stream treatment for biotechnology)，主要涉及产物(多肽或蛋白质)的分离和纯化。显然，基因工程的主要目的是按意图生产基因产物。此外，还有制取某些 DNA 片段和 DNA 探针，用于基因诊断和治疗，以及通过插入、替代等方法改造基因，探讨基因的结构和功能。

(3) 微生物工程

微生物的发现始于 1676 年，由荷兰人列文虎克用自磨镜片制造了一架原始显微镜，正确描述了微生物的形态，如球形、杆状和螺旋形等，为微生物的存在提供了科学依据。19 世纪 60 年代，法国科学家巴斯德首先用实验证明了有机物质的发酵和腐败是由微生物引起的，而酒类变质是因污染了杂菌，由此开始了微生物研究的生理学时代。发酵工程真正成为科学技术是随着 20 世纪 40 年代抗生素大规模深层发酵工艺的建立开始的。随着对发酵过程有关理论研究的不断深入，生物反应器及传感器的改进，以及自动控制技术的发展，才使这一技术日臻完善，成为现代生物技术的一个重要组成部分。发酵工程是以微生物作为基础，通过对微生物生长与代谢过程中的各种调控，达到所需产物的目的。因此，发酵工程亦称为微生物工程。

（4）酶与酶工程

酶（enzyme）是生物体内的活细胞产生的一种起催化剂作用的蛋白质。由于它是生物体内催化各种化学反应的催化剂，故又称为生物催化剂（biological catalyst）。由细胞产生并保持在细胞内的酶称为胞内酶，分泌到细胞外的酶则称为胞外酶。酶与普通催化剂一样，在一定条件能影响化学反应速度，但不改变化学反应的平衡点，并在反应前后本身不发生变化。酶与普通催化剂相比又有其特殊的不同之处，主要如下：

① 反应条件温和，即可以在中性介质、常温常压等温条件下起催化作用。

② 选择性特别高，即专一性特别强。酶对底物有严格的选择性，某一种酶往往只能对某一类物质或某一种物质起催化作用，促进一定的反应，生成一定的产物。

③ 催化效率特别高，是普通无机催化剂的 10^6～10^{12}倍。

④ 酶的活性可受调节控制。

生物体内各种复杂的代谢过程都是在酶的催化作用下进行的，生命细胞的复杂代谢是由成千上万种不同的酶控制的，因此可以说没有酶就没有生命。

尽管酶仅在活的细胞中形成，但是许多酶能从细胞中分离出来，并在体外继续发挥作用。酶在游离状态下能够催化特定的化学转化反应。酶的这种独特的功能使其在工业过程中的应用逐步扩大。这种应用被统称为酶工程或酶技术。酶工程包括酶的生产、分离、纯化、修饰、固定化以及酶以溶解状态或固定化状态的使用和在各类反应器系统中的使用等。毫无疑问，随着酶工程的进一步发展，它将为解决现代社会所面临的某些特别重大的问题（如食品、医药、能源、环境等）作出重大贡献。酶工程起源于生物化学，但它是紧紧依靠微生物学、化学及加工工程学发展起来的。酶工程和基因工程将是两个关系密切的科研领域，它们的紧密结合将使分子遗传学家和酶学家开拓出更多的新成果。

酶工程的应用范围日趋广泛，正在越来越多地用于医药工业以及临床诊断与治疗等方面。

3. 生物医学工程与生物工程

关于生物医学工程与生物工程的关系目前尚没有权威机构给出严格的说明，现在把学术界的一些看法作如下归纳：

① 从生物医学工程严格的定义与生物工程的定义来看，生物医学工程应包含生物工程。生物医学工程也是 21 世纪人类知识经济的制高点，是人类健康与高质量生活的基础。

② 生物医学工程和生物技术是构成生物工程的两个基本组成部分。生物工

程也是21世纪人类知识经济的制高点，是人类健康与高质量生活的基础。

③ 生物医学工程与生物工程已经形成了两个分支。生物医学工程侧重于人体各个层次生命过程(包括病理过程)的系统的状态变化过程，把工程学的理论和方法与医学的理论和方法有机地结合起来去研究这类系统状态变化的规律，并在此基础上，应用各种工程技术手段，建立适宜的方法和装置，以最有效(目标的实现和经济成本)的途径，人为地控制这种变化达到预定的目标，主要为保障人类健康，为疾病的预防、诊断、治疗和康复服务。生物医学工程可以说是工程与医学的结合。

生物工程更侧重于生物有机体或生物生化的特定过程。生物工程的发展也是建立在一系列基础科学研究所取得的重大进展基础上的。其中主要是生物(遗传)化学、生物大分子晶体结构学、量子力学、信息科学等做出的工作。当代生物技术的基础是经典遗传学。

我们认为生物医学工程与生物工程不能严格地截然分开，微观层次的生物医学工程就可以认为是生物工程的一部分，而生物工程也可以是生物医学工程的一部分。

从事生物医学工程的人员要求具有系统的工程学基础及专业知识，因此以工程人员为主；从事生物工程的人员要求有系统的生物学、生物化学、分子生物学等基础与专业知识，因此以生物学人员(或医学人员)为主。这也是目前为什么将生物医学工程与生物工程从习惯上分开的重要原因之一。

如果具有复合性知识结构的人才从事以上两方面的工作，那么人们的习惯因素可能会减到最小。

1.3 生物医学工程与医疗器械产业

1. 医疗器械的定义

医疗器械是指单独或者组合使用于人体的仪器、设备、器具、材料或者其他物品，包括所需要的软件。其用于人体体表及体内的作用不是用药理学、免疫学或者代谢的手段获得，但是可能有这些手段参与并起一定的辅助作用。其使用旨在达到下列预期目的：

① 对疾病的预防、诊断、治疗、监护、缓解。

② 对损伤或者残疾的诊断、治疗、监护、缓解、补偿。

③ 对解剖或者生理过程的研究、替代、调节。

④ 妊娠控制。

医疗器械行业的特点如下：

① 其从事生产活动的成果用于人类医疗卫生保健，功能明确，绝大多数为医疗卫生机构购置后供医护人员使用，少量品种是兼供人们家庭自我医疗保健使用，

所以市场用户主体十分明确和稳定。

② 其产品直接或间接作用于人体，对人身健康和安全有直接或间接影响，因此对产品质量和稳定性有十分严格的要求，生产厂家应具有高标准的生产经营管理素质，政府对生产厂家的资格和产品进入市场的许可建立有严格的法定程序，产业受国家法规的监督制约多于其他产业。

③ 较其他以某种特定用途聚合的工业产品群，其产品门类甚为复杂，涉及技术学科更广，不同产品门类间的技术含量、功能和市场需求量大小差距显著，产品最终存在的形态也多种多样。

医疗器械产品有多种分类：在统计学上，有按医学性能分类的，如诊断产品、治疗产品、齿科器械；也有按产品技术属性分类的，如医用电子产品、放射线诊断设备；还有按产品医学功能及技术属性混合分类的。在监督管理上，欧美各国实行按产品使用时，对接受使用者造成人身伤害的可能性及可能伤害程度分类，一般分为三类。我国医疗器械监督法规明确按产品应用时的安全性控制程度分类，也分为三类：第一类是指通过常规管理足以保证其安全性、有效性的医疗器械；第二类是指对其安全性、有效性应当加以控制的医疗器械；第三类是指植入人体，用于支持、维持生命，对人体具有潜在危险，对其安全性和有效性必须严格控制的医疗器。

2. 生物医学工程对应的产业——医疗器械

作为一个学科就会有对应的产业，生物医学工程对应的就是医疗器械产业。随着科学技术的进步和新的生物医学工程技术不断被应用于医学，医用产品越来越多，相应的工业越来越发达。医疗仪器产品是现代医疗器械产业中的主流产品，在产业发展中起着主导和引领作用。现代医疗仪器产品聚集和融入了大量现代科学技术的最新成就，是医学与多种学科相结合的高新技术产物，是把现代计算机技术、精密机械技术、激光技术、放射技术、核技术、磁技术、检测传感技术、化学检测技术、生物医学技术、信息技术结合在一起构成的现代高科技产品，数字化和计算机化是其基本特征。由于技术含量高、利润高，已成为各大国及其大型跨国公司相互竞争的制高点，到20世纪末，已发展成为代表一个国家科技进步和国民经济现代化水平，以及国家综合经济技术实力的重要标志，成为具有高增长率，包含了大量高新技术的以医疗器械产品为主的生物医学工程产业（通常又称作医疗器械产业）。由于发展势头蒸蒸日上，被许多国家誉为朝阳工业。

美国国会认识到生物医学工程科研开发与21世纪的医疗技术水平提高息息相关，其蕴藏的巨大商机和经济利益是美国国家利益所在。美国以国家意志提升生物医学工程领域的科研开发，2000年底美国国会通过法案，同意在美国国立卫生研究院（NIH）中设立新的生物医学图像与生物工程研究所（National Institute for Biomedical Imaging and Bioengineering，NIBIB）。2001年12月29日，美国总统克林顿正式签署了该法案，使之生效成为法律。

20世纪90年代，全球经济出现衰退局面，但医疗器械产业却仍保持良好的发展势头。在该时期，美国医疗器械工业增长了6%～7%，超过同期2.7%～4.4%的经济增长率。西欧整个经济增长举步维艰，而欧盟的医疗器械工业增长率却在3%以上。日本经济增长率为3.5%左右，而医疗器械工业增长率却高达8%。与此同时，医疗器械市场也颇为景气，美国市场销售增长率为5.1%，欧盟为6.1%，日本为8.3%。

目前美国是世界上最大的医疗器械市场和先进医疗技术的主导国，占全球医疗器械市场的40%以上，1999～2004年的复合增长率达到9%。西欧是医疗器械的第二大市场，约占全球医疗器械产业25%。在亚洲，日本是最主要的先进医疗技术和经济发展的市场。

据欧盟医疗器械委员会的统计，全球医疗器械市场销售总额已从2001年的1870亿美元迅速上升至2009年的3553亿美元。全球医疗器械市场需求增长率远远高于全球GDP整体增长速度，如表1-1所示。

表1-1　2000～2009年全球医疗器械销售情况

年份	2001	2002	2003	2004	2005	2006	2007	2008	2009
销售收入/亿美元	1870	2100	2276	2468	2675	2900	3103	3320	3553

在全球医疗器械市场中，美国、西欧、日本占据绝对领先优势，其中美国稳居行业龙头地位，排名前25位的医疗器械公司的销售额占全球医疗器械总销售额的60%。2008年全球前20位的医疗器械企业中有16家在美国。美国医疗器械行业整体销售收入在全球占比高达40.1%，其次分别是西欧32.8%，日本10.9%，中国2.9%，其他国家和地区13.3%。

美国既是世界上最大的生产国也是最大的消费国，以美国为代表的发达国家，目前在医药卫生人均消费中，药品和器械的比例已达到1∶1，而且产品技术与需求还在不断增长。医疗器械产业已经成为21世纪最活跃的新经济增长点之一。

3. 我国生物医学工程及产业化

(1) 中国医疗器械产业取得很大发展

改革开放以来，中国医疗器械产业的发展举世瞩目。进入21世纪后，产业整体步入高速增长阶段，2000～2009年十年间，中国医疗器械产业整体规模翻了近6倍，工业增加值在GDP中所占比重稳步上升，如表1-2所示。目前中国医疗器械产业已初步建成了专业门类齐全、产业链条完善、产业基础雄厚的产业体系，成为国民经济的基础产业、先导产业和支柱产业。

表 1-2 2000～2009 年中国医疗器械市场规模

年份	2000	2001	2002	2003	2004	2005	2006	2007	2008	2009
销售收入/亿元	145	173	207	247	295	353	434	535	659	812

虽然我国医疗器械产业整体发展势头迅猛，但仍无法充分满足国内市场的需求，大型高端医疗设备主要依赖进口，与世界医疗器械工业强国仍存在不小差距。

我国医疗器械的企业构成则是以中小企业为主体，占总体企业的 88.9%，其总销产值约占总值 60%，而大型企业数量则较少，以外资企业为主导。

我国医疗器械产业中产品的结构多为中、低技术含量产品，高技术产品基本为外资企业生产。国内虽然在市场上高技术产品比例不断提高，但在数量上却以中低技术产品占主要部分，如医疗用耗材(如医用棉、纱布、绷带等)、一次性医用耗材(一次性注射器等)、按摩器、血压计和针、导管、插管等简单器械；中等技术产品主要有病人监护仪、生化分析仪。在高技术产品中，国内产品仍处于中低水平。

(2) 中国医疗器械产业的道路

我国的生物医学工程是仿效西方建立起来的。在学科形成的初期，这种仿效是必然的。但是，在西方生物医学工程的进步与社会效应的矛盾日益尖锐并显现的今天，如果我们仍然按照西方生物医学工程的模式发展下去，那么中国生物医学工程的前途是不堪设想的。因为我国是一个经济尚不发达、技术相对落后的社会主义的大国，人口为世界之最。医疗费用是一笔极其沉重的社会负担。如果这一已经不堪其重的负担由于生物医学工程技术的发展而变得更加沉重的话，那么就成为社会发展的消极因素而毫无存在的价值。所以，发展"省钱"的生物医学工程的技术和方法来控制医疗保健费用，是中国生物医学工程未来发展的必由之路。近年来，我国生物医学工程界学术思想的转变是走向新路的良好开端。

结合我国的具体条件，原生物医学工程学会理事长顾方舟提出："要'借他人之鉴，走自己的路'。明确指出：'我们的目标不在于单纯的学科先进性，而在于发展切合我国实际的生物医学工程技术；我们的重点不在于高、精、尖的技术装备，而在于研究并发展可靠、简易、经济的技术装备，为迅速提高我国整个的医学水平贡献一份力量。'一句话，就是要大力地发展'省钱'的生物医学工程技术。国外生物医学工程的发展和我们自身的实践不仅大大丰富、深化了我们对生物医学工程的认识，而且证明这一观点是正确的。经过跨学科训练的一代新人正在成长，给我国生物医学工程界带来了新气象。然而，我们更为一批有胆识的生物医学工程工作者立足于我国实际情况，为满足我国卫生事业的需要所取得的成果而欢欣鼓舞。因为它标志着一种观念的转变，即从以跟踪国外生物医学工程的先进技术为主导转变为以我国医药卫生事业的急需为导向。这是一个方向性的转变，不仅仅是我国国情的需要，而且具有普遍意义。因为它涉及生物医学工程当前所面临的一系列基本问题。”

从生物医学工程形成之日起，它就是一个高技术领域。数十年来，从科学技术本身来看，生物医学工程取得了巨大的进步。几乎所有的高技术和新技术都被吸收，为其所用，同时还形成了一个庞大的产业。但是，另一方面，由于生物医学工程的进步，高技术的医疗仪器装备层出不穷，使医疗保健费用呈指数曲线急剧上升，成为整个社会越来越重的负担。目前，这个负担已经沉重到连北美、西欧等经济发达的国家都难以承受的地步，以美国为例，1990 年度医疗保健费用占国民经济总产值的 13%，而十年前仅占 1.2%，按照这一膨胀速率，这是未来社会无法承受的重担。结局只有整个医疗保障体制的破产，那将是一场灾难。正因为如此，中国绝不能重蹈他们的覆辙。具有讽刺意义地是当初推动生物医学工程发展的原因之一，是指望借助工程的方法来控制医疗费用的膨胀，因为 Engineering（工程）的本意就应该是技术和经济的结合。但结果却事与愿违，生物医学工程技术越发达，医疗费用增长造成的社会负担却越沉重。

造成这种局面的原因是多方面的。就生物医学工程界本身来说，一个重要的原因是对生物医学工程的社会性认识不足，把它看成是一门单纯的技术科学，看做是各种现代科学技术在医学上的简单应用。实际上，生物医学工程服务的对象是社会的每一个成员，因而必然受到社会经济承受能力的约束。如果忘掉这一点，片面地追求科学技术的先进性，或一味追求生物医学工程产业的经济效益，其结果必然是使生物医学工程自身陷于困境。从这种困境里解脱出来的唯一办法就是改变观念，重视生物医学工程的社会性。针对医学卫生在不同层次和不同方面的需要，以社会的经济承受能力为前提来发展生物医学工程。简而言之，就是发展“省钱”的生物医学工程。

就我国具体情况来说，“省钱”的生物医学工程应该有这样两个基本要求，即以大多数人的卫生保健为目标，并适合我国经济和技术的可能；在促进我国医学水平提高的同时，必须有助于社会医疗费用的控制。

(3) 我国生物医学工程产业存在的问题

近年来，随着我国民营高科技企业的迅猛发展，医疗器械产业的发展有了长足进步，特别是超声波诊断仪、病人监护仪等产品。通过不断自主研发和体制创新，我们已从生硬的模仿、跟踪借鉴，到自主创新，为医疗器械产品未来的发展奠定了良好的基础。我国医疗器械生产企业开始拥有自主知识产权和品牌，但产品科技含量低、品种单一、市场拓展难等特点仍制约着我国医疗器械产业的发展。

在我国经济总量超过日本跃升为世界第二的今天，在医疗器械领域，几乎所有的包括大中小型高精尖设备均依赖进口，近年国内本来就为数不多的生产高精尖设备的医疗器械生产企业更是被外国企业兼并。例如，生产高场磁共振的迈迪特被西门子兼并，东大东软公司被迫与飞利浦合作，曾经非常著名并能与进口产品一争天下的海鹰牌 B 超机现已销声匿迹等。

① 专利数量少，科技水平不高。

2003～2007 年世界医疗器械专利数量总计为 100 095 件，总被引次数为 39 794件，平均被引次数 0.4。其中，美国专利数量 42 228 件，总被引次数 21 997 次，平均被引次数 0.52；日本专利数量 31 127 件，总被引次数 6164 次，平均被引次数 0.2；德国专利数量 6858 件，总被引次数 4497 次，平均被引次数 0.66；英国专利数量 1725 件，总被引次数 1515 次，平均被引次数 0.88。我国申请世界医疗器械专利数量为 3431 件，总被引次数仅为 243 次，平均被引次数 0.07。一般情况下，技术的创新力体现在拥有专利的多少，科技水平的高低体现在专利平均被引次数的多少。从资料分析来看，我国医疗器械的现状是技术创新力相对活跃，但科技水平不高，与发达国家相比，存在很大的差距。

② 品种相对数量多，核心技术缺乏。

目前，我国医疗器械行业已发展到能够生产 47 大类 3000 多个品种 1.1 万多种规格产品的规模。作为世界上潜力最大的医疗器械消费市场，我国医疗器械生产企业数量超过 1.2 万家，但每年的工业生产总值在世界市场份额中却很低，有资料显示，我国每年要花数亿美元从国外进口大量医疗设备，国内近 70%的高端医疗器械市场被发达国家公司瓜分。例如，MRI、CT 等大型且价格不菲的医疗设备市场主要集中在 GE、西门子和飞利浦等外资公司手里，这在很大程度上影响了我国医疗器械产业的发展。另外，我国生产的部分高技术产品由于尚未完全掌握核心技术，特别是一些关键技术和工艺，导致部分高性能传感器、信息采集器和主要处理部件还需进口。

③ 医疗器械管理需要进一步提升。

针对政府如何扶植国内医疗器械生产、研发走创新之路，不少专家指出，目前有关部门在政策方面对发展国产高技术医疗器械不利，如在医院评级、多种审批中都会参考有多少进口设备，特别是现行的医疗器械领域的法规基本都是在大量应用进口医疗器械的环境下培育出来的。因此，在现行医疗器械行业的标准、政策和法规下，想要使我国的医疗器械行业得到较大发展是很困难的。建议政府有关部门从政策、市场、应用、行政手段等方面给予国内医疗器械的研发、生产以高度重视，建立符合我国医疗器械走创新之路，调整产业结构，并与促进国产医疗器械行业发展相适应的政策法规及审批制度。

④ 企业实力差距。

国外大的医疗器械制造商人才集中、技术先进、资金雄厚。例如，西门子医疗器械部门拥有 2.4 万名员工，在 10 个国家设有 23 家生产基地，生产 7500 多种器械，每年都投入 2000 名科技人员及大量资金研发新产品，其实力是我国为数不多的几家上市公司难以望其项背的。我国具有研发实力的医疗器械企业寥寥无几。

⑤ 科研与生产脱节。

除了实力不够，我国还存在科研与生产脱节的弊病，由于医疗器械工业涉及生产技术、机电、物理、光学和计算机等许多学科的尖端技术，其发展有赖于机械、电子、化工等基础工业以及生物材料、传感器、计算机等新兴工业的发展，哪一方面的薄弱都会造成产品的不完善。医疗器械是为医疗活动服务的，但是我国医疗器械开发人员与临床医生的联系不够紧密，新产品不能完全满足临床需求。在发达国家，医疗器械主要是在医院创新和改进的——大型医院里有专门的工程师负责听取临床医生的意见，研制对医生实用的器械。我国医疗器械生产企业缺少既懂生物、医学，又懂光学、电子等的复合型人才。因为医疗器械的研发需要综合多方面的知识，仅有机械或电子方面知识是远远不够的。当然，科研不能转化为生产力的一个重要瓶颈仍是资金的制约。一般用于科研向规模生产转化的投资是科研投入的 10 倍以上，我国企业没有足够的力量，国家也没有倾斜政策。

(4) 发展我国医疗器械产业应注意的问题

① 提升对生物医学工程原始创新科研的政策支持力度。

回顾生物医学工程的历史，很多早期发明是医生完成的，因为他们在第一线能发现问题，如心电、脑电、血压测量等。近代生物医学工程主要发明是在医疗第一线(或有机会在一线)的工程物理学家完成的。例如，提出 XCT 理念并完成算法研究的美国物理学家柯马克，因为 1955 年他在一所医院担任放射物理师时，根据需要产生了断层成像的灵感。这说明必须在生物医学一线才可能根据实际需要产生原始创新的火花。我国在政策上没有落实对医工交叉的支持，基本上没有生物医学工程人员既在学校任职又在医院兼职的，即使有工程人员在医院工作，也被列为辅系列。

我国的生物医学工程科学研究近年来得到长足发展，但是存在跟踪前沿的科学研究多，原始创新的科学研究少的问题。我们国家现在对创新认识很高，但是为什么生物医学工程科学研究的原始创新研究较少呢？原因是在具体政策环节上没有落实。

一个原始创新往往需要经过如下步骤：

第 1 步，生物物理原理研究。

第 2 步，工程设计原理研究与实现。

第 3 步，工程平台的生物(动物)学实验。

第 4 步，医学临床应用研究。

第 5 步，产品化设计与开发。

第 6 步，商业化设计等。

在前 3 步国家没有明确对原始创新研究支持的具体政策，评价体系过于僵化，往往因国外没有研究出来而对国内研究持怀疑态度而否定，就算生物医学工程人员能坚持到第3步，由于在新原理的临床研究阶段国家没有设立新医疗器械原理临床研究支持政策，所以很少有医生主动领衔或参与。我国的医疗器械企业本身就比较弱，很难承受开发原始创新研发的风险，因此5、6步很难进行。跟踪国外前沿研究，第4～6步则因为风险较小，又被认可，较易进行。

② 把握机会，发展具有自主创新的医疗器械产品。

现有高技术医疗器械的原始发明都在国外，这已经是历史事实，我们只能掌握或改进核心技术，争取国产化。但是，现在正处于以"疾病为中心"向"以健康为中心"的医学变革的起始时期和面向基层的适宜医疗器械的强力需求阶段，在这两方面我们与国外基本处在同等水平，这是发展我国医疗器械的大好时机。

参考文献

陈百万.1997.生物医学工程学.北京:科学出版社

高军.2011.医疗器械领域被进口产品统治的窘境必须引起高度重视.首都医药,7:19

顾方舟.1991.中国生物医学工程的发展道路.中国生物医学工程学报,10(1):1～5

郭开宇.2011.中国医疗器械行业现状及趋势分析.中国经贸,1:15,16

何灼华,富强,李杨玲.2010.浅析我国医疗器械产业的发展.中国医疗器械信息,16(7):50～53

姜堪政,袁心洲,等.2011.生物电磁波揭秘——场导发现(2版).北京:中国医药科技出版社

鲁勇军.1999.生物医学工程在美国的现状和发展趋势.国外医学生物医学工程分册,22(6):373～377

欧阳凯.1992.论生物系统的建模仿真及控制的学科发展战略.国外医学生物医学工程,15(6):321～332

陶祖莱.1999.生物力学导论.天津:天津科技翻译出版公司

吴祈耀.2006.我国医疗仪器产业发展现状与未来.现代科学仪器,4:10～16

杨福生,俞梦孙,陶祖莱,等.2002.亚健康和医学工程// 中国生物医学工程学会成立20周年大会暨21世纪医学工程学术研讨会

杨子彬.2002.生物医学工程回顾与展望.中国医学科学院学报,22(3):208～210

医疗器械监督管理如何迎接WTO挑战.[2012-12-13].http://www.chinamedical.net

俞梦孙,蒋大宗,杨子彬,等.1998.中国生物医学工程的今天与明天.天津:天津科技翻译出版公司

中国生物医学工程学会历史沿革.[2012-12-13].http://yxyx.xzmc.edu.cn/yxyxxy/Article-Content.asp? ID=316

中国医疗器械业亟待解决的问题.[2012-12-13].http://www.chinamedical.net

Atala A, Mooney D, Vacanti J P, et al. 1998. Synthet-JC. Birkhauser: Biodegradable Polymer Scaffolds

Griffith L G, Grodzinsky A J. 2001. Advances in biomedical engineering. JAMA, 285(5):

556～561

John G. 1998. Webster Medical Instrumentation: Application & Design(3rd Ed). New York: John Wiley & Sons

Rotarul A H, Ciobanu N V, Rusu D B, et al. 2007. Theoretical contributions concerning biophysical mechanisms of interaction between external millimeter wave electromagnetic field and living biological systems// International Conference on Digital Object Identifier: 10. 1109/ICEAA:4387488

Skalak R, Fox C F. 1998. Tissue Engineering. New York: Liss

Smith, C W. 1992. Electromagnetic interactions in living systems//14th Annual International Conference of the IEEE: 299

Tenforde T S. 1991. Interaction of extremely-low-frequency electromagnetic fields with living systems//Advances in Power System Control, Operation and Management, 2: 704～708

第二章　生物医学工程对医学发展的贡献

美国电气和电子工程师学会历史研究中心的格塞洛维茨教授在2010年的第32次IEEE生物医学工程国际年会上指出，在生物医学工程的教学中，进行生物医学工程历史教学具有非常重要的作用。本章将从历史发展的角度讨论生物医学工程的重要作用。生物医学工程是综合生物学、医学和工程学的理论和方法发展起来的新兴综合性边缘学科。作为一个学科，虽然只有五六十年的历史，但是作为一个研究领域却有很悠久的历史。它与时俱进地伴随着医学的生存与发展，特别是近代对生物医学的发展起到了非常重要的作用，做出了历史性的贡献。虽然它是一门新兴的学科，但工程技术为医学服务作出的贡献却可以追溯到更早的时候。

医学实践随着人类的出现而产生。从广义上讲，人类从动物中分离出来之前，就有了与疾病和痛苦作斗争的历史。伴随着人类的活动，人们认识了疾病，逐渐形成了系统的医学知识体系，经验医学便由此产生。

中国的医学发展史是漫长的，春秋战国时期，中国医学开始在总结前人经验的基础上，创立了完整的理论体系。战国末期，我国第一部医书《黄帝内经》问世，标志着中医理论基础的建立。公元1世纪末，《神农百草经》记述了中药的应用和方剂配伍的基本理论。公元210年，张仲景的《伤寒杂病论》确立了辨证论治的原则，代表了临床治疗学的发展。至此，中医已经建立起系统的理论体系，而且几千年一脉相承。我国的少数民族地区也形成了独具特色的经验医学并传承至今，如瑶医、藏医等。

在世界医学发展史上，从远古的小亚细亚文化到公元16世纪的文艺复兴时期前，均属于经验医学阶段。早在公元前18世纪，巴比伦国王汉谟拉比颁布了"汉谟拉比法典"，其中记载了许多医生的活动情况和在各种事故中的法律责任。公元前7世纪，出现了以楔形文字刻在陶瓷片上的各种各样的记述，其中同样包括许多与医学有关的事情。奴隶制下的古埃及把当时的医疗活动和经验用象形文字写在了纸草书上，并发明了制作木乃伊的技术。古印度医学在世界医学史上有相当重要的地位。特别是公元前4世纪，印度人建立了孔雀王朝，佛教成为国教，佛教"仁爱慈悲"的主张，促进了医学的进步。

在漫长的经验医学阶段，人类积累和掌握了丰富的防病治病的知识，但终究是医学发展史上的初级阶段，对疾病的认识还仅限于表面现象的观察和记录，所以表现出的一大特征是总结和继承。另一个突出的特点是经验医学与宗教搅在一起，始终摆脱不了“神”的控制。即使这样，人类总是在与疾病的抗衡中自觉或不自觉地探索科学的方法。工欲善其事，必先利其器，为了治病驱魔，就会使用相应的工具，诞生了最原始的生物医学工程。例如，公元前 2500 年，在中国的墓葬中发现有假牙、假鼻、假耳，我国古代医生的柳枝接骨（图 2-1）与流传至今的针灸（图 2-2），就是中国古代的生物医学工程雏形。

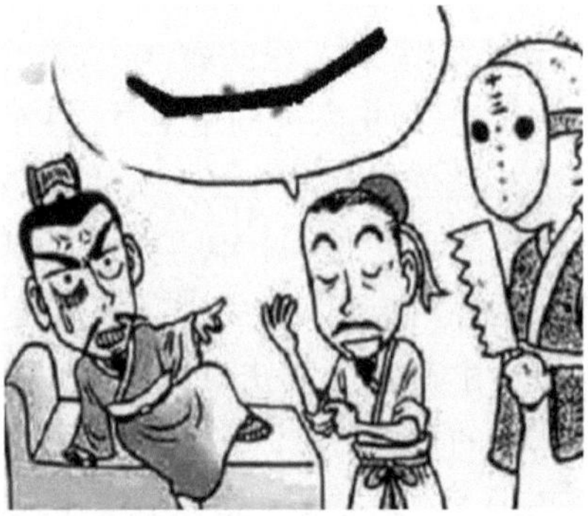

图 2-1　柳枝接骨

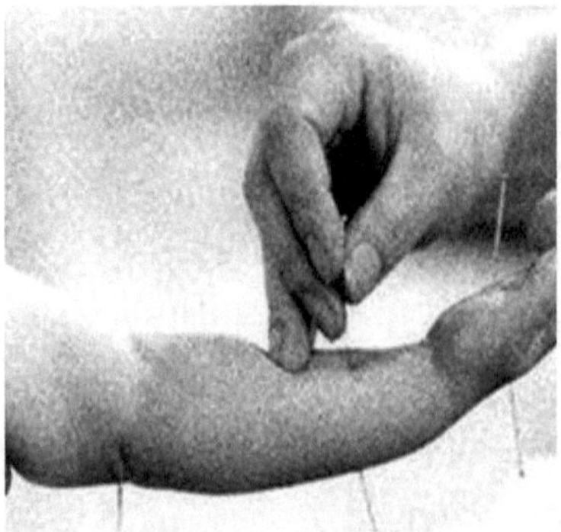

图 2-2　针灸

考古学家发现，公元前 3500 年古埃及人用棉花纤维、马鬃等缝合伤口，墨西哥印第安人用木片修补受伤的颅骨（图 2-3），公元前 2 世纪的古罗马诊所可以有 150 多种不同的医疗器械，如解剖刀、刻度尺等（图 2-4）。拔箭头的铁镊子、拔牙的钳子和开颅骨取碎片的小凿子等就是国外古代的生物医学工程雏形。近代生物医学工程对生物医学发展的促进作用越来越突出。

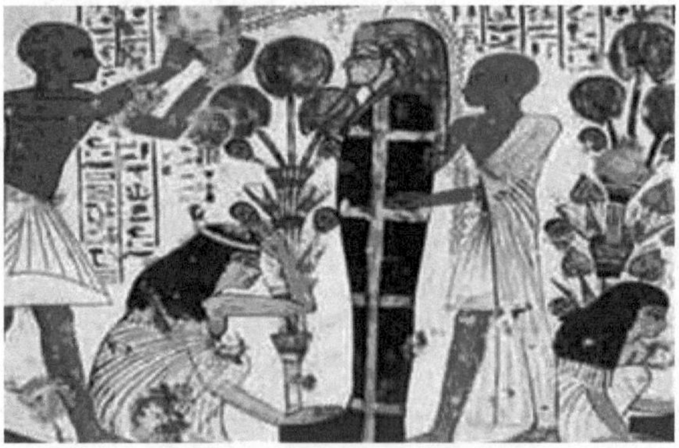

图 2-3　公元前 3500 年古埃及人使用的医疗工具

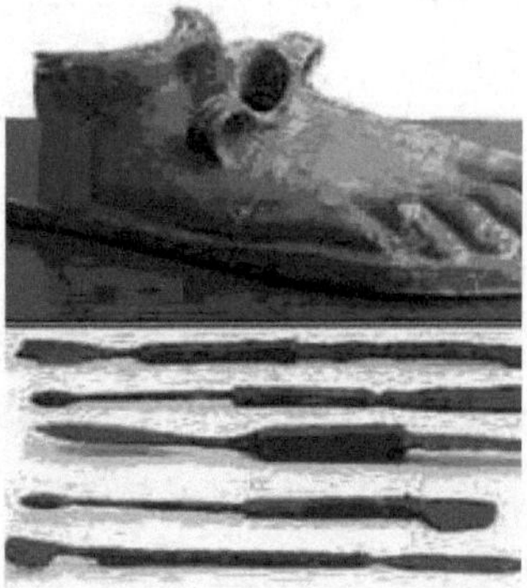

图 2-4　古罗马诊所的医疗器

2.1　显微镜的发明应用与实验医学

回顾历史，人类不断受到瘟疫和疾病的袭击，损失惨重。例如，14 世纪鼠疫爆发，仅欧洲就有近一半的人死亡，以治病救人为己任的医学，面对瘟疫却束手无策，找不到制造瘟疫的元凶，使对抗瘟疫成为难题。

1. 光学显微镜的发明应用与列文虎克

17 世纪荷兰人列文虎克(图 2-5)发明了光学显微镜，为人类打开了微观世界的窗口。列文虎克自幼丧父，家境贫寒，仅仅接受了一点基础教育，16 岁时他就到首都阿姆斯特丹的一家布店当学徒，养家糊口。后来他开过布店，不过因经营不善很快转行，担任代尔夫特市政厅的看门人。出身于手工艺人家庭的列文虎克没有充足的家财，没有受过高等教育，除了荷兰语外，其他语言一窍不通。一个偶然的机会，他得知在首都阿姆斯特丹有许多眼镜店，除磨制镜片外，也制作放大镜。1590 年前后，一个叫做詹森的眼镜制造商发现，当把两块凸透镜前后放置，人眼透过两块透镜观察，可以发现原来很小的物体被放大了。但是当时的人们并没有发现它的科学价值，只是把这种放大镜当成玩具，好奇心强烈的列文虎克得知放大镜的功能后，也想拥有一架，但是他买不起，便去眼镜店看人磨镜片的过程，默记在心，回去后自己用玻璃耐心地磨起了镜片。早期的放大镜做得都很粗糙，不是放大倍数不够，就是镜面不够光滑，成像模糊。心灵手巧的列文虎克磨出的镜片虽然很小，但是质量却是当时最好的。他磨制了直径为 0.3 厘米的高倍透镜，把它固定在

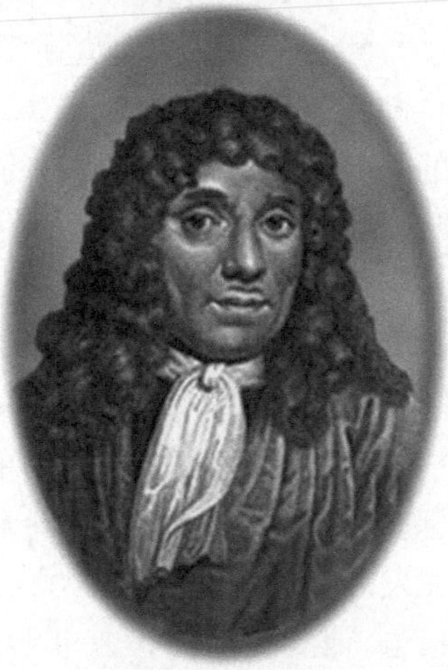

图 2-5　列文虎克

金属板上，再在透镜前面安上一根带尖的金属棒，把物品放在尖上观察，用一个螺旋钮调节焦距，制成了一架显微镜（图 2-6）。

当他把显微镜对准一滴雨水的时候，发现了令人惊叹的小小世界，竟有微小生物游弋于其中。他观察到牙垢中的“蛇状小动物”后（图 2-7），惊叹地写道：“在人口腔牙垢中生活的动物，竟比整个荷兰王国的居民还要多”。这就是人类第一次观察到细菌时发出的感叹。

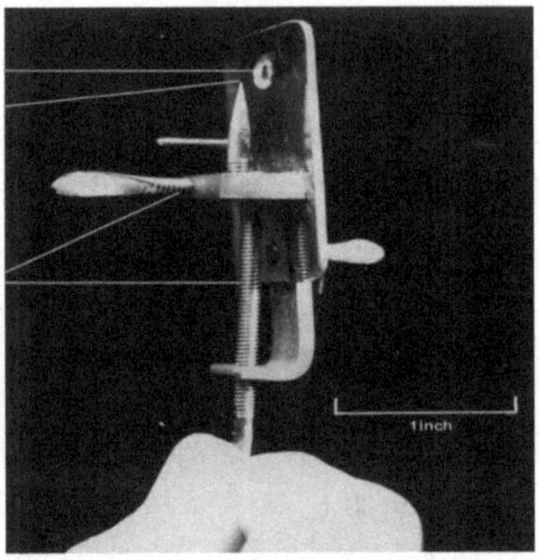

图 2-6　列文虎克的显微镜

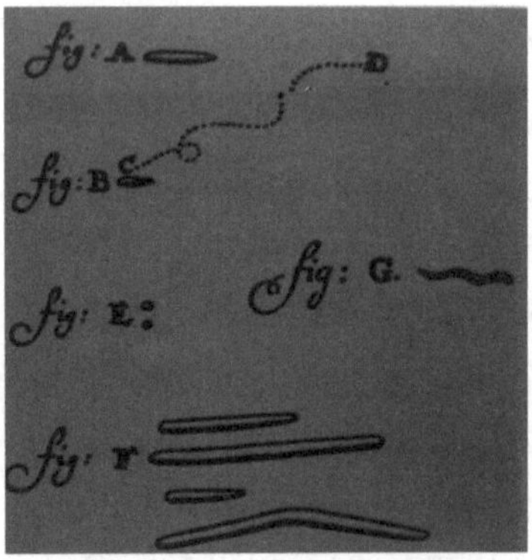

图 2-7　牙垢中的细菌

他用显微镜创造了多个第一：第一个发现细菌、原生动物、血红细胞和水中微生物；第一个从鱼的血管中观察到血液的循环，研究毛细血管的作用、印证了早期医学大师哈维的学说，解开了人类千年的谜团；第一个观察到动物体内活精子；第一个发现肌肉是由纤维组成的，如图 2-8 所示。

1673 年的一天，英国皇家学会收到了来自荷兰的观察记录，作者是列文虎克，文章的名字是《列文虎克用自制的显微镜，观察皮肤、肉类以及蜜蜂和其他虫类的若干记录》。面对一个陌生的“学者”和一篇名字拗口的学术文章，学会的专家们带着轻视的态度开始阅读观察记录，有的嗤之以鼻，以为是神经病人所写的，有人捧腹大笑，说是天方夜谭。但是牛顿等大科学家却是一脸严肃，知道这封信，提到人类从来未能仔细看到的东西，立刻回信“请您寄一个放大镜来给我们看看”，但是列文胡克没有寄出。为了验证列文胡克的发现，著名科学家罗伯特 · 虎克用自己做的一个 140 倍的“显微镜”进行了系列观察，经过严格的检验，列文虎克的那些故事，在微观世界里竟然都是真实的。1680 年列文虎克无可争议地成为皇家科学院的会员，他的报告被译成英文发表在皇家学会的刊物上。他一生中制造了 491 架显微镜，撰写了 375 份研究报告，他沉浸在“一花一世界，一沙一天堂，掌中握无限，刹那成永恒”的美妙中。1723 年，91 岁的列文虎克在弥留之际，将自己制作的部分显微镜、放大镜，以及精良仪器的制作秘诀，赠送给了英国皇家学会。

显微镜使人们不但可以大体了解人体解剖的变化，而且可以进一步观察研究其细胞形态结构的变化。再结合其他实验工具，促进了从经验医学到实验医学的转变，其中最著名的实验医学家，如法国的克罗德·班纳和麦仁地的生理学药理学实验，德国的斯奈登和斯旺的细胞观察，法国的路易·巴斯德和德国的罗伯德·柯霍的细菌、病菌、疫苗的发现，以及维尔啸的细胞病理学都是使用了光学显微镜及其他实验工具进行研究才取得相应成果的。

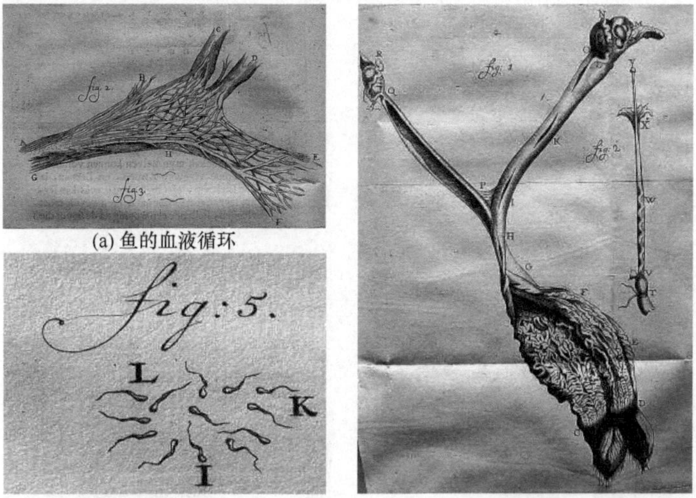

(a) 鱼的血液循环

(b) 动物的活精子

(c) 肌肉纤维

图 2-8　列文虎克观察到的微观世界

随着光学显微镜的出现，医学领域相继诞生了细胞学、组织学、细胞病理学，从而将医学研究提高到细胞形态学水平，为现代医学奠定了基础。但是，17～19 世纪的光学显微镜用可见光作为光源，玻璃做透镜，其分辨率极限是 0.2μm。

2. 电子显微镜的发明应用与拉斯卡、西门子公司

19 世纪下半叶，暴发口蹄疫灾情的过程中，德国医生推测在患病动物的胞囊液体中寄生着一种极微小的感染体，它们是如此之小，以至于用当时已日臻完美的光学显微镜都不能够看到。因此，提高显微镜的分辨率成为亟待解决的问题。德国拉斯卡(图 2-9)兄弟早在他们还不到 10 岁的时候就幻想着打破光学显微镜的分辨率极限。1927 年，19 岁的拉斯卡参与克诺博士的研究小组，开发能够测量雷电对高压导线之影响的高性能阴极射线示波器：第一项工作是于 1928～1929 年验证布什提出的通电线圈产生的磁场具有对电子射线聚焦的作用，意识到如果在线圈外加一个铁盖，可以缩短电磁透镜的焦距。受此启发，他制作了电磁透镜，开启了研发电子显微镜的进程。这种电磁透镜直到现在都还应用于电子显微镜中，只是制作工艺更加精良。拉斯卡在 1928 年的工作奠定了他在历史上成为成功研制电子透镜第一人。1929 年拉斯卡完成第一件改制品——一台装有单一磁透镜的“电子放大镜”，证明了电子束显微镜成像原理的可行性。1931 年他又成功制造出了历史上第一台真正意义上的电子显微镜，该仪器有两个电磁透镜(整个系统是以阴极射线管为主，所以这台显微镜是“躺”着的)。1932 年设计制造的立式电镜(图 2-10)，分辨率首次超过光学显微镜——透射电子显微镜(transmission electron microscope，TEM)，可达 0.2nm。

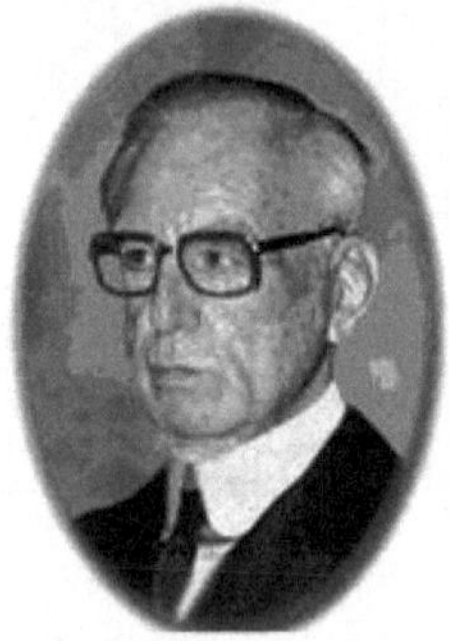

图 2-9 拉斯卡

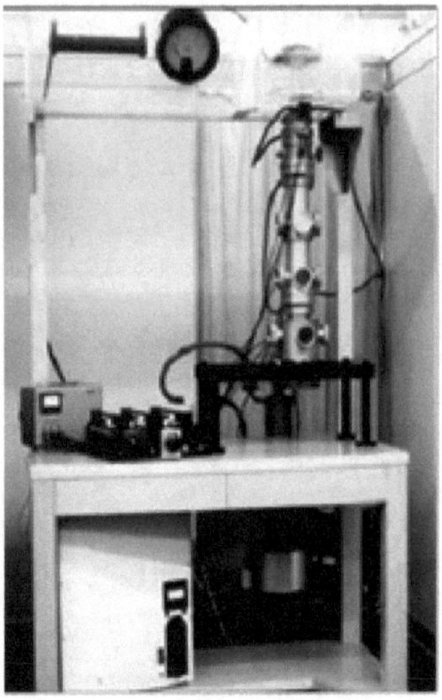

图 2-10 拉斯卡的立式电镜

对新技术的怀疑使电子显微镜面临生存困境，生物学家怀疑电子束会将样品毁坏。甚至科学家在 1934 年成功地获得了比光学显微镜分辨率更高的生物样品电镜照片后，仍对电镜的应用持否定态度。

小拉斯卡是医学工作者，从 1933～1940 年致力于利用电子显微镜来解决生物医学方面的问题。到 1940 年初，已经发表了大约 20 篇文章。图 2-11 就是小拉斯卡在那时拍摄的牛痘病毒的照片，显微图像中每个黑斑对应一个病毒，大约 0.3μm 大小。

拉斯卡完成第二代电子显微镜之后，因无经费支持而失业。1936 年，他得到德国西门子的鼎力支持，1939 年推出系列电镜的第一台，有三个磁场电子透镜，分辨率可达 10nm。西门子于 1940 年建立了客座实验室，邀请科学家来用电子显微学进行研究工作。仅仅 4 年左右，就有 200 多篇与该实验室有关的文章被发表，平均每年约 50 篇文章。

1952 年，英国查尔斯·奥特利制造出了第一台扫描电子显微镜(scanning elec-

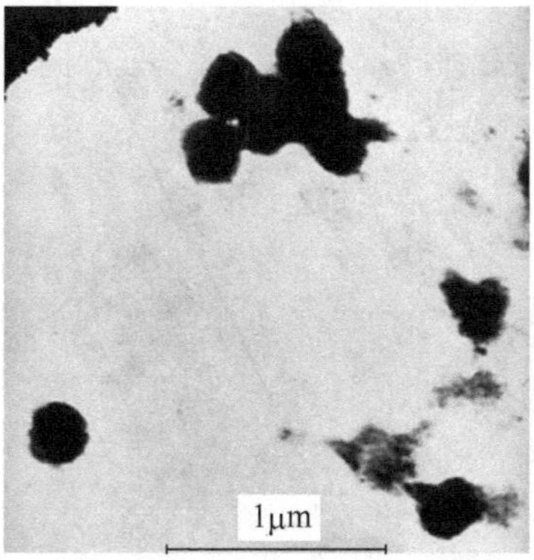

图 2-11　小拉斯卡拍摄的牛痘病毒

tron microscope,SEM),一束极细的电子束扫描样品,样品表面激发出次级电子,次级电子的多少与样品的表面结构有关,收集并转变为光信号,变为电信号来控制荧光屏上电子束的强度,显示出与电子束同步的扫描图像。

3. 扫描隧道显微镜的发明

扫描隧道显微镜(scanning tunneling microscopy,STM)是 IBM 公司苏黎世研究所的贝宁和罗尔于 1981 年发明的,是一种基于量子隧道效应的新型高分辨率显微镜。它能以原子级空间分辨率来观测物质表面原子或分子的几何分布和态密度分布,确定物体局域光、电、磁、热和机械特性,其原理是在探针和物体之间加上电压。如果探针距离物体表面很近——大约在纳米级的距离上——隧道效应就会起作用。电子会穿过物体与探针之间的空隙,形成一股微弱的电流。如果探针与物体的距离发生变化,这股电流也会相应的改变。借助扫描隧道显微镜人们可以在真空、大气或液体中对样品进行原子级分辨的无损观测。测量分辨率对平行和垂直于表面方向分别为 0.1nm 和 0.01nm(图 2-12)。

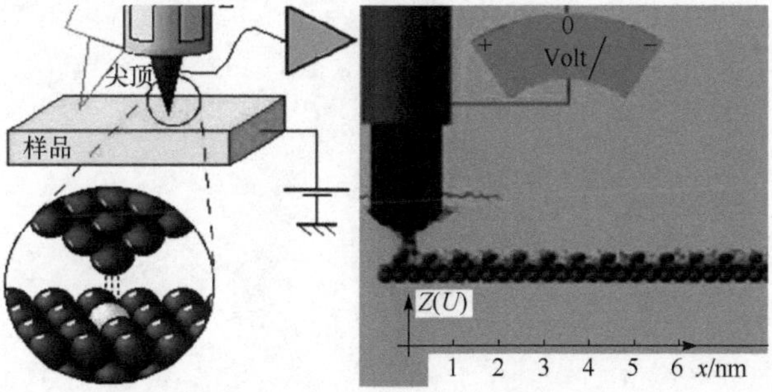

图 2-12　扫描隧道显微镜

拉斯卡、贝尼和罗尔三人因此共享了1986年的诺贝尔物理学奖。由于各种显微镜的发明和应用，生物医学领域相继诞生了微生物学、细胞学、细胞病理学、细菌学、免疫学、病毒学和生物技术等。

以神经科学为例，除了应用微电极、显微操纵器及微电位记录和测定为其本身的特点外，利用电子显微镜、荧光染色显影、放射自显影以观察形态；利用放射免疫法、同位素示踪法、微电泳法、气相质谱仪等以测定各种化学变化；利用药物的膜受体原理及各种刺激、各种药物、神经阻断剂、受体兴奋剂等探测神经细胞的冲动传导和递质及营养物质的运输和储藏。

显微镜等生物医学工程手段的应用，将医学从无可奈何的经验医学转变为科学的实验医学。这是生物医学工程对生物医学做出的提升总体水平的跨时代的巨大贡献。

2.2　医学听诊技术的建立

医生看病需要准确了解病情，心肺音是反映病情的重要方面。早在古希腊的《希波克拉底文集》中，就已记载了医生用耳贴近病人胸廓诊察心肺声音的诊断方法。但这种方法听取的心肺音不清晰，易受外界影响，并且在实际操作中存在诸多不便。

1819年，法国医生林奈克(图2-13)在一个偶然的机会中发明了听诊器。当时林奈克医生被请去为一位贵族小姐诊病，通过初步诊断，他怀疑这位小姐患上了心脏病，但要将耳朵直接贴在病人胸部听取心音显然是不合适的。正当一筹莫展之际，他突然想起几天前看到一群孩子在玩耍，他们用铁钉敲击木材的一端，在另一端即可听到敲击声。于是他用几张纸卷成一个圆筒，一端放在病人的胸部，一端靠

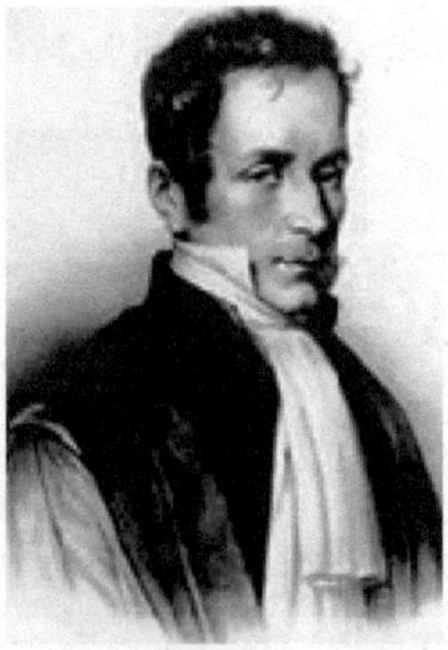

图2-13　林奈克

着他的耳朵，这种间接听诊法取得了成功。后来林奈克医生又做了许多实验，最后确定，用喇叭形的象牙管接上橡皮管做成单耳听诊器，效果更好。单耳听诊器诞生的年代是 1814 年。由于听诊器的发明，使得林奈克可以能诊断出许多不同的胸腔疾病，他也被后人尊为"胸腔医学之父"。如图 2-14～图 2-16 所示。

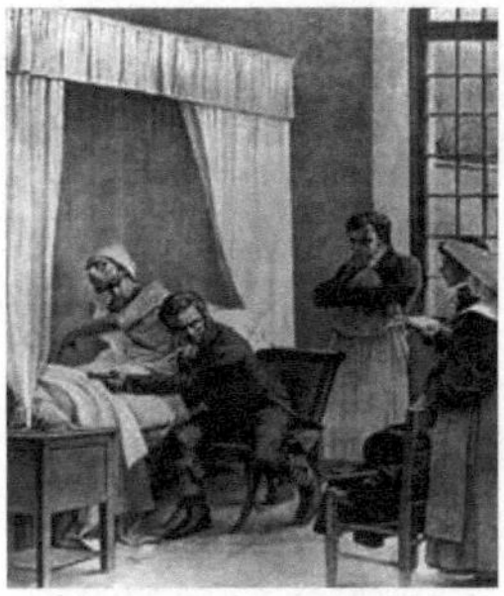

图 2-14　医生用耳在胸部听诊

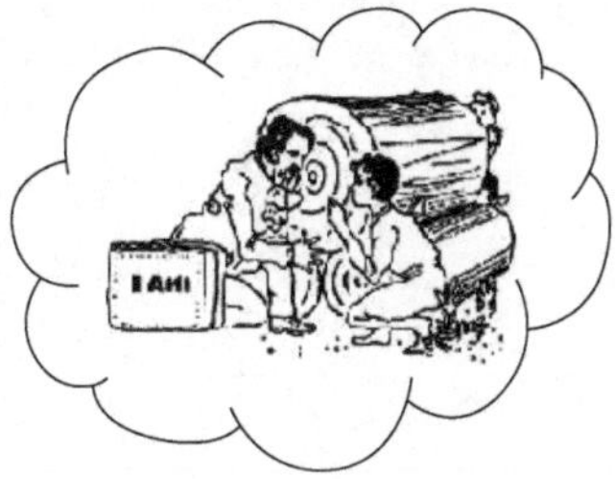

图 2-15　儿童击木传声游戏

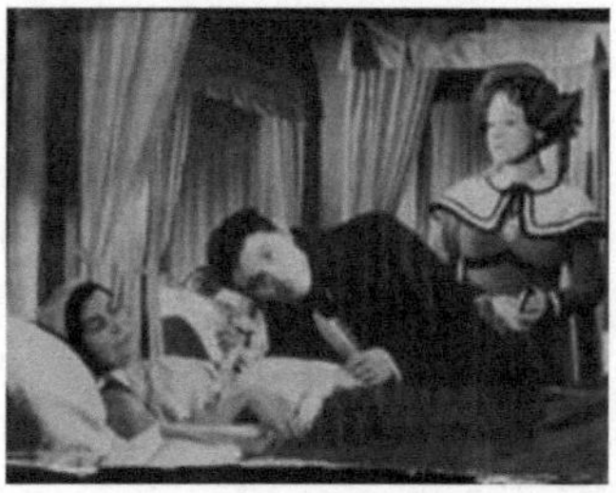

图 2-16　用纸筒在胸部听诊

1840 年，英国医师卡门改良了林奈克设计的单耳听诊器。卡门认为，双耳能更正确地诊断。他发明的听诊器是将两个耳栓用两条可弯曲的橡皮管连接到可与身体接触的听筒上，听诊器是一个中空镜状的圆锥。卡门的听诊器，有助于医师听诊静脉、动脉、心、肺、肠内部的声音，甚至可以听到母体内胎儿的心音。这种听诊器的原理，一直沿用到现在，不过已经进化到包括拾音器、导管和耳塞三个部分组成的听诊器。拾音器用来搜集声波。导管用来传播声波。耳塞则是把声波送进耳朵。木制听诊器如图 2-17 所示。

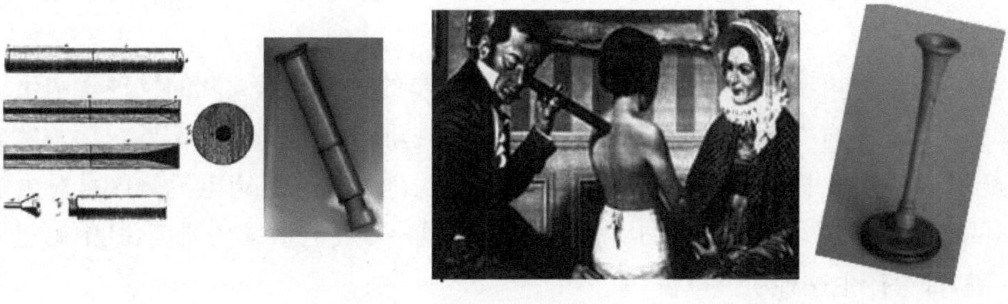

图 2-17　木制听诊器

一百多年来，听诊器一直是医生的助手，帮助医生挽救了不计其数的生命。但是，传统的听诊器的音量不能调节，不利于会诊和听诊教学。目前出现的电子听诊器由传感器、放大器和电听筒等部分组成(图 2-18)。电听筒包括耳机和耳塞，耳机经过一个特制的转接器与传统听诊器的耳塞接通。转接器上有多个插头，可供多位医生同时听诊。电子听诊器还可以配备一套自动记录、示波和运算设备，并把听诊数据输入电子计算机，更加有利于医生掌握、分析病情。

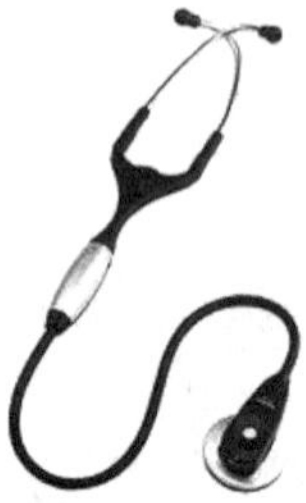

图 2-18　电子听诊器

2.3　心电图描记术的发明

生物体的各项生理过程都伴随着电活动。体内最强的电流是引发心肌收缩的电流，这种电流随着心跳的节律而升降，再传到身体表面的皮肤，这时电流已经很微弱了，要在体外检测这种电流必须采用适当的方法和仪器。这就是心动电流描记仪，简称心电图仪。

对生物电现象的认识最早可追溯到 1780 年，当时意大利科学家伽伐尼在解剖青蛙的实验中，发现用电刺激青蛙的神经，会导致其肌肉的收缩。伽伐尼认为导致青蛙肌肉收缩的电来自动物体内。尽管后来证明伽伐尼发现的电并不是来自动物体内，但却由此认识到电可以导致生物神经冲动的传导，从而奠定了电生理学的基础。

19 世纪上半叶，电生理学研究又有了进一步的进展。意大利的物理学和生理学家马泰乌奇自 1832 年始，进行了一系列有关蛙肌肉收缩方面的实验。第一次探测到在损伤和未损伤的肌肉之间存在一种电流，他称之为肌肉电流。这是对生物电的最早描述之一。在随后的实验中，他又发现一切正在收缩的肌肉，其中也包括心脏，都会产生这种肌肉电流。

1875 年，法国物理学家、诺贝尔物理学奖得主李普曼成功研制了一种极灵敏的毛细管静电计，可检测小至千分之一伏特的电势变化。

法国生理学家马雷很快认识到，其灵敏度和反应速度非常适合于记录迅速变化着的生物电活动，他设计了和这种仪器匹配的光学记录系统，这样仪器就能用于记录各种变化的生物电。

1887年,英国生理学家沃勒将毛细管静电计用于心电研究,他用自己的爱犬吉米做实验,研究记录了动物心电图(图2-19)。随后,沃勒萌发了记录人的心电活动的想法。最初的实验是在他自己身上进行的,他将自己的右手和左脚放入一对装有盐溶液的水盆里,将溶液同时与毛细管静电计连通,他看到仪器的水银柱伴随着心脏搏动而跳动的有趣现象(图2-20),这样世界上第一张人的心电图被记录下来(图2-21)。

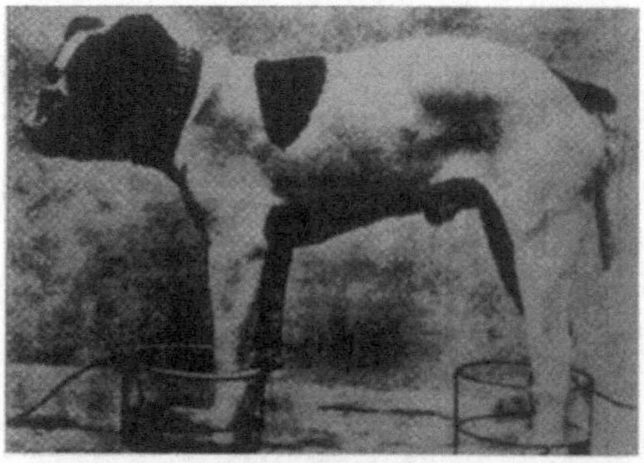

图2-19　站在实验盐水槽中记录活体心电图的吉米

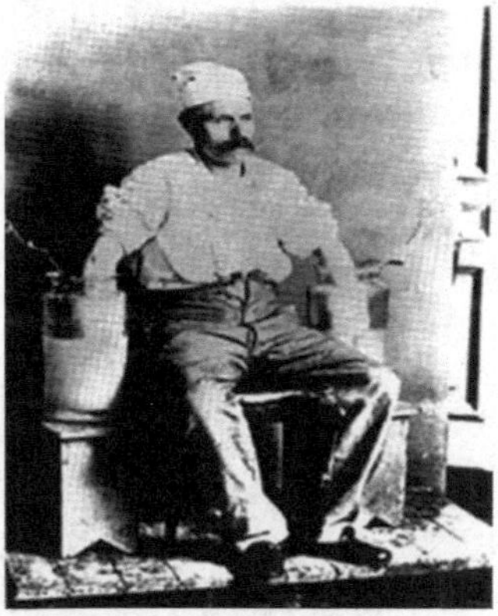

图2-20　沃勒在记录自己的心电图

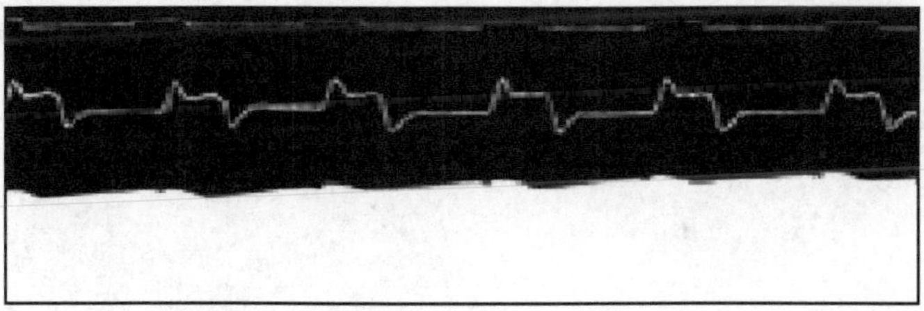

图2-21　世界上第一张人的心电图

1887年,沃勒在《生理学杂志》上发表了这一实验及结果。该心电图一直保存至今,成为宝贵的科学史资料。

1903年,著名的心电图之父荷兰爱因索汶根据前人的许多研究成果,制成了第一部用于记录心脏电位的心电图机。这一年,他采用直径为0.002mm的镀银石英丝代替动圈和反射镜记录心动电流及心音,克服了以往仪器的惰性大,记录波动有误差以及需要繁琐的数学计算等缺点。用弦线检流计经过电话线记录了一英里外的心电图,首创了心电图的有线遥测。同年,他又确定心电图的标准测量单位,即描记记录的影线在纵坐标上波动1cm,代表1mV的电位差,在横坐标上移动1cm为0.4s,并采用P、Q、R、S、T等字母标出心电图上的各波,这一标准一直沿用至今。他确定了心电图测量的三种导联:第一导联为左右臂,第二导联为右臂左腿,第三导联为左臂左腿,这就是著名的心电图检测的标准导联。从 1906 年开始,他对心电图中的 P、Q、R、S、T 各波的生理意义,结合心音进行了大量研究,通过心音与心电的对比,说明心电图与心脏活动的关系。1911 年,依据他的论文,英国电气工程师杜德尔设计出第一批这种仪器并推向市场。从此,各种不同型号的弦线式电流计广泛应用于电生理学和其他学科的研究。1912 年,爱因索汶研究了正常心电图的变动范围,并提出"爱因索汶三角"理论,进一步为心电图原理和心电图测量的方法学奠定了基础,使得心电图成为 20 世纪对心脏病人进行临床诊断和监测的重要手段。现在心电图已经成为最基本的身体检查和疾病诊断方法,形成了现在的心电图学。由于在心电图学中的奠基性工作,爱因索汶于 1924 年获得了诺贝尔生理及医学奖。爱因索汶和他发明的弦线式电流计如图 2-22 所示。

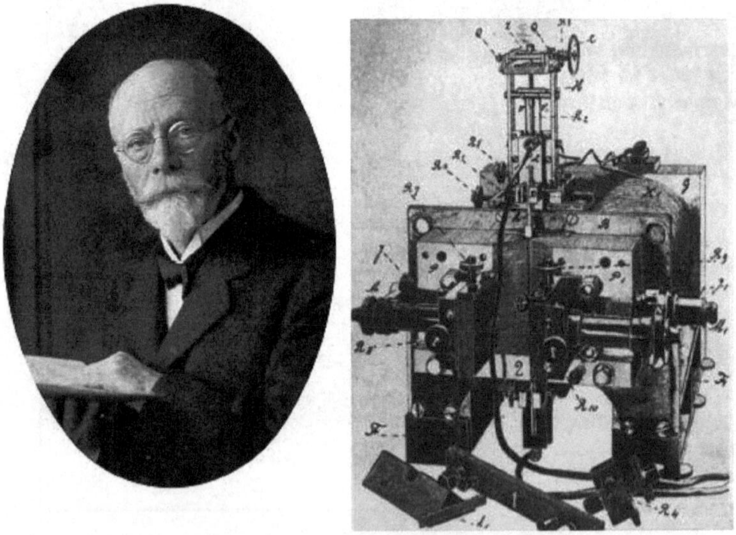

图 2-22　爱因索汶和他发明的弦线式电流计

在 20 世纪 50 年代以前,心电图仪的发展主要是解决了小型化和提高灵敏度的问题。在这方面,德国的西门子和霍尔斯公司作出了突出的贡献。它们先是将线圈原理和弦线式电流计结合起来,并设计了一种光学放大器以增强信号,提高灵敏度。后来,又率先应用了真空管和示波器两大技术,不仅大大提高了灵敏度,而且导致体积小型化和记录的屏幕化。50 年代中期以后,心电图仪的改进步入一个更高的层次,即计算机化以及与其他检测技术合成的阶段。1960 年,第一个专用心电图波形自动识别系统建立起来,从此心电图仪进入到数字化发展的新时代。

从 1887 年沃勒记录第一张心电图至今,电流计的功能不断扩展提高,发展成为心电图学和心电学,包括多个分支,为人类了解自身及疾病的诊断提供了极为重要的参考,这是生物医学工程对生命的发动机作出的最有价值的贡献。

2.4 开创医学成像时代

现代医学影像技术的应用与发展,印证了100多年来医学、生物、物理、电子工程、计算机和网络通信技术的诞生与变革。尤其是数字医学影像技术、新设备不断推出,为医学影像诊断和数字影像治疗带来很多根本的变化。目前,现代医学技术的提升和现代影像技术的发展相互融合、相互依存和相互推动的趋势已经成为共识。新的现代医学影像技术和设备的研制已经成为21世纪现代医学和生命科学发展的经济增长点。

1. X射线成像技术

1895年德国实验物理学家威廉·伦琴发现了X射线,创建了最早的放射医学,成为19世纪医学诊断学上最伟大的发现。X射线通过透视和照相对疾病进行诊断,开创了X射线检查技术,使医学影像从无到有,从不完善到功能齐全、分类完善,直到今天还是使用最普遍且有相当大的临床诊断价值的医学诊断方法。X射线成像系统检测的信号是穿透组织后的X射线强度,反映人体不同组织对X射线吸收系数的差别,即组织厚度及密度的差异,图像显示的是组织、器官和病变部位的形状。

伦琴一生在物理学许多领域中进行过实验研究工作,如对电介质在充电的电容器中运动时的磁效应、气体的比热容、晶体的导热性、热电和压电现象、光的偏振面在气体中的旋转、光与电的关系、物质的弹性、毛细现象等。伦琴年轻时受到过工程训练,培养出了非凡的动手能力和熟练的操作技能,养成了自己动手制造实验设备和仪器的习惯。在研究上的精确实验方法使他成为物理测量技术上的权威。他曾指出:"实验是能使我们揭开自然界奥秘的最有力、最可靠的手段,也是判断假说应当保留还是放弃的最后鉴定"。顽强的追求、广博的学识、严谨的工作作风、敏锐地观察能力,使他能高瞻远瞩地揭示出前人没有关注的新现象。他一生中最重要的贡献是X射线的发现。

1895年11月8日,伦琴在进行阴极射线实验时将管子密封起来,以避免干扰,第一次观察到放在射线管附近涂有氰亚铂酸钡的屏上发出的微光。他以严谨慎重的态度,连续六星期在实验室里废寝忘食地进行研究,发现它具有极强的穿透力,由于不了解其本性,伦琴权且把这种引起奇异现象的未知射线称作X射线。伦琴通过一系列实验证明,这种特殊的X射线具有不同于阴极射线的新性质,如不能被磁场所偏转,不仅可以使密封的底片感光,还可以穿过薄金属片,甚至在照片上能显示出衣服里藏匿的钱币,并为他妻子的手拍摄了有史以来第一张X射线

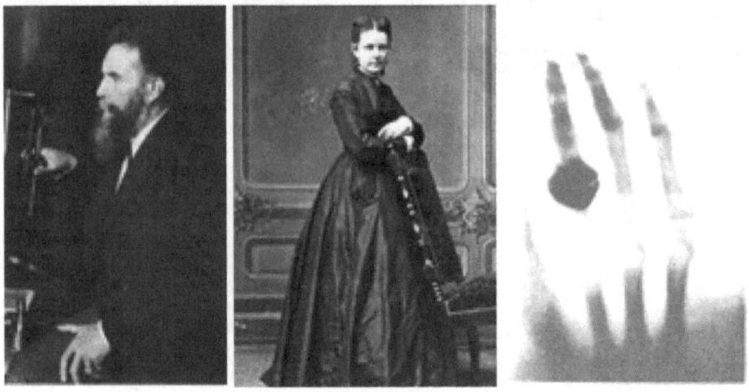

图 2-23　X 射线的发现者伦琴,伦琴夫人与世界上第一张 X 射线照片

的透视照片(图 2-23)。由于 X 射线可以穿透皮肉透视手掌、骨骼,在医疗上很有用处。因此,这项发现一公布,就引起了很大的震动。1896 年 2 月,美国达特茂斯大学弗朗斯医生第一次用 X 射线图片诊断,医务界和科学家随即把 X 射线应用于医疗诊断,从而开创了放射诊断的新纪元(图 2-24)。

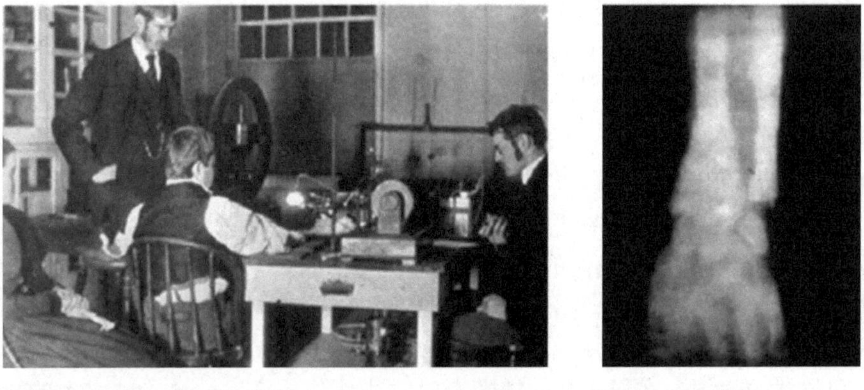

(a)　(b)

图 2-24　美国达特茂斯大学弗朗斯医生第一次用 X 射线图片诊断

1901 年,首届诺贝尔物理学奖授予德国物理学家伦琴,表彰他在 1895 年发现了 X 射线。正如柏林科学院在致伦琴的贺信中所说:"许多外行人也许认为幸运是主要的因素。但是,了解您个性特点的人将会懂得,正是您摆脱了一切成见的、把完善的实验艺术同最高的科学诚意和注意力结合起来的研究者,应当得到作出这一伟大发现的幸福。"

2. X 射线计算机断层成像技术(X ray computed tomography, XCT)

1955 年,开普敦大学物理系教理论物理学的讲师科马克(图 2-25)在南非医院做放射物理师工作,他发现医生在计算放射剂量时,把非均质的人体当做均质看

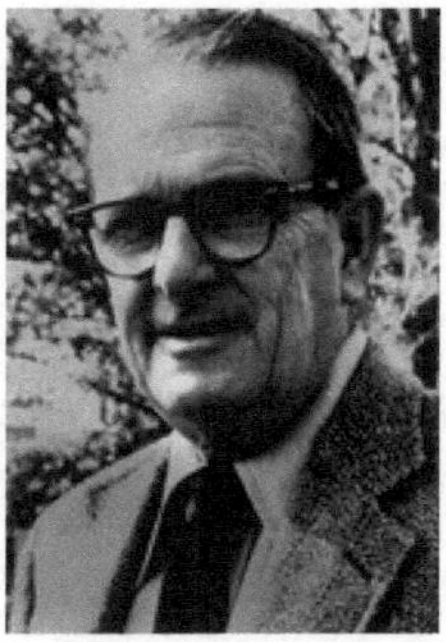

图 2-25　科马克

待。他认为应把人体构造和组成特征用一系列前后相继的切面图像表现出来，于是产生了人体断层图像的想法，经过近 10 年的努力，他终于解决了计算机断层扫描技术的理论问题。1963 年，他首先建议用 X 射线扫描进行图像重建，并提出了精确的数学推算方法(1917 年，奥地利数学家雷唐曾提出过用高度准直、极细笔状 X 射线束，环绕人体某一部分作断层扫描。未被吸收的光子穿透人体后被检测器接收，这些模拟信号经过数据处理和运算后可重建图像，这就是断层照相的基本思想。可惜他的论文在发表后的 50 多年里被湮没了，直至 20 世纪 70 年代初才发现)。

英国计算机科学家豪斯菲尔德曾领导的一个小组，研制出英国第一台晶体管电子计算机。在科马克等研究的基础上，豪斯菲尔德开始了多年的艰苦攻关。CT 图像重建的数学处理方法可以恰当地与他熟悉的计算机技术结合起来，故研制中的一个个难题都迎刃而解了。终于在 1969 年，豪斯菲尔德首次设计成功了一种可用于临床的断层摄影装置，并于 1971 年 9 月正式安装在伦敦的一家医院里，X 射线管放置在患者上方，绕检查部位旋转，患者下方的计数器也同时旋转。由于人体器官和组织对 X 射线的吸收程度不同，病变组织和正常组织对 X 射线的吸收程度也不同，这些差别反映在计数器上，经计算机处理便构成了探测对象各个部位的横断图像呈现在荧光屏上。它解决了 X 射线照相的前后物体图像重叠问题，大大提高了医学诊断的可靠性和准确性，使医学成像技术向前迈了一大步。

豪斯菲尔德与神经放射学家阿姆勃劳斯合作，成功地为一名英国妇女诊断出脑部的肿瘤，获得了第一例脑肿瘤的照片(图 2-26 和图 2-27)。1979 年的诺贝尔生理医学奖破例授给了科马克和豪斯菲尔德这两位没有专门医学经历的科学家。XCT 的问世被公认为伦琴发现 X 射线以来的重大突破，是标志着医学影像设备与计算机相结合的里程碑。自 20 世纪 70 年代初开始在临床应用以来，经历数次升级换代，由最初的普通头颅 CT 机发展到现在的高档滑环式螺旋 CT 和电子束 CT。其结构和性能不断完善和提高，可用于身体任何部位组织器官的检查，其密度分辨率高、解剖结构显示清楚，对病变的定位和定性较高，已成为临床常用的影像检查方法。

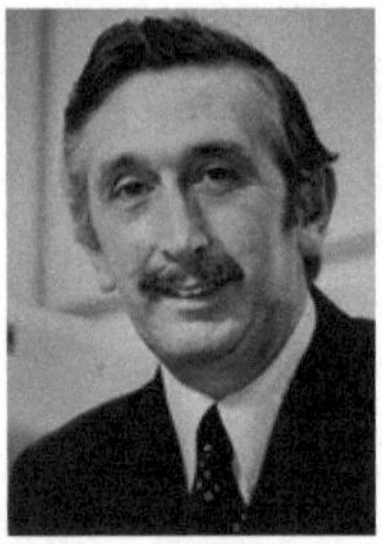

图 2-26　豪斯菲尔德

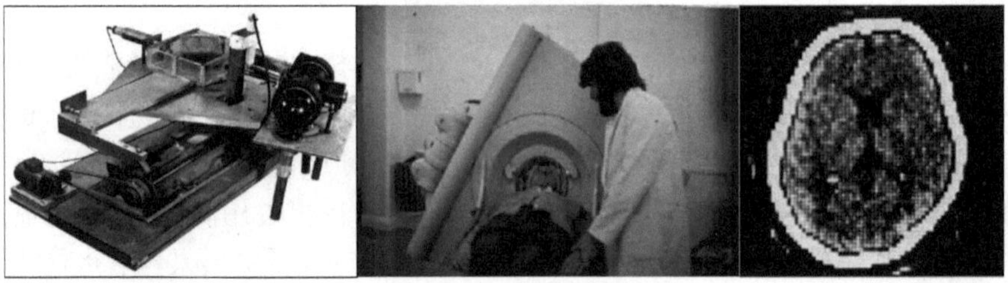

(a) 1969年第一台样机　(b) 1971年英国医院第一台CT　(c) 第一张CT照片

图 2-27　第一例脑肿瘤照片

3. (核)磁共振成像技术

20 世纪上半叶,美国科学家拉比发现原子核在磁场中对着磁场呈正向或反向平行排列起来,而施加无线电波之后,则能使原子核的朝向发生翻转,因此他于 1944 年获得诺贝尔物理学奖。伯劳克和珀塞尔发现原子核在强磁场中能够吸收无线电波的能量,然后重新释放出能量恢复到原来状态,这段时间被称为弛豫时间。通过分析这些无线电信号,人们能够知道许多种分子的结构和形状,因此他们分享了 1952 年诺贝尔物理学奖。

1969 年美国医学博士达马迪安提出 MR scanner 的设想。1971 年用实验证明小鼠肿瘤组织的 MR 参数与正常组织不同,在美国 *Science* 发表论文报告他用小鼠做实验的结果,成功地用核磁共振技术分辨癌组织和正常组织。

1971 年,美国化学博士劳特伯(图 2-28)开始致力于发明一种利用核磁共振技术成像的方法。劳特伯认定达马迪安采用的技术有缺陷,他在一家汉堡包店用餐时,破天荒地产生创意:在空间统一的静力磁场上添加一个较弱的磁场,采用梯度场的概念对被成像目标进行位置编码,这样就能得到扫描图像。之后,劳特伯开始做有关实验,把梯度磁体添加到主磁体中,然后能看到沉浸在重水中的装有普通水的试管的交叉截面。除此之外,没有其他图像技术可以在普通水与重水之间区分图像,他于 1973 年 3 月在 *Nature* 杂志发表论文"Image formation by induced local interactions; examples employing magnetic resonance”。他的成果当时并没有立刻得到社会的承认,包括很多科学家对他的成果表示怀疑,所以他的申请专利也没有被批准。在 *Nature* 的论文最初竟被编辑退稿,理由竟是“不具科学价值”,说明创新的研究开始可能不被理解。

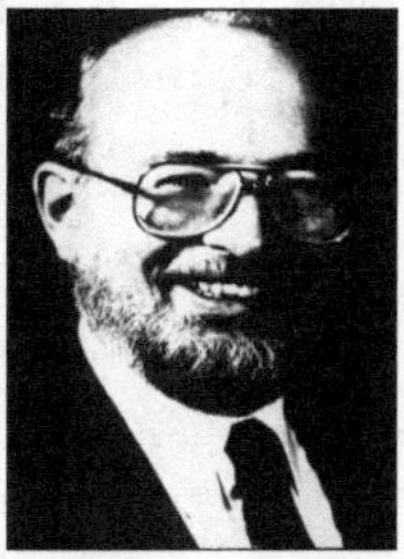

图 2-28 劳特伯

英国物理学博士曼斯菲尔德(图 2-29)1974 年提出通过施加垂直方向的梯度磁场,而且发展了用于分析核磁共振信号空间分布的数学方法,1977 年开发出回波平面成像(echo-planar imaging, EPI),超快速成像技术,为核磁共振成像技术从理论到应用奠定了基础。1976 年,他率先将核磁共振成像技术应用于临床,拍摄了第一个人体核磁共振成像照片(图 2-30)。这样磁共振成像的关键技术——空间定位依靠梯度磁场,由 x、y、z 三组线圈组成的梯度磁场已经解决。

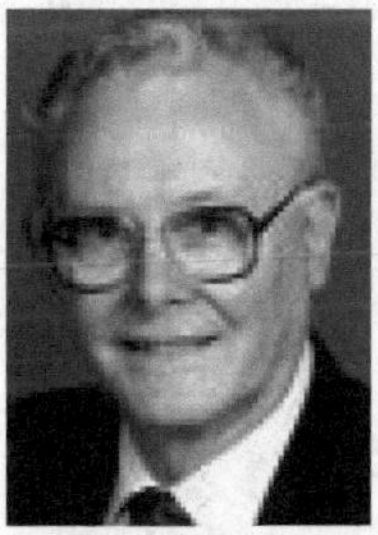

图 2-29 曼斯菲尔德

磁共振成像无害、高分辨率,具有结构和功能成像的特点,在外诊内病的技术中占有独特的地位。劳特伯和曼斯菲尔德获得 2003 年诺贝尔医学奖。

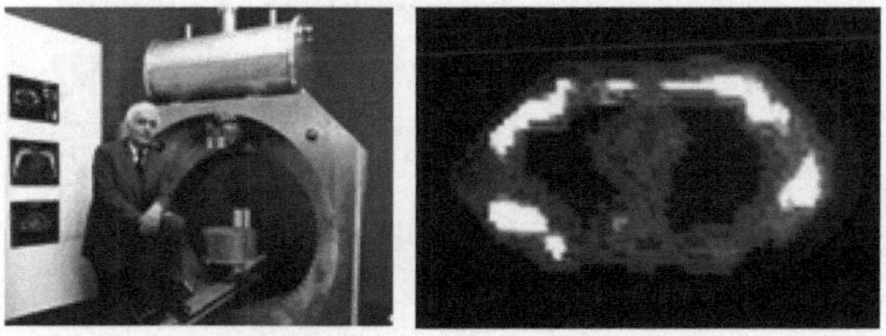

图 2-30 1977 年第一台 MRI 及第一张人体 MRI 图像

4. 发射式成像技术

这是一种在体外接收放入体内放射性物质发出的射线的核医学成像技术。在天然放射性物质发现不久，居里夫妇首次从铀矿中分离出强有力的放射性元素镭，之后法国物理学家贝克勒尔发现铀原子的放射作用，与居里夫妇同获1903年诺贝尔物理学奖。在他们的基础上，卢瑟福发现α、β射线，提出原子能，获1908年诺贝尔化学奖。后来，法国化学家维拉尔又发现具有更强穿透本领的第三种射线γ射线。γ射线具有很强的贯穿能力，因而体内的具有放射γ射线能力的放射性元素，能在体外用γ射线检测仪来检测，这样一些天然放射性元素在医学上一直作为"示迹"物质加以利用。20世纪40年代，核医学工作者研究线性扫描，在人体不同部分上面，移动着一个不很灵敏的盖勒计数器，得到一个粗略的放射性分布。1950年Cassen首先研制成功了逐点扫描成像的闪烁扫描机，或称直线扫描机。令直线扫描仪的NAL探测器在被诊断区域上作光栅图样式的移动，就可获得一张计数率的永久记录或人体中的放射性分布图，直线扫描机奠定了放射性核素脏器显像的基础。当时可以进行甲状腺、脑、肝、肾及骨扫描等，但分辨率差，扫描时间长，不能进行快速动态研究。1956年，Anger发明了γ照相机（图2-31），以一次成像代替扫描机逐点成像，使核医学影像进入动态和静态功能显像相结合的新阶段。但γ照相机对于大的脏器，如脑、肝等深部器官的病变检出率仍不理想。70年代以后计算机技术应用于γ照相机，对获得的信息进行处理，这样使影像更清晰，提高了分辨率。自1975年以后，辅配计算机的γ照相机已成为国内外核医学科常规检查设备。在体内放置能放射射线的元素，在体外用射线检测仪来检测，配以计算机

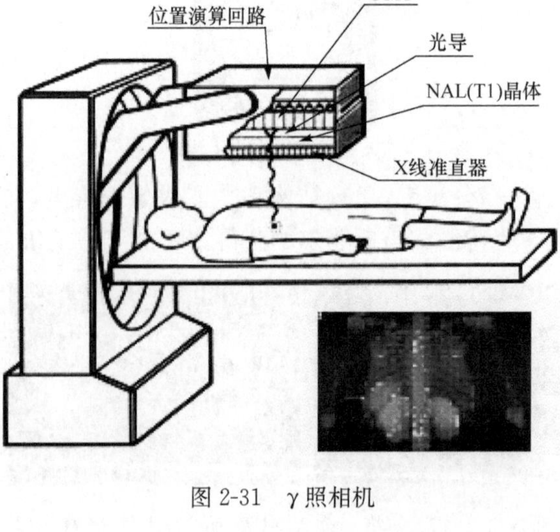

图2-31 γ照相机

处理，就产生了发射成像(emission compted tomography，ECT)。与通常 CT 的不同之处是射线源在成像体的内部，先让人体接受某种放射性药物，这些药物聚集在人体某个脏器中或参与体内某种代谢过程，再对脏器组织中的放射性核素的浓度分布和代谢进行成像。因此，利用 ECT 不仅可以得人体脏器的解剖图像，还可得到生理、生化、病理过程及功能图像，包括 γ 相机、SPECT(single photon emission computed tomography)和正电子发射成像 PET(positron emission computed tomography)，如图 2-32 和图 2-33 所示。

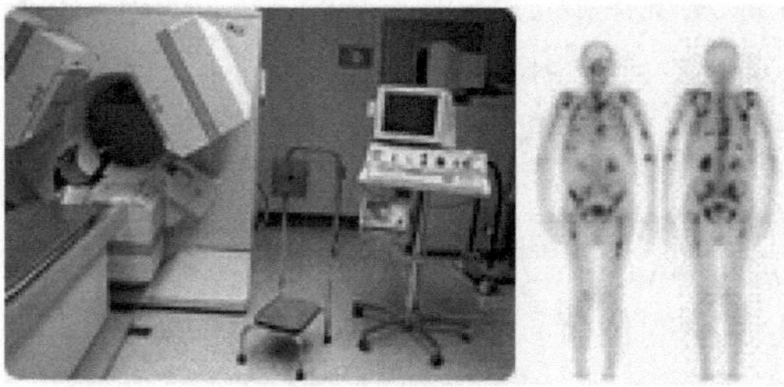

图 2-32　SPECT 及骨肿瘤转移扫描成像

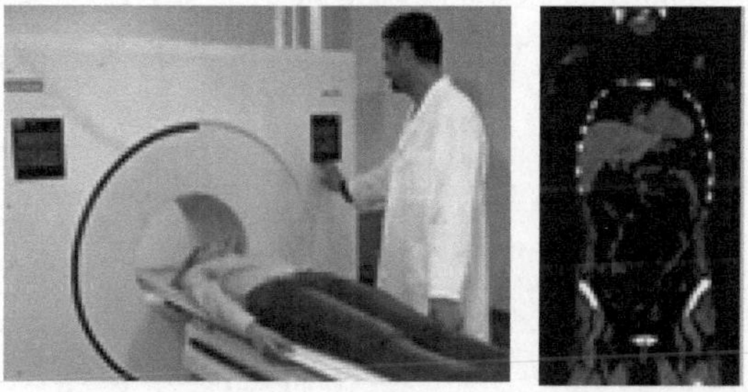

图 2-33　1976 年第一台 PET

利用这种体内放射性元素发出射线，体外对体内脏器中的放射性核素分布进行一次成像的设备称为 γ 相机。SPECT 利用放射性同位素作为示踪剂，注入体内，在体外用绕人体旋转的探测器记录脏器组织中放射性的分布，根据这些数据可以建立一系列断层平面图像。正电子发射计算机断层成像 PET，正电子药物加入体内，探测器接收体内正负电子湮没辐射所产生的一对 511keV 伽玛光子，得到正常组织或病灶的放射性分布(形态显示)。可以研究和诊断人体内的病理生理异常与疾病，可更早期地发现病变。与 SPECT 比，发射正电子的放射性核素都是人体组织的基本元素，易于标记各种生命必需的化合物及其代谢产物而不改变其生物活性，可参与人体的生理和生化代谢过程，反映机体的代谢情况。这些核素的半衰期都比较短，检查时可给予较大的剂量，从而提高图像对比度和空间分辨率。这种图像是反映人体生理、生化或病理及功能的图像，在临床上对疾病的早期诊断、确定治疗方案、监测疗效和判断预后有很大的实用价值，且对探讨功能性疾病的机制和研究生命现象具有理论上的意义。ECT 功能成像、早期诊断、发射式透视镜及其对代谢等功能成像的特点，具有巨大的潜力。

1898～1904 年，在天然放射性物质发现不久，波兰裔法国籍女物理学家、放射化学家居里夫人和她的丈夫皮埃尔·居里首次从铀矿中分离出强有力的放射性元素镭。从 1896 年开始，居里夫妇共同开展放射性的研究，居里夫人发现钍也具有放射性，并且沥青铀矿的放射性比任何含量的铀和钍要强。居里夫妇于是努力寻找，终于在 1898 年宣布发现了放射性元素镭。他们最终从 8 吨废沥青铀矿中制得 1 克纯净的氯化镭。镭在医学上作为治疗癌症的物质曾起过很重要的作用，从而有了放射治疗学的雏形。由于发现放射性元素镭和钋，居里夫妇和贝可勒耳共同获得了 1903 年诺贝尔物理学奖。随后，居里夫人与法国化学家德别爱尔诺于 1899 年从沥青铀矿中发现放射性元素锕，1910 年又分析出纯镭元素，确定了镭的原子量和在元素周期表中的位置。由于在放射化学方面的突出贡献，1911 年再次荣获诺贝尔化学奖。

数字化是近十年传统 X 射线的主旋律，随着计算机的发展，数字成像技术越来越广泛地代替了传统的屏片摄影，也成为 X 射线摄影的主要工作方式。数字 X 射线检查技术包括计算机 X 射线摄影(CR)、直接数字 X 射线摄影(DR)、数字减影血管造影和 XCT 等。

5. 超声成像技术

蝙蝠已会利用它们的嘴发出超声波来判断距离，在黑暗的空中飞，其超声波是 40 000～100 000Hz。1880 年，居里兄弟发现压电效应，1881 年发现逆压电效应(图 2-34)。1917 年，法国科学家保罗·朗之万利用逆压电效应，首次研制成的超声换能器，并发明了用超声探测水下目标的水下定位法。第一次世界大战时用于

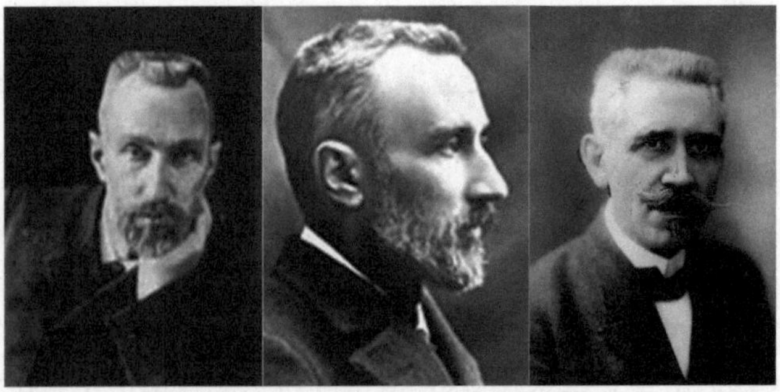

图 2-34　居里兄弟 保罗·朗之万

战争，战后又用于裂纹检出。第二次世界大战期间，德国使用潜艇击沉同盟国数千艘舰船，这使许多科学家致力于研究能发现水下障碍和潜艇的声呐技术。1945年，美国利用自己研制的超声波探伤仪进行工业探伤实验。

超声透视成像是由每秒振动2万～10亿次的机械波—超声波，遇到不同组织界面发出的回波进行成像。超声成像系统的监测信号是超声回波，图像信号反映人体组织声学特性的不同，从而显示甚至动态显示器官的大小和形状。超声成像设备主要应用超声波良好的指向性及其反射、折射、衰减规律和多普勒效应等物理特性，采用各种扫查方法，将给定频率的超声波导入体内，超声波遇到不同组织或器官界面时，将发生不同程度的反射和透射，接受携带信息的回声，利用不同的物理参数将信号处理后，先是为波形、曲线或图像，观察分析这个结果，结合临床表现可对疾病做出诊断。

1951年，Wild和Reid首先应用A型超声对人体检测并报道了乳腺癌的回声图像。1954年，Donald应用超声波作妇产科检查，随后开始用于腹部器官的超声检查。1965年，Lallagen首先应用多普勒法检测胎心及某些血管疾病。1973年，荷兰Bon首先报道实时超声显像仪，它是最早真正用于检查诊断心脏病的切面实时超声显像仪，20世纪70年代脉冲多普勒与二维超声结合成双功能超声显像，能选择性获得取样部位的血流频谱。快速傅里叶变换技术的应用，使超声成像可以取得某些以前只有用侵入性方法才能获得的血流动力学数据。80年代以来，超声诊断技术不断发展，应用数字扫描转换成像技术，图像的清晰度和分辨率得到进一步提高。脉冲与连续频谱多普勒的联合应用，进一步提高了诊断的准确性。80年代彩色多普勒新技术的兴起，能实时获取异常血流的直观图像，不仅在诊断心脏瓣膜疾病与先天性心脏疾病方面显示了独特的优越性，而且可以用于检测大血管、周围血管与脏器血管的病理改变，在临床上具有重要的意义。1992年，McDicken等率先提出多普勒组织成像技术，随后该技术被广泛用于临床分析心肌活动，为临床心脏疾病的诊断与治疗提供了一种安全简便、无创的检测手段。自20世纪60年代开始萌芽的三维超声技术在90年代开始成熟，出现了一些商业系统，并逐步用于临床，在很多应用领域表现出了优于传统二维超声的特性。近年来，超声医学成像技术处于快速发展阶段，很多新技术，如造影成像、谐波成像、心内超声成像等技术都在临床上得到了应用。

超声成像设备有利用超声回波的超声诊断仪、超声多普勒系统、谐波成像系统及利用超声透射的超声计算机体层成像系统。根据显示方式的不同，可以分为A型（幅度显示）、B型（切面显示）、M型（运动显示）、P型（超声多普勒）等，从成像角度可分为一维、二维、三维和四维等。目前，超声成像已经成为探查软组织的主要技术。

2.5 肿瘤的物理治疗

肿瘤的物理治疗是指利用生物热效应，对组织升温治疗肿瘤。我国在70年代末开始进行肿瘤热疗技术的研究与应用，80年代初曾在射频透热综合治疗膀胱和微波透热综合治疗食管癌方面，获得当时世界水平的成绩。之后肿瘤热疗技术在国内较大范围内得到推广应用，在辅助和综合治疗方面获得了明显效果。近些年来，一批高性能、高功率热能设备的出现，以及超声引导多电极射频（或微波）肿瘤毁损治疗技术的应用，使肿瘤的物理治疗得到迅速发展。

1. 放射治疗

肿瘤放射治疗是利用放射线，如放射性同位素产生的 α、β、γ 射线和各类 X 射线治疗机或加速器产生的 X 射线、电子线、质子束及其他粒子束等用于治疗恶性肿瘤的一种方法。放射治疗的基本原理是当射线照射达到一定剂量时，通过直接效应和间接效应，对病变细胞有抑制和杀伤作用，置癌细胞于死地。

放射治疗已经经历了一个多世纪的发展历史，在伦琴发现 X 射线、居里夫人发现镭之后，很快就分别用于临床治疗恶性肿瘤。由于超高压治疗机的使用，辅助工具的改进和经验的积累，治疗效果得到显著提高，目前已成为癌症治疗中最重要的手段之一。大约70％的癌症病人在治疗癌症的过程中需要用放射治疗，约有40％的癌症可以用放疗根治。放射治疗在肿瘤治疗中的作用和地位日益突出，几乎可用于所有的癌症治疗。对许多癌症病人而言，放射治疗是唯一且必须用的治疗方法。

1）放射治疗的放射源

（1）X 射线治疗机

可分为 X 射线治疗机（10～60kV）、浅层 X 射线治疗机（60～160kV）和深部 X 射线治疗机（180～400kV）等不同能量射线。X 射线治疗机的缺点是能量低、穿透力弱、皮肤受量大，现已较少使用（图 2-35）。

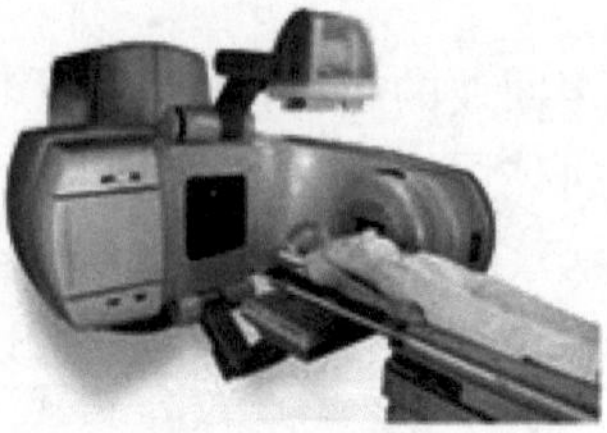

图 2-35 放射治疗

(2) 医用加速器

医用加速器分为电子感应加速器和电子直线加速器。前者输出高能电子束，后者输出高能电子束(8～14MeV，主要针对浅表层肿瘤)和高能 X 射线(4～10MV,穿透力强、皮肤受量小)。医用加速器中用得最多,技术发展最快的是电子直线加速器。

(3) 放射性核素

226 镭是天然放射源,因其半衰期长,已经被人工放射性核素钴 60、铯 137、铱 192 所替代。放射性核素可放射 α、β、γ 三种射线,临床上 β 射线仅用于治疗表浅肿瘤;γ 射线为放射治疗的主要放射源,能量 1.25MeV。用钴 60 制成的放射治疗机,因 γ 射线穿透力强、深部剂量高,皮肤受量小,适用于深部肿瘤的治疗。医用加速器如图 2-36 所示。

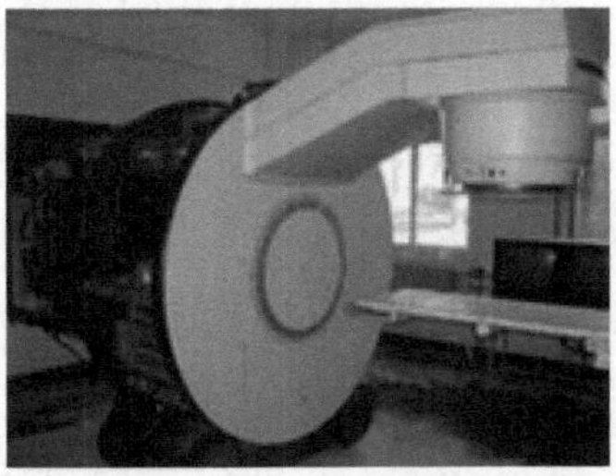

图 2-36 医用加速器

2) 放射治疗的类型

目前临床常用的放射治疗可分为外照射和内照射两种,前者应用医用电子直线加速器、钴 60 治疗机或质子加速器进行治疗,后者则应用放射性核素进行治疗。

(1) 体外照射

体外照射又称为远距离放射治疗。这种照射技术是指治疗时,放疗机将高能射线或粒子瞄准癌肿。用于体外照射的放射治疗设备有 X 射线治疗机、钴 60 治疗机和直线加速器等。钴 60 治疗机和直线加速器一般距人体 80～100cm 进行照射。单纯从身体外部进行放射治疗有一定的局限性,即使在足量照射的情况下,仍会有一部分肿瘤局部复发。

(2) 体内照射

体内照射又称为近距离放射治疗。这种治疗技术把高强度的微型放射源送入人体腔内或配合手术插入肿瘤组织内,进行近距离照射,从而有效地杀伤肿瘤组织。治疗技术涉及腔管、组织间和术中、敷贴等多种施治方式。这一技术发展很快,可使大量无法手术治疗、外照射又难以控制或复发的病人获得再次治疗的机会,并有肯定的疗效。如何使正常组织不受到过量照射,以避免严重并发症,成为放射治疗技术上的一个焦点。过去，后装技术仅能用于妇科肿瘤治疗，最新一代后装治疗机已把这种技术扩大应用到鼻咽、食管、支气管、直肠、膀胱、乳腺、胰腺、脑等肿瘤。这种新技术与其他治疗方法配合，逐步形成了很有发展前途的综合治疗手段，在应用中均取得了明显的效果。

3）放射物理技术的进展

（1）立体定向治疗技术

基于计算机高精度，双螺旋 CT 及高清晰度 MRI 出现，因此立体定向治疗应运而生。目前使用的 γ 刀，从某种意义来说是一个立体定向放射手术过程（sterol radiation surgery，SRS）。它通过聚焦、等中心照准，在单次短时间或多次较长时间给予肿瘤超常规致死量治疗，达到摧毁瘤区细胞的目的。γ 刀利用约 30～200 个钴源，在等中心条件下，从立体不同方向位置，在短距离内对细小肿瘤（或良性肿瘤，先天畸形等病灶，一般约 1～2cm）进行一次或多次照射，给予总剂量超过肿瘤及正常组织耐受量，用准确聚焦的办法使多个钴 60 源的剂量集中在靶区，分射束聚焦使周围正常组织的受量仍在耐受量范围内。由于采用电脑、CT 及准确的立体设计定位，因而射野边界锐利可达 ±2mm 以下，确保了非瘤区正常组织安全。应用于脑部的良性小肿瘤和先天性畸形效果尤佳，应用于脑干等生命禁区也取得了效果。目前许多单位滥用，不严格控制适应症，造成了许多后遗症和并发症，使 γ 刀的应用与初始设计原意偏离了轨道。此外，X 刀（加速器）用电脑进行定位、聚焦等技术与 γ 刀原理相近，除应用在头部肿瘤外，还应用在胸、腹盆等区域，应用范围比 γ 刀广，应用效率较 γ 刀要好。γ 刀及其治疗如图 2-37 所示。

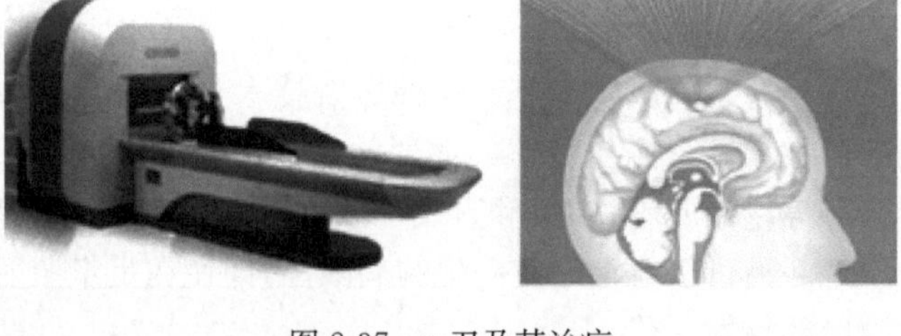

图 2-37　γ 刀及其治疗

立体照射技术应用中还存在许多问题，如放射生物学中的远期并发症，肿瘤的局部控制问题，远处转移仍未得到解决，因此想单靠这样的机器并不能完全解决放射治疗中的所有问题。

（2）三维适形放疗技术

三维适形放疗技术，即 3D CRT，其理论和物理技术基础与 γ 刀等大同小异。

但近年来特别强调由平面二维定位过渡到立体三维定位，与其相适应的光栅（遮光器）能够随射野的改变而适形变化，达到准确适应肿瘤形状，使高剂量区分布形状在三维方向上与病变靶区完全一致。适形和三维是一个问题的两个方面，没有三维定位则适形也可实现，没有多叶光栅（multiple leaves collimator），其随体位、肿瘤空间形态改变的适形照射就是一句空话。近年来开发出了立体定向X刀计算机芯片设计程序突破了芯片对多叶光栅同步控制的适形变化部分，使3D CRT已经步入了实用阶段，它可以通过常规分割、超分割、加速超分割，以及低速分割等治疗方式来完成目前一般的常规放疗机（加速器、钴60机、γ刀等）所不能完成的任务。无论其精确度、疗效，并发症均优于常规治疗机，国外一些人称它为21世纪的常规放疗机。它使射野（单个、多个、运动、固定）形状与病变靶区的投影保持一致，多叶光栅对射野内诸点的输出剂量率按要求不断地进行调整（图2-38）。

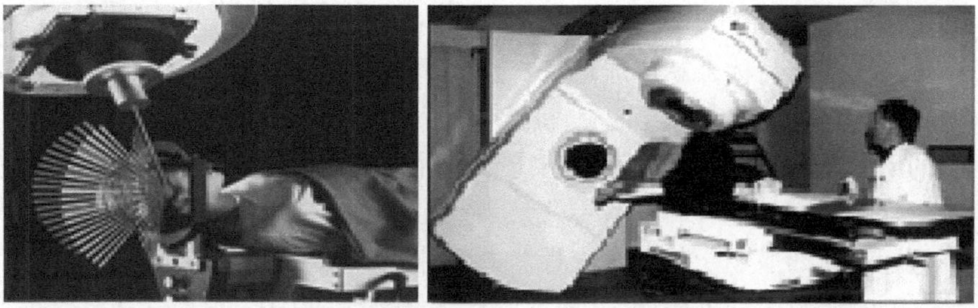

图2-38 X射线立体定向的治疗

(3) 调强适形放疗（intensity modulation radiation therapy，IMRT）

这种技术目前仍已应用于临床，但国内外同行评价这种技术为21世纪放射治疗技术的主流。三维适形治疗所采用的同步可控多叶光栅，三维适形定位这种技术在IMRT中已成为基础技术。其不同之处在于采用逆向算法设计（inverse reckon planning），这是IMRT除三维适形之外，为更精确起见所插入的必要步骤，它不仅正面方向的精确剂量计算，而且从逆方向算法来进行验证和审核，使用的高能X射线、电子束、质子束等放射源，其射野绕人体用连续或固定集束，在旋转照射方向上达到更精确边界，从而可以提高强度，达到适应肿瘤形状的高输出剂量，而三维数字图像重建功能，使三维图像中靶区等重要器官与图像吻合，剂量分布合适与否一目了然。

(4) 图像导引放射治疗——IGRT

这是目前肿瘤放射治疗的发展方向，其目的是在同一台治疗设备上做到精确计划（TPS）、精确定位（IGRT）、精确治疗（IMRT）三原则。目前，美国VARIAN、德国SIEMENS、瑞典ELAKAT都具备这方面的能力。我国的医用加速器与此尚有一定的差距，但是相信也能很快赶上并超过它们。IGRT 加速器如图 2-39 所示。

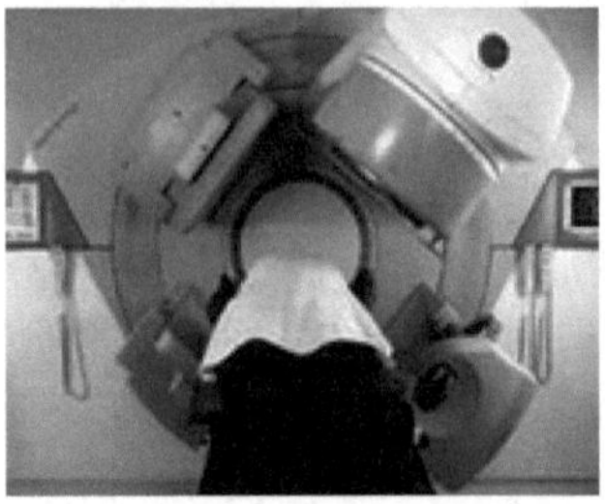

图 2-39　IGRT 加速器

2. 高能超声聚焦治疗肿瘤

高能超声聚焦(high intensity focused ultrasound，HIFU)肿瘤治疗系统是通过超声聚焦换能器将体外超声能量聚焦到体内一个很小的空间焦域内，利用焦点处 65～100℃的高温产生高温效应、机械效应和空化效应，使病变组织以凝固性坏死为主的质变，失去增殖、浸润和转移能力的肿瘤治疗系统，是一种无创或微创的热消融治疗技术，对靶区以外的正常组织影响甚少。超声聚焦刀主要是用于大部分腹腔、盆腔内、四肢躯干软组织或骨骼的实体良、恶性肿瘤；脾功能亢进、子宫肌瘤、子宫内膜异位症、前列腺增生、前列腺肥大等病症和肿瘤手术后复发或年老体弱不能耐受手术的人。该方法在治疗过程中一般无痛苦，可在 B 超实时监控下治疗，可针对肿瘤大小形状进行适形治疗，确保治疗精度和安全，同时治疗过程无放射线污染，与放化疗联合可发挥协同作用。但不能用于含气空腔脏器肿瘤的治疗，治疗时的焦点温度在体外实时精准监测还是难点，这仅是一种局部治疗，不能完全取代化疗等全身性肿瘤治疗方案。高能超声聚焦肿瘤系统如图 2-40 和图 2-41 所示。

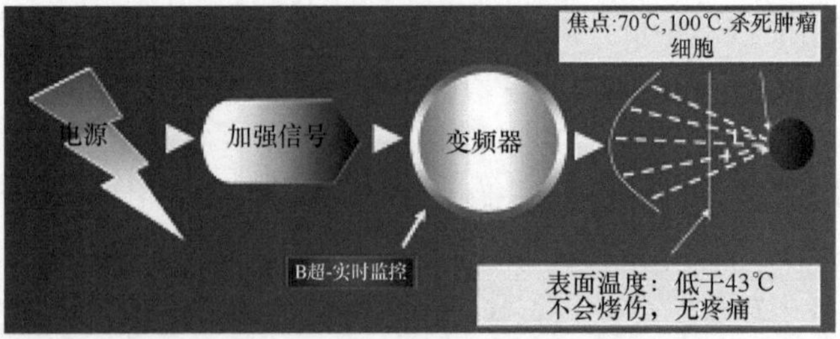

图 2-40　高能超声聚焦肿瘤治疗系统示意图

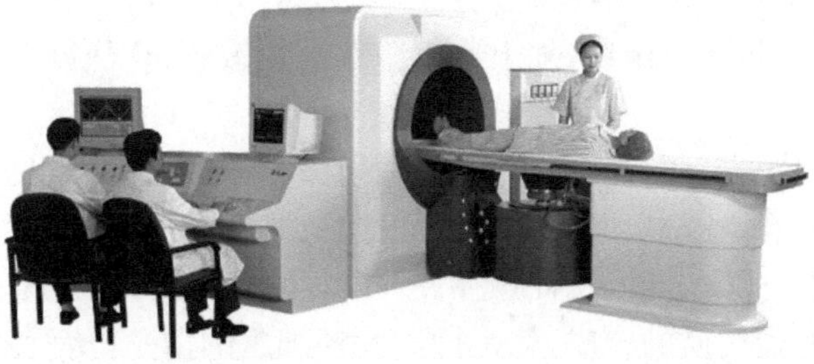

图 2-41　聚焦超声聚焦肿瘤治疗系统——海扶刀

3. 微波治疗

微波应用于临床以来,以其对组织加热快、升温高、组织凝固可靠、止血效果彻底、加热范围易掌握、使用方便等特点而被接受。随着高频传输线的发展和天线技术的不断提高,微波辐射方式已从体外辐射,发展到组织中介入辐射和血管、腔道中的直接辐射。微波应用范围的不断扩大,使得其作用越来越受到人们的关注与重视,它在临床治疗肿瘤的应用上发展迅速,发挥了独特的作用。

微波应用于肿瘤治疗是利用生物体在微波场的作用下其带电粒子与极化分子剧烈运动而相互摩擦产生热效应,使其迅速升温,消炎止痛,切断病变组织营养通路,让病变部位凝固性坏死而达到有效治疗的目的。具有不炭化、无烟、无异味、损伤小、止血功能强等特点,同时热效应使局部组织血管扩张,血液循环加速,组织代谢增快,白细胞吞噬作用加强,促进局部病埋代谢产物吸收,产生消炎、消肿作用。温热作用又可解除肌肉痉挛,清除堆积乳酸而使疼痛缓解。由于穿透度浅,只能做浅表加热,多用于浅表肿瘤。医疗常用微波频率为 433MHz、915MHz、2450MHz,其中 2450MHz 的波段被广泛应用于临床各科。

近年来对肝内多处转移癌或消化道肿瘤,也不可切除的患者应用微波组织凝固术(MTC)。它可以降低手术难度,缩短手术时间,减少并发症,扩大手术适应症;不影响其他组织的供血,术中出血少;减缓肿瘤的生长,降低肿瘤细胞的扩散,延长患者生存期。

4. 射频热疗

射频是一种达到每秒 15 万次的高频振动。人体是由许多有机和无机物质构成的复杂结构,体液中含有大量的电介质,如离子、水、胶体微粒等,人体主要依靠离子移动传导电流。在高频交流电的作用下,离子的浓度变化方向随电流方向为正负半周往返变化。在高频振荡下,两电极之间的离子沿电力线方向快速运动,由移动状态逐渐变为振动状态。由于各种离子的大小、质量、电荷及移动速度不同,离子相互摩擦并与其他微粒相碰撞而产生生物热作用。由于肿瘤散热差，使肿瘤组织温度高于其邻近正常组织，加上癌细胞对高热敏感，高热能杀灭癌细胞，而副作用不发生。

射频热疗又称为射频透热氏疗法，利用射频电磁波对人体组织穿透力较强的特点，采用计算机自动控制加热技术将肿瘤组织加热至能杀灭肿瘤的温度（42.5～43.5℃），持续60～120分钟，从而选择性地破坏癌细胞膜和微血管，抑制肿瘤细胞的DNA、RNA和蛋白质的合成，就是抑制肿瘤细胞的增殖，从而杀灭肿瘤细胞而又不损伤正常细胞的热疗技术。这是由于肿瘤组织中的血管扭曲扩张、血流阻力大、血管感受器不健全，对温度敏感性差，在高温下散热困难，升温快，形成巨大的储热库，可与正常组织形成5～10℃的温差；正常组织可以长时间耐受42.5～43.5℃的高温（正常组织细胞的温度安全界限为45±1℃），从而杀死肿瘤细胞而正常细胞不受影响，热疗不会引起诸如骨髓抑制、脱发等不良反应，也不会对人和环境产生任何污染，被医疗界誉为绿色热疗。射频热疗常用频率有40.68MHz、27.12MHz、13.56MHz、8MHz等。肿瘤射频热疗机如图2-42所示。

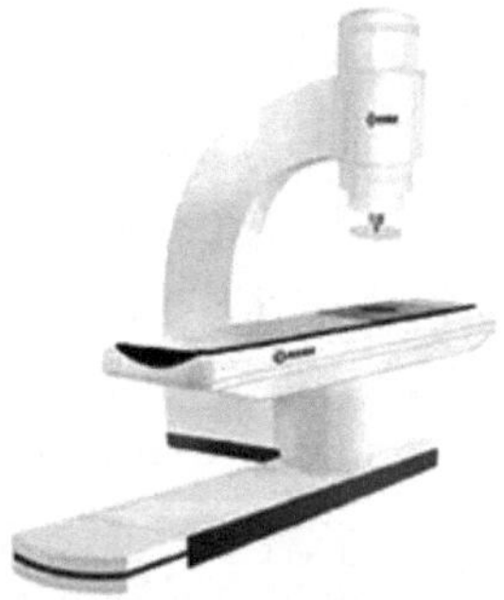

图 2-42　肿瘤射频热疗机

热疗不但对肿瘤细胞有直接的细胞毒效应，可以抑制肿瘤细胞转移，而且局部高热后，肿瘤发生变性坏死，通过吸收坏死的肿瘤产物刺激机体免疫功能，提高机体的免疫力。热化疗可以提高肿瘤内药物的浓度，增强抗肿瘤效应，同时降低化疗药物对未加热的正常组织的毒性作用；热疗对肿瘤中心部分的处于乏氧状态、对放射线不敏感的肿瘤细胞作用特别强，而且对放疗抗拒的S期细胞特别容易被高热杀伤。大量临床资料表明，热疗与放疗或化疗联合，可以明显增强放疗、化疗的疗效，并能减少放、化疗的使用剂量和毒副作用，已成为当今综合治疗的一种常用模式。

该方法能够治疗胸、腹、盆腔等部位浅表及深部的原发、复发或转移的恶性实体瘤及手术后可能存在的亚临床病灶。

5. 射频消融治疗

射频肿瘤消融术是近年兴起的实体肿瘤微创治疗新技术，能使患者免除开刀之苦，与传统治疗相比具有疗效高、创伤小、痛苦小、恢复快、无后遗症、无风险、适应症广等优点，被国内外专家誉为绿色治疗技术。它是在CT、彩色B超的引导下，将消融电机准确刺入肿瘤部位，射频消融仪在计算机控制下将射频脉冲能量通过电极针传导到肿瘤组织中，使肿瘤组织产生局部高温，从而达到使肿瘤组织及其邻近的可能扩散的组织凝固坏死的目的，使坏死组织在原位被机化或吸收。

射频消融发展的历史很久，技术也经过了不断地完善和成熟，疗效确切。首次使用交变电流加热组织可追溯到1800年的d'Arsonval，其后是von Zeynek。他们的工作显示，射频范围内的交变电流可用于加热活体组织。外科Bovie刀用于组织烧灼止血，得到广泛应用，射频热消融系统逐渐用于在心脏内及中枢神经系统。1980年末，射频仪进一步完善，用于经皮深部肝组织消融。McGahan和Rossi等于1990年完成并发表射频热消融在肝组织内产生毁损灶的首例研究。

射频消融术可用于人体器官良性、恶性实体肿瘤，目前临床应用较多的是肝癌、肺癌、乳腺癌。原发性肿瘤、转移性肿瘤、不能手术切除的晚期肿瘤、手术中探查发现不能完全切除的肿瘤、不能承受放疗化疗的肿瘤患者等均可接受射频消融治疗。

2.6 医用光学

没有光就没有生命，光和生命有密切的关系，那么光能诊断疾病吗？能治疗疾病吗？

1. 光学内镜(endoscope)诊断技术

我们前面介绍的显微镜，必须用光从最初的显微镜看到微小生物，到现在的电镜观察到禽流感病毒侵蚀健康细胞，已经极大地提高了分辨率，但还不够，还要窥察到体内的各种腔体，要做到"无腔不进、无孔不入"。江湖卖艺者表演吞剑等，或许是促成内镜发明的灵感，在18世纪时就有外科医生使用管子和蜡烛来观察直肠。

内镜起源于100年前，主要经历了四个发展阶段，每个阶段都以当时所用器械的主要特征为标志。

① 硬式内镜阶段(1806～1932)。硬式内镜(图2-43)由德国人Bozzini首创，由一花瓶状光源、蜡烛和一系列镜片组成，主要用于膀胱和尿道检查。1895年，Rosenhein研制的硬式内镜由3根管子呈同心圆状设置，中心管为光学结构，第二层管腔内装上铂丝圈制的灯泡和水冷结构，外层壁上刻有刻度反映进镜深度。

1911 年，Elsner 对 Rosenhein 式胃镜作了改进，在前端加上橡皮头做引导，但透镜脏污后便无法观察成为主要缺陷，尽管如此，Elsner 式胃镜 1932 年以前仍处于先进地位。

② 半屈式内镜阶段(1932～1957)。Schindler 从 1928 年与优秀的器械制作师 Wolf 合作研制胃镜，最终于 1932 年获得成功，定名为 Wolf-Schinder 式胃镜。之后，许多人对其进行了改造，使之功能更为齐全，更为实用(图 2-44)。

③ 光导纤维内镜阶段(1957 年至今)。1954 年，英国的 Hopkins 和 Kapany 发明了光导纤维技术。1957 年，Hirschowitz 及助手在美国胃镜学会上展示了自行研制的光导纤维内镜(图 2-45)。20 世纪 60 年代初，日本 Olympas 在光导纤维胃镜基础上，加装了活检装置及照相机，有效地显示了胃照相术。1966 年 Olympas 首创前端弯角机构，1967 年 Machida 厂采用外部冷光源，使光量度大增，可发现小病灶，视野进一步扩大，可以观察到十二指肠。近 10 年随着附属装置的不断改进，如手术器械、摄影系统的发展，使纤维内镜不但可用于诊断，且可用于手术治疗，纤维内镜身径不断细化已达到了图像清晰、观察视野大、操作方便、品种规格齐全的程度。

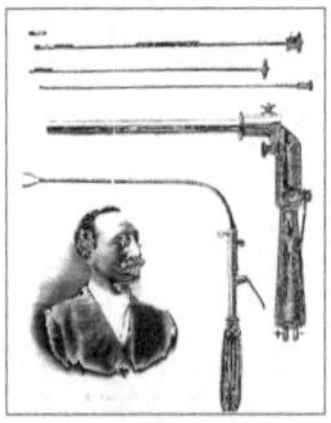

图 2-43　硬式内镜

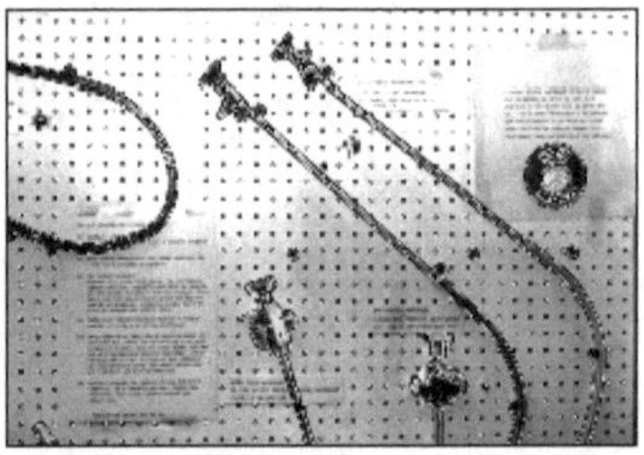

图 2-44　半屈式内镜

④ 电子内镜时代(1983 年以后)。1983 年 Welch Allyn 公司研制成功了电子摄像式内镜。该镜前端装有高敏感度的微型摄像机，实际上是一种新型的光电图像传感器，将记录下的图像以电信号的方式传至电视信息处理系统，然后把信号还原为图像。这一技术的应用，使图像的储存、再现、会诊以及计算机管理成为可能。不久日本 Olympas 即推出相应型号的胃镜，并占据大部分市场。20 世纪 80 年代，曾在以色列国防部光电部门工作的机械工程师 Iddan 受智能导弹上的遥控摄像装置启发而产生一个创意：用小型的“人体侦察机”对人体整个消化道进行探测。后来他和怀有同样构想的英国人 Swain 成立 GW—EN IMAGING 公司专门开发这种探测设备。1999 年，这种探测设备开发成功，命名为 M2A 胶囊内镜，这就是世界上第一部胶囊内镜系统。一种新型 CCD 内镜是 1983 年由美国纽约州的韦尔奇—艾林仪器公司首先研制成功的。该内镜插入体内的一端装有在一块硅片上集成的 CCD 镜头，实际上是一种新型的光电图像传感器，其功能与电视摄像机相近。

它能将待查部位的图像转化为数子化的电信号，图像通过金属导线传送，由图像监视器显示。M2A 微型内镜的内部包括光学圆盖、透镜固定环、透镜、照明发光二极管、互补金属氧化物半导体成像器、电池、专用集成电路和天线等，如图 2-46 所示。

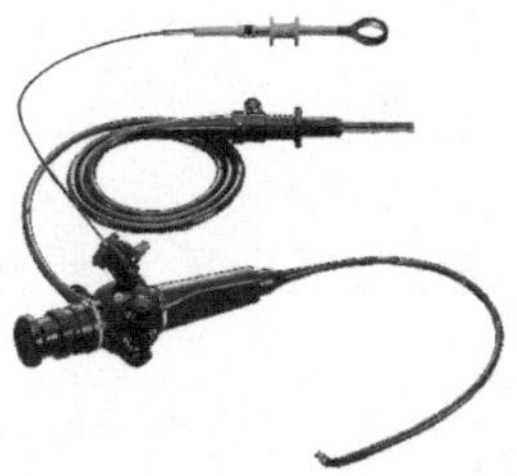

图 2-45　光导纤维内镜

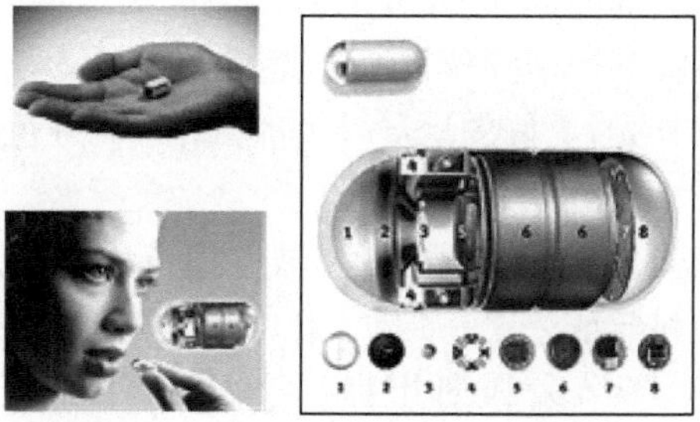

图 2-46　微型内镜及其内部结构

2. 光学治疗

(1) 一般光学治疗

丹麦医学家芬森年轻时，饱受疾病的折磨，总想到户外去晒太阳，他根据这种直觉提出光线治疗疾病的假说，他发现光谱中高折射的紫端光线能使天花患者发高烧，皮肤起水泡，轻者留下麻点，重者丧命，而光谱的另一端低折射的红光和红外线的化学性影响极小。1893 年，他首次发现红光可以屏除普通光线中具有化学性能的所有光线(蓝、紫和紫外线)，治愈天花病。次年，他发现阳光里所含的好多化学性光线——主要是蓝光和紫外线，对天花一类病症有害无益，进而研究出阳光里有杀菌作用的光线。1895 年，设计研究滤光聚光器，得到一种只含有高折射光而不引起燃烧的具有杀菌作用的光束，并用这种光束治疗病情极为严重的狼疮患者，皮肤恢复正常。此后，他很快运用该法治愈了大批饱受狼疮折磨的病人。1896 年，他发表了《聚集的化学光线在医学中的应用》一文。芬森一生致力于光线对生理作用的研究，第一个打开了光线治疗疾病的神秘之门，被誉为光线医疗法的先驱，获 1903 年诺贝尔生理学及医学奖(图 2-47)。

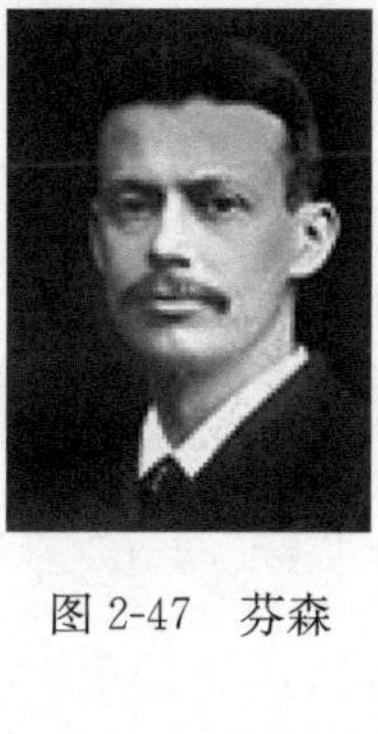

图 2-47　芬森

近百年来，光学治疗得到了长足发展和不断完善，主要应用包括红光治疗仪（600～700nm，穿透深，消炎、消肿、止痛和止痒的功效）、红外偏振光治疗仪（可扩张血管、改善血液循环、抑制交感神经的兴奋性、阻断疼痛）、新生儿蓝光治疗机（通过手耳穴双向诊断、在几分钟内快速测定各种急慢性疾病、顽固性疾病、疑难杂症的高科技家用治疗仪器）、蓝光八卦治疗仪和紫外光治疗仪（305～310nm 的窄带 B 波段紫外光，更好的诱导 T 细胞死亡，促进色素的合成）等。

（2）激光治疗

激光是由受激辐射的光放大而产生的光。激光技术被认为是 20 世纪最重大的四项科学成果之一（原子能、半导体、计算机、激光）。

1917 年，爱因斯坦提出受激辐射的概念，奠定了激光的理论基础。1958 年，美国科学家肖洛和汤斯发现了一种奇怪的现象：当他们将闪光灯泡发射的光照在一种稀土晶体上时，晶体的分子会发出鲜艳的、始终会聚在一起的强光。由此他们提出了激光原理，受激辐射可以得到一种单色且亮度又很高的新型光源。1958 年，贝尔实验室的汤斯和肖洛发表了关于激光器的经典论文，奠定了激光发展的基础。1964 年，汤斯和苏联的两名有类似想法的科学家 Basov 和 Prokhorov 共获诺贝尔奖。1960 年，美国人梅曼发明了世界上第一台红宝石激光器。梅曼利用红宝石晶体做发光材料，用发光度很高的脉冲氙灯做激发光源，获得了人类有史以来的第一束激光。同年，伊朗籍物理学家贾范相继制成了氦—氖激光器。1965 年，第一台可产生大功率激光的器件——二氧化碳激光器诞生。1967 年，第一台 X 射线激光器研制成功。1997 年，美国麻省理工学院的研究人员研制出第一台原子激光器。

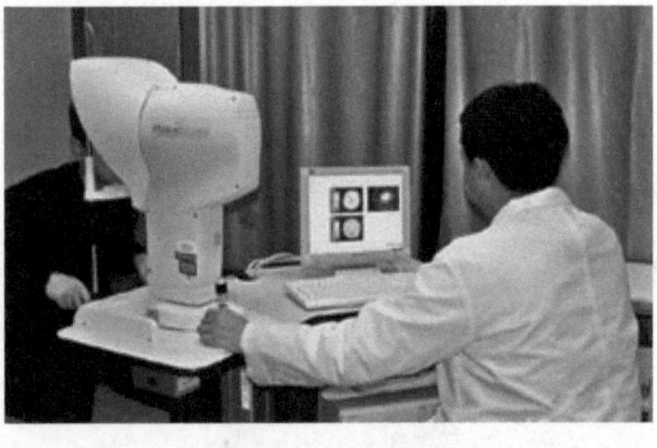

图 2-48　准分子激光治疗近视眼

激光问世后，很快受到医学和生物学界的极大重视。激光治疗最早用于眼科，对视网膜剥离、眼底血管病变、虹膜切开、青光眼等一大批眼科疾患均能用激光治疗。准分子激光治疗近视眼如图 2-48 所示。1961 年，坎贝尔等相继用激光研究视网膜剥离焊接术，并很快被用于临床。1963 年激光光刀用于肿瘤切割。20 世纪

70年代医用激光治疗机在临床各科得到广泛应用。1981年，联合国世界卫生组织正式宣布激光医学为医学的一个新分支。目前，激光在临床上除气化、凝固、烧灼、光刀、焊接、照射等治疗应用外，在诊断和基础理论研究方面出现了许多新技术，如激光荧光显微检查、激光微束照射单细胞显微检查技术、激光显微光谱分析、生物全息摄影及细胞或分子水平的激光检测和微光手术等充分显示激光一系列独特性能。激光配合导光纤维的应用对各种体腔内肿瘤及其他疾患的诊治，以及结合各种内镜进行激光光敏疗法为诊治腔内肿瘤提供有利手段。目前已研究利用激光治疗心脏疾病和血管内斑块栓塞，包括冠状动脉粥样硬化阻塞后的激光血管再通已获初步成功。

基于医用激光的迅速发展，在激光生物医学领域中形成了一些专门学科，如激光分子生物学、激光细胞学、激光人体生理学、激光诊断学、激光治疗学、医用激光工艺学、激光防护学、分子生物激光工程学等。在诊治方面，激光已用于每一临床学科，预测到21世纪末，应用激光技术诊治疾病的新方法将超过传统的诊治方法，激光技术将引起内外科治疗的一场革命。预计激光技术将广泛应用于发现和治疗癌瘤，进行咽喉外科手术以及缝合血管、神经、肌腱和皮肤，治疗动脉硬化斑、血管栓塞和内科、皮肤科等的许多疾病。激光技术为现代医学提供了一种“神力”，能够治疗内科、外科、眼科、皮肤、肿瘤和耳鼻喉科的百余种疾病。激光已成为有益于人类的幸福之光，生命之光。

2.7　人工器官的研究与应用

人工器官就是用人造的装置代替人体已经损坏器官的功能。人工器官目前只能模拟被替代器官1～2种维持生命所必需的最重要功能，尚不具备原生物器官的一切天赋功用和生命现象。但它拓宽了疾病治疗的途径，增加了病人获救的机会，已经并仍在继续使越来越多的患者受益。20世纪人工器官的研究应用是生物医学工程对医学的重大贡献之一。

1. 人工肾(人工透析机)

人工肾又称人工透析机，是用人工方法模仿人体肾小球的过滤作用，在体外循环的情况下，去除人体血液内过剩的含氮化合物、新陈代谢产物或逾量药物等，调节水和电解质平衡，以使血液净化的一种高技术医疗仪器，能部分替代真正肾脏的作用。

19世纪苏格兰化学家Graham，首先提出透析这个概念。他用涂上鸡蛋清的羊皮纸作半透膜进行实验，发现了透析现象，他预言关于渗透的发现，将会在医学上得到应用。美国Johns Hopkins医学院的Abel及同事于1912年11月第一次成功进行了动物活体扩散实验。1913 年，在荷兰他们展示了管状透析器，首次把它叫做人工肾脏。1913 年，英国的阿黛尔用硝棉胶膜作为透析膜，生理盐水作为透析液为肾病患者进行透析。这就是人工肾的前驱研究。第一次世界大战之后，许多由战伤及战壕性肾炎导致的急性肾功能衰竭，迅速发展到尿毒症，亟须一种有效的疗法来挽救患者。这促进了血液透析的研制步伐。德国人 Haas 首先把透析原理应用到临床医学，年轻的 Haas 大胆设想："考虑到尿毒症是由于一些本应排入尿中的代谢产物潴留在体内而引起的这个假说，并且这些物质假定可以用透析方法清除掉，因此我重新考虑，我以前作代谢研究时所用过的透析实验……"。1925 年他用火棉胶做透析膜，用纯化水蛭素抗凝，以狗做实验，获得成功。1926 年 2 月 Haas 首次在人体上进行了实践。1935 年，Haas 首次将透析技术用于临床。此后由于透析膜的材料及抗凝剂的问题，血透的研究和运用趋于沉寂，1937 年萨尔海莫应用赛璐玢作为透析膜以后，人工肾的研究又进了一步。直到肝素的纯化可供人体用及发明塞洛芬制成透析膜。1943 年，荷兰医生 Kolff 制成了第一个人工肾，首次以机器代替人体的重要器官。1945 年，他对一例急性胆囊炎合并急性肾功衰竭昏迷病人进行透析并康复出院，这是历史上第一例用血透救活的急危病人。到了 1960 年，美国外科医生斯克里布纳发明了一种塑料连接器，可以永久装进病人前臂，连接动脉和静脉，与人造肾极容易连接，不会损伤血管，这样就能够为病人长期进行血液透析治疗。全电脑控制血液透析仪如图 2-49 所示。

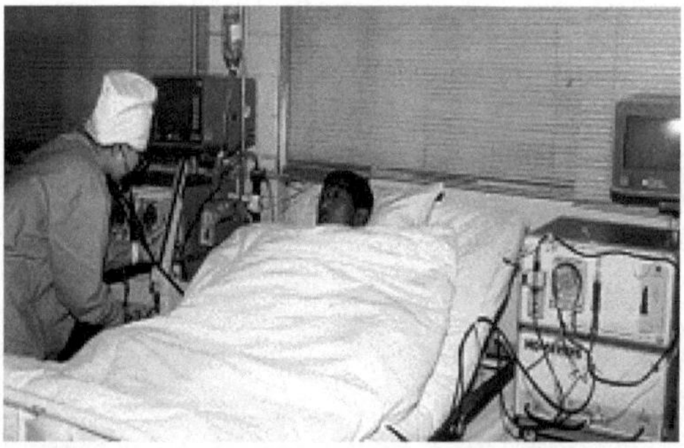

图 2-49　全电脑控制血液透析仪

人工肾的发明，挽救和延长了许多肾脏病患者的生命。目前的人工肾还只能在人体外代替肾进行血液透析，需从病人动脉将血液引流出来，在人工肾经过透析后再从静脉输入病人体内。今后人工肾的发展方向应像机体肾那样不但具有透析功能，而且也应具有过滤和再吸收功能，并能够埋植于体内。

2. 人工心脏

人工心脏是利用机械的方法把血液输送到全身各器官以代替心脏的功能

(图 2-50)。人工心脏可分为暂时性,即部分取代心脏的辅助性人工心脏;长期性,即取代整个心脏的完全人工心脏。

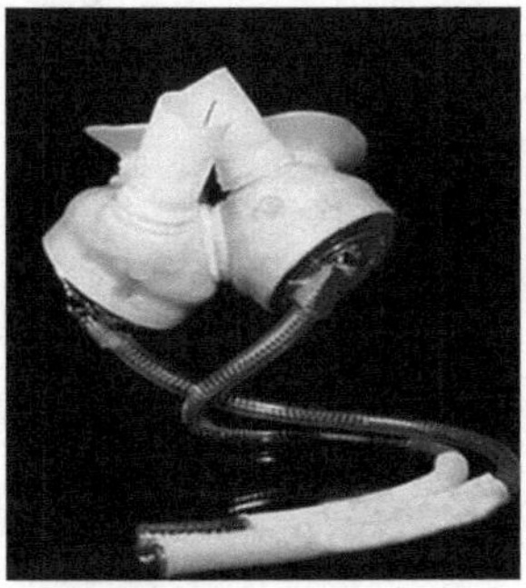

图 2-50 人工心脏

早在 1895 年,雅各德曾试制人工心脏泵对机体的组织和器官进行灌流。20 世纪 30 年代,在美国从事研究工作的法国医学家,因发明输血治疗法、首次完成器官移植和血管缝合术、发现滋养术等成就而荣获 1912 年诺贝尔医学和生理学奖的亚历山大·卡雷尔,与他的美国助手林德伯格共同研制出世界上第一个人工心脏。这是一种暂时的辅助性人工心脏,实际上是一种体外循环机。1957 年,美国开始完全人工心脏的研究。索尔兹伯里首先阐述了哺乳动物体内埋植机械的"人工物"代行机体器官机能是可能的观点。麦卡布展示出用氯乙烯树脂研制的人工心脏模型。真正的研究工作是由克夫和阿久津哲造开始的。1957 年,他们开始了有关人工心脏的基础研究,1958 年制成塑料的人工心脏,并进行了以人工心脏置换狗心脏的试验,但这只狗只活了 90 分钟。经过大量的动物实验之后,在一个很偶然的情况下,人工心脏用于人体。1969 年,一位患有心脏肿瘤的患者在手术后心脏停止跳动,必须马上进行心脏移植手术。在未找到捐赠者心脏之前,暂时以人工心脏维持其生命长达 64 小时,直至等到捐赠心脏为止。但在捐赠心脏移植后 32 小时,患者还是去世了。尽管如此,它已证明,作为暂时性、部分取代心脏的辅助性人工心脏已基本取得成功。

1982 年,美国犹他大学的杜布利兹医师为患有心肌病的 61 岁男子装设人工心脏。此种人工心脏外部有驱动装置,患者借助管子与机器相连接,可长期使用,这种人工心脏是完全人工心脏,患者手术后存活了 112 天。1998 年,首个轻便式的心脏"辅助器"投放英美市场。2000 年,给病人植入首个 Jarvik-2000 型人工心脏,重约 90 克,附在心脏的左心室上。2001 年 7 月 2 日,世界上第一例全植入式人工心脏植入手术在美国获得成功,名为 AbioCor,重约两磅(1 磅=0.453592 千克),呈柚子状,材料是塑料和钛,病人第 151 天身亡。

人类的心脏是具有精确控制作用的精致器官,它的生理机能目前还不完全清楚。现在,作为临时取代心脏功能的人工心脏已可以在许多医院中看到,并得到大量使用,但完全人工心脏仍在研究阶段,使用起来有很多不便之处。未来的人工心脏将驱动装置小型化并埋入人体,使用者无不适感觉并可自由活动,要达到这一步还需克服许多困难。

3. 人造心瓣膜

人造心瓣膜是指可植入心脏内代替心脏瓣膜(主动脉瓣、肺动脉瓣、三尖瓣、二尖瓣),能使血液单向流动,具有天然心脏瓣膜功能的人工器官(图 2-51)。当心脏瓣膜病变严重且不能用瓣膜分离手术或修补手术恢复或改善瓣膜功能时,则须采用人工心脏瓣膜置换术。换瓣病例主要有风湿性心脏病、先天性心脏病、马凡氏综合症等。

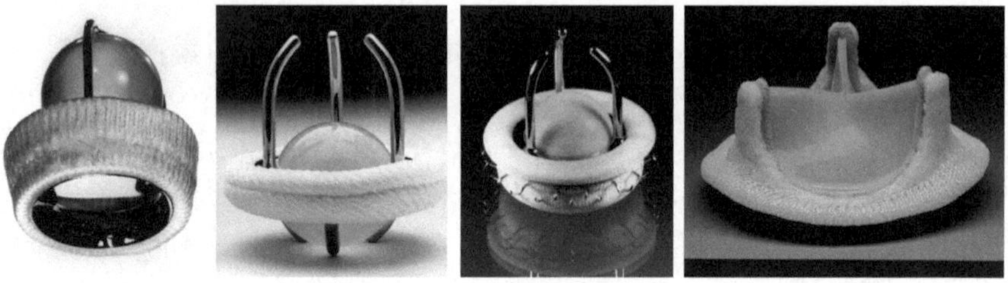

图 2-51　人造心瓣

人造心瓣膜的试制开始于 20 世纪 40 年代后期,当时只是在实验阶段,并未实际应用。1960 年美国俄勒冈州波特兰的外科医生斯塔尔和他的合作者爱德华兹首次为一名二尖瓣狭窄的心脏病患者用人造球形瓣施行瓣膜置换手术。到 1981 年,全世界置换人造瓣膜的病例已达 35 万人之多。目前,心脏瓣膜病严重威胁人类健康,植入人工心脏瓣膜是挽救此类病人生命的可靠途径,全世界已超过 200 万例,我国每年有 10 万以上危重病人必须施行人工心脏瓣膜置换术来挽救生命。

人造心瓣膜随着科学技术的进步经历了球型瓣、碟型瓣、生物瓣这样一个演进过程。球型瓣是植入人体的第一种人工心脏瓣膜,包括一个支架和球体,是一组最可靠及持久的瓣膜设计,之后有许多种不同的设计,但到目前为止,在美国临床上仍在使用的球型瓣只剩下 Starr-Edwards 瓣。现在人造心瓣膜的研究都以提高耐久性、减少合并症和改善瓣膜机能为目标。

4. 人工肝脏

人工肝脏又称人工肝支持系统(artificial liver support system,ALSS),是借助人工干预使肝脏功能得以暂时替代,从而为患者自身细胞再生及功能恢复创造较好的内环境及宝贵的时间。它与其他内科治疗的主要区别在于前者主要通过功能替代治病，后者主要通过功能加强治病。

人工肝的研究始于20世纪50年代，1950年美林首先用血液透析治疗肝衰。1956年，索伦提诺证明了新鲜肝组织匀浆的解毒能力，并提出“人工肝”的概念。目前，人工肝主要分为非生物型人工肝、生物型人工肝、混合生物型人工肝三大类。

5. 人工耳蜗

人工耳蜗又称电子耳蜗，或耳蜗埋植。人工电子耳是植入式电子装置，能将声能转换成电能，通过植入鼓阶、圆窗或耳囊内的电极，直接刺激耳蜗内残余的听神经纤维，使聋人产生听觉。

1790年，伏打首先发现电流刺激耳朵会产生听觉。1957年，德约纳等将金属线放入聋人的耳蜗，并用交流电刺激，人工电子耳植入术的研究正式萌芽。1957年，埃伯哈特等发现，人的听力系统可将声音区分为24个波道，听觉神经中某一部分的纤维传导低音信号，相邻部分的纤维传导的声音信号就略高些，如此类推，构成一个可预见的模式。1972年，豪斯与阿布研发出单频道人工电子耳。1984年，澳大利亚的克拉克等则研发出核式22个多频道人工电子耳。目前人工电子耳的市场以多频道为主，澳大利亚核式已进展到24个频道，其他主要的厂牌包括美国的克莱瑞有8个频道，奥地利的MED-EL40＋则有12对电极。

目前，人工电子耳应用很广泛，电子耳效果的好坏与频道多寡关系不大，主要取决于语言处理策略对信号处理的速度。

6. 组织工程与器官的人工培育

自现代医学诞生以来，伴随着病变组织的切除，总是有相应的组织修复技术及功能重建。在组织缺损修复治疗中，对器官组织移植有巨大需求。在器官移植技术中，仍存在许多困难和问题，如自体组织器官移植，由于组织供区有限而存在较大局限性。严重的器官和组织短缺使外源性器官移植难以实现。到1995年12月，仅美国就有44 000人在等候器官移植，而这其中许多人的生命不能维持到有器官的时候。器官移植还需要大笔费用和精心的照顾。此外，外源性器官移植还存在着不能克服的短期和长期免疫排斥问题，所以人工替代材料修复组织缺损不失为一种可行的方法，但人工材料不能参与机体正常的代谢活动，也很难单独行使正常功能，它不是一种理想的修复材料。许多医学专家开始考虑如何解决这一难题，依靠细胞本身作为生物替代材料修复缺损，以达到恢复组织器官的形态和功能是一种理想中的模式。于是，华人学者冯元祯1984年提出了组织工程的概念，之后哈佛大学医学院的临床医生伏卡迪在海边冥思苦想器官来源之际，碰到了麻省理工学院的化学工程师兰格，他向伏卡迪建议把细胞放在可吸收的合成材料中，来形成组织或器官。这次偶然的海边相遇引发了组织工程在美国的兴起和全世界的扩展。之后，斯卡拉克和弗克斯于 1987 年美国科学基金会在华盛顿举办的生物工程小组会上提出组织工程一词，美国国家科学基金会在加利福尼亚的 Lake Tahoe 举行的专家讨论会上，首次提出了组织工程的概念，并明确了组织工程的定义："组织工程是运用工程科学和生命科学的原理和方法，从根本上认识正常和病理的哺乳动物的组织结构功能关系，并研究生物学替代物以恢复、维持和改进组织功能。"实质上就是要研究开发具有生理功能的组织器官，然后移植到人体，成为具有修复、维持或改善受损组织的生物替代物。其主要方法是将体外培养扩增的正常组织细胞吸附于一种生物相容性良好并可被机体吸收的生物材料上，然后将细胞-生物材料复合物植入体内的受损部位，细胞在生物材料逐渐被肌体降解吸收的过程中，形成在形态和功能上与受损组织和器官相一致的替代物，从而达到创伤修复和功能重建的目的。1991 年，兰格和伏卡迪于 1993 年相继再次提出此概念。

组织工程学的概念一经提出，就受到各国学者的广泛关注，美国在 1988 年就以基金的形式资助了一系列课题研究，国立卫生研究院在美国建立了 4 个组织工程研究中心，1995 年筹建组织工程学会，并出版了《组织工程学》。成立了国际组织工程学会，欧洲、日本、新加坡、澳大利亚等国家与地区也先后开展了组织工程学研究，同时成立了各自的组织工程学会。几十所高校和研究所也都开展了研究，许多高科技公司与风险投资家参与，许多研究成果很快便转化为商品和效益，至今已举办了七届国际性组织工程会议，研究涉及的范围包括骨、软骨、皮肤、胰腺、肝脏、肾脏、膀胱、输尿管、神经、骨骼肌、肌腱、心瓣膜、血管、肠和乳房等，现在已有皮肤和软骨产品进入临床应用。1998 年 5 月美国批准了一种名为 Apligraf 的组织工程皮肤产品用于临床。它用新生儿包皮作为成纤维细胞和角化细胞的来源，将细胞培养在由牛腱中提取的胶原网格上，具有与人类皮肤一样的真皮和表皮两层结构，用于临床静脉溃疡的治疗，取得了明显的疗效。此外，德国、日本、加拿大、奥地利、瑞士和英国等也开展了组织工程的相关研究工作。

2.8 各种诊断治疗技术推进了诊断治疗技术的跨越式发展

1. 心脏起搏治疗技术

20 世纪以来，生物医学电子学的研究工作进入了一个旺盛的时期。心脏起搏器便是典型的代表之一。心脏起搏器是一种通过发放一定形式的电脉冲刺激心脏，使之激动和收缩，即模拟正常心脏的冲动形成和传导，以治疗由于某些心律失常所致的心脏功能障碍的医用电子仪器(图 2-52)。

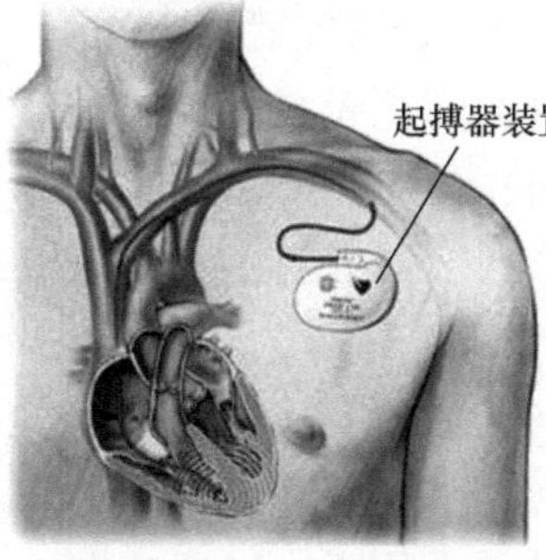

图 2-52　心脏起搏治疗技术

1932 年,海曼阐明了心脏起搏器的基本应用原理。1952 年,塞勒将体外心脏起搏器引入医学临床,1958 年开始采用植入式心脏起搏器进行长期调节治疗。心脏起搏器开始只能应用于完全性房室传导阻滞伴阿斯综合症,而现在的永久性心脏起搏器已用于多种心律失常的治疗,包括病态窦房结综合症、Ⅱ度房室传导阻滞、间歇性心脏传导阻滞及某些快速心律失常等病例。1972 年,CODIS 公司首次采用低功耗 CMOS 电路开发程序控制的起搏器后,给起搏器的发展又增加了新的推动力,起搏器使用锂电池后,寿命已高达十年以上。自 1952 年美国医生塞勒首先临床应用以来,目前全世界已有约几百万人接受了起搏治疗,近几年我国每年约有万余名患者植入了人工心脏起搏器。

2. 动态心电图诊断技术

动态心电图是一种可以长时间连续记录并收集分析人体心脏在活动和安静状态下心电图变化的方法。该技术于 1947 年由浩特首先应用于监测心脏电活动的研究,所以又称动态心电监测图仪。1963 年浩特采用了存储遥测方式,将 24 小时的心电图记录在小型磁带装置中,然后送至中心将记录的心电图快速回放,并用计算机分析处理。目前该技术已成为临床心血管领域中非创伤性检查的重要诊断方法之一。与普通心电图相比,动态心电图在 24 小时内可连续记录多达 10 万次左右的心电信号,这样可以提高对非持续性心律失常,尤其是对一过性心律失常及短暂的心肌缺血发作的检出率,因此扩大了心电图临床运用的范围。

3. 危重病人监护技术

危重病监护在国外发展较早,始于 20 世纪 30 年代。南丁格尔倡导的集中护理和观察危重病人的理念,伴随着基本生理参数测量技术的近 50 年的缓慢发展,奠定了现代监护的雏形。1962 年,国外开始建立危重病人监护系统(intensive care unit,ICU)和冠心病自动监护系统(coronary care unit,CCU)。应用后,当病情出现异常时,监护系统能及时发出报警信号,并自动快速处理,因此大多数冠心病急症患者可免于突然死亡,急性心肌梗死病人的死亡率也由 30～40%下降至 12～15%。近 20 年来,随着生物医学测量技术、医学传感技术、医学信息处理技术及显微技术、通信技术和计算机技术的飞速发展,监护系统向多功能、自动化的方向不断发展,监护方式逐渐向系统化和网络化发展,监护的范围也逐渐拓宽。

4. 生物控制技术

20 世纪 50 年代,各国已经开始注重肌电电位及其应用的研究,目的是为了研制肌电控制的假肢。肌电假肢就是用微小的肌电电位差信号作为控制和操纵肌电假肢各种功能的初始信号。肌电控制假肢能够接收大脑经由肢残肌肉传来的生物电信号,经安装在假肢臂筒内的电子和机械系统处理产生动作。然后,假肢内的传感器能把产生的脉冲信号反馈回大脑。1962 年,肌电控制的假手在苏联初步做到实用化。1964 年日本开始前臂电子假手的研究,1968 年应用于临床,现已商品化。前臂单通道肌如图 2-53 所示。

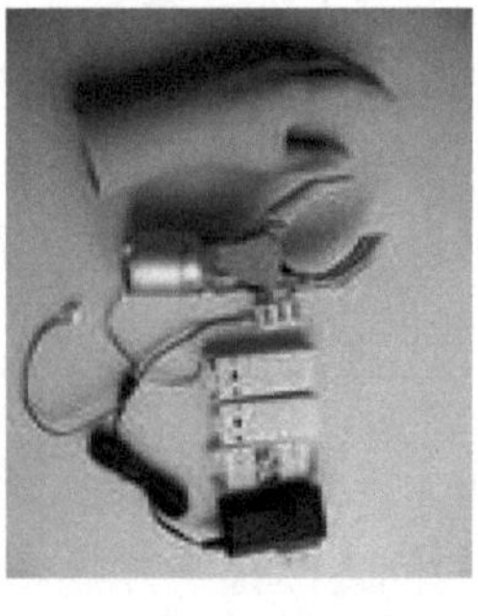

图 2-53 前臂单通道肌

5. 图像处理技术

电视技术早在 20 世纪 40 年代末开始应用于生物医学领域。60 年代中期,英、美等国的医学院校中建立了生物医学电视学,借以提高教学效率。近 20 年来,医学影像已成为医学技术中发展最快的领域之一,应用现代电子技术的手段,通过各种光学或非光学的成像方法,可使生物医学中的图像信息(如病人姿态、X 射线图像、指纹图像等)用图像、文字、符号在荧光屏上显示,使医务工作者在短时间内获取来自患者的各类信息,对人体内部病变部位的观察更直接、更清晰,确诊率也更高。

在目前的影像医疗诊断中,主要是通过观察一组二维切片图像去发现病变体,往往需要借助医生的经验来判定。至于准确的确定病变体的空间位置、大小、几何形状及与周围生物组织的空间关系，仅通过观察二维切片图像是很难实现的。因此，利用计算机图像处理技术对二维切片图像进行分析和处理，实现对人体器官、软组织和病变体的分割提取、三维重建和三维显示，可以辅助医生对病变体及其他感兴趣的区域进行定性甚至定量的分析，大大提高了医疗诊断的准确性和可靠性。

现在，各种医用电视，如X射线电视、内镜电视、监视电视及各类医用图像处理技术已在现代化的医院中付诸实用，使医学诊断和治疗技术取得了很大的进展，同时将各种成像技术得到的信息进行互补，也为临床诊断及生物医学研究提供了有力的科学依据。

6. 生物医学仪器的全面更新

随着科学技术的进步，20世纪70年代生物医学仪器已转向由全固体化电路组成。1971年转向大量采用大规模集成电路。尤其是近十年来生命科学、医学与分子生物学新技术的迅速发展，加上微电子与计算机科学、信息科技和精密仪器等高新技术的发展成果在生物医学技术中的大量应用，医学仪器的集成电路化、功能组件化、大大提高了装置的可靠性，减小了体积与耗电量，使携带及植入式医学仪器有了生机，加上微处理器及单片机的出现，各类生物医学仪器开始更新换代，使医学仪器趋向多功能、自动化、智能化与系统化。

2.9 生物医学工程对社会发展的作用

生物医学工程在国际上作为一门学科出现始于20世纪50年代。随着电子学、材料学、工程力学、信息科学和计算机科学等多种学科的进步并广泛应用于医学和生物学领域，生物医学工程学有了快速的发展，已经成为医学和生物学现代化的重要条件。在我国，生物医学工程作为一个专门学科起步于70年代，1977年中国协和医科大学生物医学工程专业的创建和1980年中国生物医学工程学会的成立，有力地推进了我国生物医学工程的发展。由于它在保障人类健康和疾病的预防、诊断、治疗、康复服务等方面所起的巨大作用，已成为当前医学领域的重要基础和支柱。目前，我国许多高校科研单位均设有生物医学工程机构，从事生物医学的科研教学工作，为我国生物医学工程科学事业的发展发挥着重要作用。

光学显微镜和电子显微镜的出现，不仅将医学研究提高到细胞形态学水平，还使人们能观察到纳米级的微小个体，研究细胞的超微结构，对推动医学的发展起了重要作用。X射线CT技术、螺旋CT、超声成像、核磁共振计算机断层成像系统、正电子发射体层摄影等影像学诊断技术飞速发展，病人监护和生化分析等大量新型临床诊断与监护技术、设备出现并普及；种类繁多的激光和电磁治疗设备等新的治疗和外科手术的手段，推动了家庭保健的开展。20世纪80年代，高精度计算机化影像诊查仪器、数字减影血管造影、射频消融技术以及高分子新材料制成的介入技术用的各种导管相继问世,介入性诊疗技术的飞速进步,成为 20 世纪发展起来的临床医学新领域。人工器官问世后,人工心脏起搏器和人工心脏瓣膜正在挽救和维持着世界数百万心脏病患者的生命,人工肾等血液净化技术维持着数十万肾功能衰竭病人的正常生活,人工晶体、人工关节和功能性假体等已广泛用于伤残人的康复和功能辅助。生物力学的研究加深了对严重危害人类健康的动脉血管硬化和血栓形成机理的认识,为心脑血管疾病的防治和人工心脏瓣膜、人工血管等人工器官的设计提供了依据,为人体器官因病伤已不能用常规方法救治时的救治提供了解决方案。放射医学、超声医学、激光医学、核医学、医用电子技术、计算机远程医疗技术等先进的医疗技术和仪器设备的应用都是现代医学工程研究开发的成果。我国科学家还将现代工程方法与中医相结合,进行了中医四诊客观化、中医专家系统和中医经络的初步研究,为中国传统医学的新发展注入了活力。

同时,生物医学工程学是医疗保健性产业的重要基础和动力。医疗器械和医药工业同生物医学工程学的研究与应用有最直接的联系,它所带动的产业在国民经济中占有重要比例,各国在生物医学工程方面的投入,随着生活水平的提高逐年增加。美国、欧盟等发达国家和地区组织已将生物医学工程列为重点支持和发展的领域,从 1978 年以来,已制定了 6 次"生物医学与健康研究"的战略方案,提出一系列发展计划。美国 2013 年 4 月 2 日正式公布一项被认为可与人类基因组计划相媲美的脑科学研究计划。美国国家卫生研究院将在 2014 财年为"脑计划"投入约 4000 万美元,美国国家科学基金会将提供 2000 万美元,美国军方国防部高级研究项目局计划投入 5000 万美元。在私营机构中,也非常踊跃,例如艾伦脑科学研究所在 2012 年 3 月启动为期 10 年的大脑研究项目,每年将为此提供 6000 多万美元。

综上可见,20 世纪现代生物医学工程的发展非常迅速,显著提高了医学诊断和治疗水平,有力地推动了医学科学的进步,计算机和信息技术在医学和临床上的扩大应用,正在从根本上改变着医院的面貌,对人类生活和社会具有不可替代的影响和作用。这门学科面临着众多的新课题,许多成果又有着极好的产业化前景,因此生物医学工程学又被称为朝阳学科。

2.10 生物医学工程发展的启示

19 世纪以来生物医学工程学的兴起发展,使西方医学成为现代医学的主流。各种检测和诊断治疗的新方法、新技术、新设备的发明极大地提高了医学诊治的水平。可以说,生物医学工程学的发展与医学的发展密切相关。生物医学工程学为医学发展做贡献的历程就是交叉创新的历程,生物医学工程学的发展在很大程度上影响着医学的发展。

1. 生物医学工程学创新的特点

总结生物医学工程学创新发展的历程，其创新的主要特点如下：

① 技术发明带动生物医学领域科学发现形成的原始创新，推动生物医学发展。

例如，列文虎克用他精湛的磨镜片的技术发明了高放大倍数的显微镜，他并没有满足于这一单纯的技术发明，而是用这一新的技术做了大量的探索，发现了一系列过去没有发现的微小生物，为生物学和医学的发展打开了微观世界的大门，使医学水平有了跨越式的发展。

法国物理学家李普曼发明了毛细管静电计，可检测小至千分之一伏特的电势变化。英国生理学家沃勒首先用这一发明描记了动物和人的心脏电活动的波形。荷兰医学博士爱因索汶又进一步采用直径为 0.002mm 的镀银石英丝代替动圈和反射镜，比较准确地在体表描记了人的心脏电活动时的波形。在此基础上，经过他本人和许多科学家不懈地研究人心脏各种状态下的心电图，发现了正常生理状态下的心电图与各种病理状态下心电图的规律，形成了心电图学，使得用心电图判断心脏的基本状态成为最基本的临床检测诊断技术。

② 将其他领域的科学发现引入到生物医学领域进行技术发明形成原始创新，推动生物医学发展。

例如，1895 年德国物理学家伦琴发现了 X 射线，这是物理学界的伟大科学发现。正是由于 X 射线的穿透性，所以很快被引入医学检测诊断，发明了 X 射线透视成像诊断，开拓了医学成像诊断这一新方向。不仅如此，更重要的是美国物理学家科马克经过研究建议用 X 射线实现人体的断层成像；英国科学家豪斯菲尔德在此基础上最终发明了 XCT，开创了计算机医学断层成像诊断的时代。

20 世纪 50 年代美国物理学家拉比、布洛赫和普塞尔发现原子核在磁场中的排列规律和原子核在强磁场中能够吸收无线电波的能量，然后重新释放出能量恢复到原来状态的核磁共振现象。美国医学博士达马迪安、物理学家劳特伯、英国物理学家曼斯菲尔德将这一伟大的物理学发现引入医学领域，发明了核磁共振成像技术。

③ 其他领域的技术转移到生物医学领域形成原始创新，推动生物医学发展。

1917 年，法国科学家保罗 · 朗之万利用居里兄弟发现的逆压电效应现象，研制成功了超声换能器，并发明了用超声探测水下目标的水下定位法，第二次世界大战用于军事上，战争结束后又将此技术用于工业探伤。1950 年，英国人将这一技术转移到人体疾病的探测,1956 年又进一步发明了人体超声探测成像技术,使得医学成像家族又增添了一个对软组织敏感的新成员。

2. 生物医学工程学创新给我们的启示

(1) 社会与科学发展需求是生物医学工程创新的源动力 ——研究必须坚持重大需求牵引的原则

15 世纪以前,人类不断受到瘟疫和疾病的袭击,损失惨重,使人类社会不能很快发展,因此找出威胁人类生命的瘟疫和重大疾病的原因,是有当时人类最重大的生存需求。17 世纪显微镜的发明和应用发现适应当时的需求,极大地推动了社会发展,开启了实验生物医学的新时代。当病毒肆虐时,光学显微镜发展到极限也观察不到,才诞生了以电子束为光源、电磁场作透镜的电子显微镜。

19 世纪适应发现生物电这一科学现象,为了适应进一步揭开生物电这一重大科学需求,沃勒和爱因索汶发明了心电描记术,不仅推进了生物电研究,而且为临床诊断提供了新技术和新设备。

20 世纪临床医学一系列重大需求,例如如何观察到体内病灶做到精确检测精准诊断、如何挽救器官功能衰竭的病人、如何提高医院管理水平等,引导了 X 射线透视成像、XCT 的发明(带动 MRI ECT US)极大地提到了临床精准诊断水平,发明人工器官,挽救了大批病人的生命,推出了 HIS、PACS、TM 等,极大地提高了现代医院管理水平。

(2) 交叉是产生生物医学工程原始创新的唯一途径——必须坚持真正的交叉结合之路

近一百多年以来,生物医学工程学创新非常活跃,总结生物医学工程创新的特点,都是交叉结合的产物。表 2-1 列出几项有代表意义的重大原始创新。

表 2-1　8 项创新发明

年度	创新主体	发明内容	主体身份特点
1673	荷兰:列文虎克	显微镜 用显微镜发现微小生物	(自由职业者)无高学历,对事物充满好奇、执著探索
1816	法国:林奈克	听诊器,开创了听诊医学	(医生)对物理学非常感兴趣
1903	丹麦:芬森	光线治疗皮肤病,获诺贝尔生理医学奖	(医生)思维活跃、刻苦钻研,本身是医生又热爱物理学,侧重对临床问题的研究,根据临床实践存在的问题研究新的治疗原理方法

续表

年度	创新主体	发明内容	主体身份特点
1912	美籍法国:卡雷尔	血管缝合与器官移植,获诺贝尔生理医学奖	(医生)重视临床出现的问题的研究,热爱物理学和机械工程
1924	英国:沃勒 荷兰:爱因索汶	发明了心电图描记术,获诺贝尔生理医学奖	(生理学家)热爱物理学,爱因索汶有在著名物理学家指导下学习工作的经历,有很好的物理学基础,侧重对生命科学现象的探索研究
1956	德国:福斯曼	发明心导管插入术,获诺贝尔生理医学奖	(医生)重视临床出现的问题的研究,有熟练的技能、敢于探索、敢于冒险、勇于实践
1979	美国:科马克 英国:豪斯菲尔德	发明X射线计算机断层成像,获诺贝尔生理医学奖	(物理学家)在那南非医院担任放射物理师,从事临床第一线工作,发现问题,自身有物理功底,提出设想,完成理论计算和工程设计
2003	美国:达马迪安 劳特伯 英国:曼斯菲尔德	发明医学MRI核磁共振成像,获诺贝尔生理医学奖	美国医学博士达马迪安首先提出设想、进行研究,是开拓者;在他研究的基础上,物理化学家劳特伯提出空间梯度磁场定位法;英国物理学家曼斯菲尔德独立提出三维空间梯度磁场定位,完成了理论技术研究;达马迪安没有获奖

从表中前6项可看出,医生既是发明的主导,又是实施发明的主体,医生都有相当的物理工程知识背景,本身实现了不同学科知识和技能的交叉,思想活跃,敢想敢做。从后2项可以看出,在临床第一线产生的发明思路——有理工背景的医生是发明的引导,复杂的物理工程原理研究与工程设计——交叉到生物医学领域的理工科学家是发明的主体。表现出来的主要交叉创新的方式如下:

① 交叉部原位的原始创新。

在19世纪以前,没有学科交叉的概念,这一时期许多生物医学工程的发明客观上都是在交叉部原位的原始创新。例如,列文虎克发明显微镜并用显微镜发现系列微小生物。因为列文虎克本身没有任何学术专业背景,他利用光学和机械学原理制成了当时最高分辨率的显微镜,通过他自己实验研究,把一个光学与机械的小发明用来成就了发现系列微生物的大科学。还有1819年,法国医生林奈克在一次偶然的机会中发明的听诊器,英国牧师哈尔斯用玻璃管插入一只马的颈动脉内,此时血液立即倾入玻璃管内，发现血压及发明血压测量方法等。

② 学科交叉结合过程中的原始创新。

19 世纪末到 20 世纪初，科学技术发展迅猛，特别是在物理学化学方面有一些重大的科学发现，如伦琴发现 X 射线，居里夫妇发现放射性元素，拉比和发现原子核在磁场中的核磁共振现象，将这些物理和化学的重大发现与医学需求相交叉结合，诞生了 XCT 成像、核医学成像与放射治疗、MRI 成像等对生物医学有重大推动意义的伟大发明。

(3) 产生社会经济效益的原始创新被历史承认——所有创新要开发其社会价值，不做没有价值的研究

在列文虎克发明和应用他的单片显微镜并发现微生物之前 80 多年的 1590 年，同是荷兰人的詹森就发明了双镜片显微镜，但是这个显微镜只是给皇家用来做宫廷玩具，没有产生任何对社会的推动作用，所以"显微镜之父"的桂冠被历史给予了列文虎克，而与詹森无缘。

还有早在 1917 年奥地利数学家雷唐就发表论文，提出用高度准直、极细笔状 X 射线束，环绕人体某一部分作断层扫描，未被吸收的光子穿透人体后被检测器接收，这些模拟信号经过数据处理和运算后可重建图像。可惜他的论文在发表后的 50 多年里被湮没了，直至 20 世纪 70 年代初才发现。尽管它比美国理论物理学家科马克 1963 年提出用 X 射线扫描进行图像重建的精确的数学推算方法早了几十年，由于是应用的科马克的理论实现的 XCT 设备研究，所以发明 XCT 的贡献归功于科马克与豪斯菲尔德，与雷唐无关。

3. 生物医学工程原始创新需要社会创新体制的支撑才能变为生产力推动社会的发展

生物医学工程为生物医学和社会所作的贡献非常有力的说明原始创新形成的生产力能极大地推动社会的发展。如果原始创新仅仅停留在科学和技术创新阶段，并不能变为生产力，而需要社会的综合努力，才能将原始创新转化为生产力。我们用两个典型的生物医学工程原始创新的例子说明。

(1) 心电描记术的发明到心电图机与心电图学

在沃勒的基础上，1903 年爱因索汶发明了悬线式心电图机以后，由于心电图机庞大的体积(近似一个房间)和对心电波形的生理病理意义的不了解，该发明并没有得到广泛的应用，后续的企业、医生一直在改进、探索。具体包括：

① 爱因索汶本人的深入研究。1906 年爱因索汶对心电图中 P、Q、R、S、T 各波的生理意义，进行了大量研究，说明心电图与心脏活动的关系。1912 年爱因托芬又研究了呼吸时心脏位置变动对心电图的影响，说明了三个导联之间的关系，提出著名的"爱因托芬三角"的概念。

② 各界工程科学家的不断改进创新。1903 年,德国的埃德尔曼及桑斯仪器公司生产弦线式电流计,进行了改进,使用了一块较小的电磁铁,并去掉了水冷却系统,改变了原仪器极为笨重的状况。1911 年,英国剑桥科学仪器公司将心电图仪产品正式推向市场,到 1918 年,向英国及美国医院提供了 35 套这种仪器。1921~1930 年,德国西门子和霍尔斯克公司采用了真空管和示波器两大技术,极大提高了灵敏度,减小体积,使信号记录屏幕化,仪器可以装在一个便携式箱里。

③ 各界医学科学家的持续临床研究。1908 年,俄国学者萨莫依洛夫出版《心电图》,对心电图进行初步解读,为推广应用奠定初步基础。1909 年,维也纳医生罗思伯格和温特伯格描述了有关心房纤颤的心电图特点。1910 年,爱丁堡医生里奇和乔利首次描述了心房扑动的心电图表现。1912~1918 年,美国芝加哥医师赫里克对心肌梗死的心电图表现进行了较系统的研究,并作了经典的描述。1919 年,美国的帕迪医师描述了伴随心肌梗死的 ST 段和 T 波的特点。1921 年,英国刘易斯出版了该领域的大型要览性专著《心脏搏动的机理和图解记录》,进一步对描记心电图进行说明。1928 年,英国帕金森和贝德福德进一步描述了心肌梗死后的典型系列心电图,研究了冠状动脉血栓形成的心电图特征。1930 年,美国心脏科专家威尔逊等首先进行了心电活动的三维立体研究,其直接成果是胸导联的采用,因而成就了现代心电图机和心电图学的广泛应用。

(2) 电子显微镜的发明与推广应用

① 振奋人心的发明与发明者的无奈。19 世纪下半叶,造成爆发口蹄疫的病毒非常微小,以至于用当时已臻完美的光学显微镜都不能够看到,提高显微镜的分辨率迫在眉睫。其有效途径就是设法减小光的波长,但是可见光已无能为力。德国工程师拉斯卡在 1931 年 25 岁时成功研制出了第一台有两个电磁透镜的电子显微仪器,1932 年设计制造的立式电镜,分辨率首次超过光学显微镜。对新技术的怀疑使电子显微镜面临生存困境。生物学家怕样品毁坏,拒绝使用电镜,即使 1934 年成功地获得了比光学显微镜分辨率更高的生物样品电镜照片后,生物医学界仍对电镜的应用持否定态度(诺贝尔奖得主细菌学家 Bordet 说:"算了,算了,不要用电子显微镜吧")。这样拉斯卡在 1932 年后,无经费支持而失业 。

② 西门子公司的支持与成效。1936 年拉斯卡得到德国西门子公司的鼎力支持,进入该公司,1939 年推出新的电镜,由三个磁场电子透镜,分辨率可达 10nm。为了打破生物医学界拒绝使用电子显微镜的局面,西门子公司于 1940 年建立了客座实验室,免费邀请科学家用电子显微镜进行研究工作,经过 4 年左右,就有 200 多篇与该实验室有关的文章被发表,平均每年约 50 篇文章,使电镜的应用得以推广。

以上两个例子说明,一个原始创新的发明并不能直接产生社会经济效益,需要生物医学专家的持续深入研究，发现创新的生物医学价值，也需要企业强有力的介入与支撑，否则创新就可能在中途夭折。

4. 我国生物医学工程和医疗器械原始创新研究不足的原因

纵观我国生物医学工程学研究的主要领域、方向、项目和课题，不难发现真正由我国科学家根据科学技术发展需求和生物医学发展应用需求自主提出的研究课题与项目很少，所以很难形成由我国提出并领衔的研究方向与领域，跟踪国外前沿的科学技术研究占主流。理所当然造成我国医疗器械产业缺少自主原始创新的产品，医疗器械市场进口产品占主导，鲜见自主创新产品。试分析主要原因如下。

（1）生物医学工程原始创新对学科交叉要求很高，我国生物医学工程学科交叉结合机制不健全

早期很多生物医学工程发明是具有理工背景或兴趣的临床医生完成的。例如，心电、脑电、血压检测等，只有具有医学第一线经历并有交叉意识与能力的医生才能完成生物医学工程的创新发明。近代主要发明是由在医疗第一线（或有机会在一线）的工程物理学家完成的。例如，XCT 的提出是美国物理学家在医院任放射物理师时发现无法准确计算病人所需的放射剂量，产生了断层成像的想法；再如核磁共振成像的发明，源于美国医学博士达马迪安了解了核磁共振原理后，首先想到用核磁共振原理检测癌症的问题进而引导了核磁共振成像检测的发明。

一方面我国的生物医学工程学科设置一般为独立体制，与医学学科的内在的交叉结合不够，致使大部分生物医学工程研究者缺少对医学一线需要解决问题的了解，很难从真正的需求提出新的研究课题。另一方面由于医院中的生物医学工程被列为辅助科室，没有相应的学术地位，致使我国培养的生物医学工程高级人才不能留在医院工作，留在医院工作的部分工程人员，也被一系列事务缠身，没有精力思考科学研究问题。

（2）我国医生介入生物医学工程的原始创新研究不足

我国医学教育与国外从理工科毕业生中招收医学生不同，直接从高中生进入医学院校学习，因此从基础知识到思维方法的培训中缺少理工科基础与交叉思维能力的教育与训练，致使对交叉学科的认识与思维能力偏弱。另外，我国大医院中医生的医疗工作负荷太重、无暇顾及其他。两方面原因使医生群体主动介入原始创新的生物医学工程研究很少。

（3）我国医疗器械企业介入生物医学工程原始创新研究的意识和能力不足

我国医疗器械产业基础很弱，虽然改革开放后有了很快的发展，但是总体讲，以中小型医疗器械企业为主，其自身的生存能力有限，不可能冒险去研发原

始创新的医疗器械。少数几家大型医疗器械企业，虽然有一定的研发意识与能力，但是多以接受国外新技术设备的转移为主，也不愿冒着风险研发完全创新的医疗器械，致使我国为数不多的生物医学工程原始创新研究找不到下游的发展路径，最后夭折。

(4) 对生物医学工程原始创新科研支持的具体政策不落实

从 20 世纪末到现在，我国领导人多次强调原始创新对一个国家一个民族生存和发展的重要性。指出原始性创新孕育着科学技术质的变化和发展，是一个民族对人类文明进步作出贡献的重要体现，也是当今世界科技竞争的制高点。我国广大科技工作者要有攀登世界科学高峰的勇气和毅力，加强前瞻性、基础性、战略性领域的科技创新，努力提高我国科技的持续创新能力，强调“没有原始性创新，高科技的产业化和跨越式发展就无从谈起。面对知识经济的挑战，构筑国家创新体系，促进原始性技术创新，推动经济持续快速发展，已成为当今各国的战略选择”。

对于生物医学工程、医疗器械这样一个交叉性很强，又处于边缘的新兴学科与产业如何从政策方面引导和鼓励原始创新却没有针对实际问题的具体政策。下面我们具体分析一下生物医学工程原始创新与跟踪研究，就可以发现问题。

如图 2-54 所示，生物医学工程研究的原始创新总体可分为 6 个阶段，一环扣一环。由于是原始创新，国外也没有相同研究，特别是第 1～3 阶段的研究。在网评时由于评审专家的思维惯性(认为国外没有做，对可行性提出质疑)很难通过国家自然科学基金或科技部相应课题的课题支持。

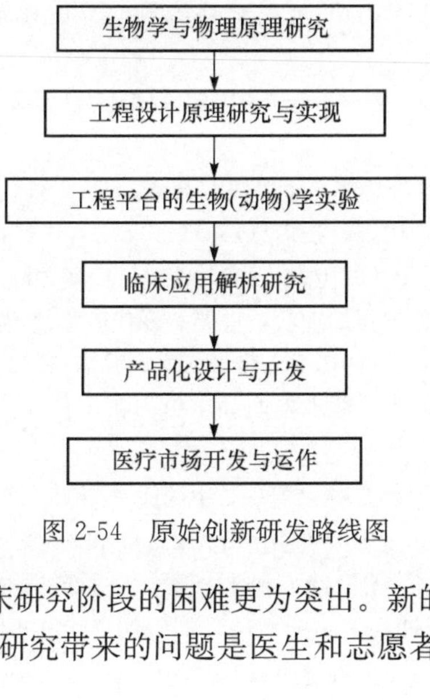

图 2-54　原始创新研发路线图

原始创新研究在临床研究阶段的困难更为突出。新的检测或治疗原理没有国内外应用的经验，给临床研究带来的问题是医生和志愿者对新原理新方法不理解和不愿接受，而且国家没有针对这一阶段的研究设立有临床医生领衔的研究课题。

完整的生物医学工程研发，第5、6阶段是需要以企业为主体运作的阶段。由于是新原理、新方法、新技术，企业投入大、周期长、风险高，中国的医疗器械企业不愿意承担这些风险。科技部、国家发改委等部门也没有对在这一阶段设立由企业牵头的原始创新医疗器械研发的项目支持，完全由企业承担，无论是财力，还是认识都是我国现阶段医疗器械企业无法胜任的。

所以需要各个部门落实具体支持自主原始创新的生物医学工程与医疗器械研发的支持政策。

参考文献

蔡永茂，贺天民，王魁香，等. 2006. 核磁共振与相关诺贝尔奖. 物理通报，1:3～5

曹辉，苟量. 2002. 超声、磁共振和核医学成像的发展现状和趋势. 成都理工学院学报，29(2):232～236

陈仁政. 1997. 显微镜发展简史. 世界发明，12:25，26

樊庆福. 2003. 核磁共振成像与诺贝尔奖. 上海生物医学工程杂志，24(4):封3

方丕华，李晓枫. 2010. 心电图百年不衰，其作用从诊断向预测升华. 心电学杂志，3:248～250，254

方萍. 2003. 电子内窥镜的技术进展. 医疗卫生装备，9:20～211

傅杰青，禹宽平. 2004. 2003年诺贝尔医学奖给科学界的多重启示(上). 医学与哲学，25(2):18～20

傅杰青，禹宽平. 2004. 2003年诺贝尔医学奖给科学界的多重启示(下). 医学与哲学，25(3):26～29，43

郭继鸿. 2002. 百年盛誉 再创辉煌——纪念心电图临床应用一百周年. 中华医学杂志，82(18):1225，1226

胡宗泰. 医用内窥镜现状及发展趋势. 世界医疗器械，7:32～34

黄世耀. 2005. 激光医学简介. 中国科技信息，6:11

李家尧，张伟章. 2002. 医学影像学的历史、现实与将来. 中华国际医学杂志，2(3):245～247

李小华. 1993. 临床核医学影像仪器的现状与进展. 现代医学仪器与应用，4:4～6

李晔雄，汪华. 2008. 肿瘤放射治疗的历史与发展. 中国肿瘤，17(9):775～779

刘战存，王立军，吴继光. 2008. CT技术发明的历史回顾. 首都师范大学学报(自然科学版)，29(3):28～33，40

吕平，刘芳，吕坤章，等. 2002. 内窥镜发展史. 中国医史杂志，32(1):10～41

聂凡. 2005. 光动力治疗的研究进展. 应用激光，25(4):286～288

屈百鸣，金钦阳. [2011-7-21]. 无导线心脏起搏器——心脏起搏技术的新里程碑. http://www.zjheart.com/UploadFiles/Education/2011/7/201172219844.pdf

史海. 2010. "他们"从远古走来. 人人健康，22:24

孙红霞,沈克涵,王明时 . 2004. ECT 设备的技术进展. 医疗卫生装备, 7:27,28

孙雪,奚廷斐. 2006. 生物材料和再生医学的进展 . 中国修复重建外科杂志, 20(2) :189～193

王丽萍. 2000. 内窥成像技术的研究及应用. 哈尔滨理工大学硕士学位论文.

王渝生 . 2008. X 射线与多位科学家擦肩而过,伦琴除外 . 科技导报, 26(7):98

萧如珀,杨信男 . 2010. 物理学史中的九月——1981 年 9 月:扫描隧道显微镜的发明 . 现代物理知识, 5:68,69

张田勘. 2003. 交叉学科结硕果 2003 年诺贝尔医学奖授予磁共振成像发明 . 上海科学生活,11:12,13

章培标,侯立中 . 2005. 组织工程与再生医学研究新进展 . 中华医学研究杂志, 5(8):761～765

郑国强 . 2000. 21 世纪肿瘤治疗新技术——高强度超声聚焦治疗肿瘤 . 癌症康复,5:10:11

周云龙,高云鹏,衣得武,等 . 2011. ECT 系统关键问题研究进展 . 化工自动化及仪表,5:503～509

Berry R J. 1985. Therapeutic uses of X-rays. Int. J. Radiat. Biol. ,15:873～895

Dennis C L. 1988. Leiner associates 1 miniatu reoptics in the hospital operating room. SPIE Gradient-index Optics and Miniature Optica, 935: 52～62

Goodwin P N. 1980. Recent developments in instrumentation for emission computed tomography. Original Research Article Seminars in Nuclear Medicine, 10(4):322～334

Iddan G,Meron G,Glukhovsky A,et al. 2000. Wireless capsule endoscopy. Nature,5:405～417

Karzmark C J, Pering N C. 1981. Electron linear accelerators for radiation therapy: history, principles, and contemporary developments. Phys. Med. Biol. ,18: 321～354

Margaret E, Daube W I, GeorgeZubal J S. 2003. Developments in instrumentation for emission computed tomography. Seminars in Nuclear Medicine, 33(1):28～41

Meron G D. 2000. The development of the swallowable video-capsule(M2A). Gastrointest Endosc,12:812～819

Moon D J, 戴雪梅 . 2000. 器官培育小史 . 世界科学,4:16～18

Requena C J, Leder R S, Beebe M, et al. 2010. The educational value of teaching biomedical engineering history engineering in medicine and biology society(EMBC)// 2010 Annual International Conference of the IEEE: 316～318

Seibert J A. 1995. One hundred years of medical diagnostic imaging technology. Health Phys. , 69(5):695～720

第三章　生物医学工程学科与教育

科学研究是以问题为基础的，只要有问题的地方，就会有科学和研究。学科是科学研究发展成熟的产物，并不是所有的研究领域最后都能发展成学科。

科学研究自身的规律决定学科的规律，科学研究发展决定学科的建设和发展。科学研究发展成熟而成为一个独立学科的标志是社会发展的需求，必须有独立的研究内容，成熟的研究方法、规范的学科体制。规范的学科体制包括研究体制、教育体制与应用体制。学科以规范化为目标，在时间上相对科学发展而言是滞后的，在空间上相对于科学研究是不连续的，仅仅是若干科学研究领域的集合。

我们说生物医学工程之所以能从一个研究领域发展成一个独立的学科，正是因为社会与科学发展对生物医学工程领域的迫切需求，经过漫长的伴随医学发展的研究历程，特别是近300年推动医学发展的研究，已经形成了独立的研究内容、成熟的研究方法与规范的学科制度。本章就研究体制中的生物医学工程教学问题进行讨论。

如第一章和第二章所述，在生物医学工程的兴起发展过程中，已经形成了将理工知识应用于生物医学领域的既交叉又独立的科学技术研究领域。从宏观讲，包括发现研究新的科学问题，创立新知识，研究新技术方法，开发新的技术设备与器件，为推动生命科学和医疗、健康事业做出了巨大贡献，随着人类对生命科学的深入研究和对健康生活的迫切需求，社会发展对生物医学工程这一交叉科学的研究有越来越重大的需求。

生物医学工程在长期的研究中也形成了相对成熟又不断创新的研究方法。从宏观讲，研究方法体现在从生命科学研究需求、临床诊疗需求、健康维护调理需求、医疗卫生保健管理的需求发现提出科学、技术方法、设备与系统等需求问题，选用生物学、数学物理学、化学、电子、材料、信息、计算机等多学科的相关知识与技术进行研究，其成果可以是创立新知识、提出新技术方法、开发新设备与系统等。

生物医学与理工科学相结合，既推动了自身的进步（方法学的创新和技术平台的建立等），又促进了社会经济的发展（形成了许多新的产业和产业领域），同时也创造了可观的社会效益，因而被发达国家普遍重视，甚至纳入了国家发展目标。20世纪80年代以来，全球生物医学工程产品（医疗器械）销售额年增长率一直保持在6～10%的水平。即使在世纪之交，IT产业严重缩水的美国，生物医学工程产业的年增长率也依然保持在7～9%，全球的市场占有率在41～42%，因而和制药业一起被誉为产业界的常青树，是国民经济可持续发展的生长点。美国在全球生物医学工程领域内独领风骚的局面由此可见一斑。如此大的规模和市场，对人才的需求自然不言而喻。因此，对生物医学工程人才的需求使得必须形成相应的人才培养机制和研究开发机制，并形成应用生物医学工程学的产业。这样就形成了包含完整的研究、教育、应用体制，形成了一个学科。

3.1　生物医学工程学科分类

生物医学工程学是理工学科与生物医学相结合而发展起来的交叉边缘学科，涉及的领域十分广泛，因此与传统学科相比其分类就比较复杂。下面我们从管理和涉及交叉的学科角度进行讨论。

1. 从管理角度分类分类

为了便于管理，世界各国都进行学科分类管理，用于研究生专业、本科专业、专科专业、职业技术专业等各类教育。

美国的学科专业目录相对简洁，2002 年 4 月最后定稿的 CIP(classification of instructional programs)将生物医学工程(生物医学/医学工程)定位在工学(是 38 个学科群之一)里，排序为第 5(工学共含 34 个学科)。

俄罗斯的学科专业分类设有培养学士、硕士的方向目录；培养文凭专家的专业目录；培养文凭专家的方向目录。生物医学工程相关专业的定位如下：在培养学士、硕士的方向目录中，名称为生物医学工程，是技术科学大类设定的 39 个学科之一。在培养文凭专家的专业目录中的自然科学专业和医学专业两大类中涉及，在自然科学专业中设置的 43 个学科中，除了生物物理学、医用生物物理学外，还有医用控制论与生物医学工程相关。在医学专业中，设置 10 个学科，其中有医用生物物理学和医用控制论两个学科。在培养文凭专家方向目录中的技术与工艺分类下，设置了 77 个学科，其中生物医学技术与生物医学工程相关，定位是工程师。

我国目前有学位授予和人才培养学科目录、普通高等学校本科专业目录、国家自然科学基金委员会学科分类。学位授予和人才培养学科目录只设学科门类和一级学科，适用于硕士和博士的学位授予、招生和培养，并用于学科建设和教育统计分类等工作。普通高等学校本科专业目录是高等教育工作的基本指导性文件之一，它规定专业划分、名称及所属门类，反映人才培养规格和要求，是设置调整专业、实施人才培养、授予学位、安排招生、指导毕业生就业、进行教育统计和人才需求预测等工作的重要依据。国家自然科学基金委员会学科分类用于支持相关科学研究探索的分类。

学位授予和人才培养学科目录将生物医学工程定为工学类中 38 个一级学科

之一，明确可授工学、理学、医学学位。

普通高等学校本科专业目录将生物医学工程确定为工学类 32 个一级学科之一，明确可授工学、理学学位(下设生物医学工程、假肢矫形工程、医疗器械工程)；另在工学中材料一级学科下还设有生物功能材料二级学科；在理学中，将生物信息学定为生物学一级学科下的二级学科，明确可授理学、工学学位，下设生物信息学、生物信息技术、医学信息学三个三级学科。

国家自然科学基金委员会学科分类中，设数理科学、化学科学、生命科学、地球科学、工程与材料科学、信息科学、管理科学、医学科学等学部，其中只有地球科学和管理科学学部没有与生物医学工程相关的内容，其他六个学部都有，充分反映了生物医学工程科学研究的活跃程度。数理科学学部有生物数学和生物力学(包含组织与器官系统力学，细胞、亚细胞、生物大分子力学，仿生、生物材料与运动生物力学三个分支)。化学科学学部有生物物理化学(包含结构生物物理化学、生物光电化学与热力学、生命过程动力学、生物物理化学方法与技术)。生命科学学部下设环境生物物理(包括电磁辐射生物物理、声生物物理、光生物物理、电离辐射生物物理与放射生物学、自由基生物学、生物信息学、生物数据分析、生物信息算法及工具、生物信息的整合及信息挖掘、生物系统网络模型、生物环路的模拟与构建、生物信息学研究新技术与新方法)，生物力学与组织工程学(包括生物力学与生物流变学、细胞与分子生物力学、骨、关节与运动系统生物力学、心血管组织生物力学与流变学、软组织生物力学)，生物材料，组织工程学(包括组织工程皮肤、组织工程骨和软骨、组织工程神经、组织工程血管与心肌、组织工程肌组织与肌腱、组织工程肝胆胰、组织工程肾与膀胱、干细胞移植与组织再生、人工器官)，生物电子学(包括生物信号检测与识别、生物信号功能分析、生物传感)，生物图像与成像(包括生物系统成像、生物信号与图像、生物信息系统、生物系统检测与成像的器件及仪器、仿生学、纳米生物学、生物系统工程研究的新技术与新方法)。工程与材料科学学部下设生物医用高分子材料(包括组织工程材料、载体与缓释材料、植入材料)，智能材料，仿生材料，生物电磁技术。信息科学学部设有生物电子学与生物信息处理(包括电磁场生物效应、生物电磁信号检测与分析、生物分子信息检测与识别、生物细胞信号提取与分析、生物信息处理与分析、生物系统信息网络与分析、生物系统功能建模与仿真、仿生信息处理方法与技术、系统生物学理论与技术、医学信息检测方法与技术)，生物医学光子学(包括光学标记探针与光学功能成像、单分子操控与显微成像技术、生命系统的光学效应及机理、光与生物组织相互作用、生物组织光谱技术及成像、新型医学光学诊疗方法与仪器)。医学科学学部设立了影像医学与生物医学工程(包括磁共振结构成像与疾病诊断、fMRI 与脑、脊髓功能异常检测、磁共振成像技术与造影剂、X 射线与 CT、电子与离子束、放射诊断与质量控制、医学超声与声学造影剂、核医学、医学光子学光谱与光学成像、分子影像与分子探针、医学图像数据处理与分析、脑电图、脑磁图与脑机交互、人体医学信号检测、识别、处理与分析、生物医学传感、生物医学系统建模及仿真、医学信息系统与远程医疗、治疗计划导航与机器人辅助、介入医学与工程、康复工程与智能控制、药物基因载体系统、纳米医学、医用生物材料与植入科学、细胞移植、组织再生与生物反应器、组织工程与再生医学、人工器官与特殊感受器仿生医学、电磁与物理治疗、用于检测分析成像及治疗的医学器件和仪器、影像医学与生物医学工程其他科学问题)。

2. 从交叉结合的学科特性角度分类

(1) 电子信息技术型生物医学工程(information technology biomedical engineering,IT-BME)

主要是利用电子、电气工程和信息。其知识体系的组成特点是以电子技术、计算机技术、信息处理技术的知识为主线,以生物医学方面相应的领域为交叉和结合对象,对其中的问题进行研究。

从学术角度其研究领域主要包括生物医学信息(号)的传感与测量,生物医学信号处理,医学成像与图像处理技术,各种相关的电、磁治疗技术等;从应用角度主要包括生物医学领域各种以电子技术和计算机技术为主要组成的诊疗设备。

(2) 材料技术型生物医学工程(material technology biomedical engineering,MT-BME)

其知识体系包含材料科学、生物技术、力学、化学、生物化学、信息和计算机技术、医学和生命科学的基本知识,主要研究对象是生物材料和人工器官,包括组织工程。

从学术角度其研究领域主要包括各种生物材料和人工器官。

生物材料的研究有生物体生理环境、组织结构、器官生物功能及其替代方法的研究,具有特种生理功能的生物材料的合成、改性、加工成型以及材料的特种生物功能与其结构关系的研究,材料与生物体的细胞、组织、血液、体液、免疫、内分泌等生物系统的相互作用以及减少材料毒副作用的对策研究,材料灭菌、消毒、医用安全性评价方法与标准及医用材料与制品生产管理与国家管理法规的研究等。组织工程是生物材料中新兴的重要分支,应用生命科学与工程的原理与方法,将细胞种植于天然或人工合成的支架材料上,经体外培养或直接植入体内后获得具有生命活性的人体组织替代物,以达到修复和重建受损组织或器官的工程。

人工器官的研究含有完全人工制造的可整体或部分植入体内,也可以是一种体外辅助装置。杂化人工器官是由活性细胞与一种或多种生物材料共同构建的人工器官。再生医学是研究促进组织再生或自我修复的科学。

(3) 生物技术型生物医学工程(biological technology biomedical engineering,

BT-BME)

在生物医学工程发展的同时,由于分子生物学的发展产生了生物技术,使得生物医学工程与生物技术交叉结合。美国实验生理学会联合会对未来医学发展的分析是"分子医学将在 2020 年成为人类健康的基础。分子医学的实践将包括新的预防方法、新的诊断方法和新的治疗方法,新的治疗方法将直接针对造成疾病的分子、细胞或生理缺陷。这些新医学方法的基础将是精确的和无创的成像及诊断技术……"。这充分说明了在新的时期,生物医学工程必然和分子水平的诊疗技术交叉结合,也就是说生物医学工程必然和生物技术交叉结合,因此必然会产生生物技术型的生物医学工程。其知识体系包含数学、计算机技术、信息技术、生物学、分子生物学、遗传学等。

(4) 生物医学基础型的生物医学工程(biomedical basic biomedical engineering,BB-BME)

由生物医学工程的定义及其研究内容知道,我们要为深入研究生命过程的规律,揭示生命的本质。因此,这类学科的着眼点和落脚点不在于应用,而在于用目前的一切科学技术的理论、方法、技术以某一生命过程为研究对象,需要所有理工科、生物学、医学、哲学知识的交叉融合。

例如,从理工与生命科学结合的角度研究生命的产生进化、从宏观、介观、微观层次研究生命的物理化学现象、过程及控制等。

(5) 医疗器械产业型的生物医学工程(medical devices biomedical engineering,MD-BME)

生物医学工程研究的最终目的是以各种不同的产品服务于社会,在各种生物医学工程产品中,医疗器械(含各种医疗仪器、医疗设备和耗材等)产品占有很大比重。要过渡到产品必须有由实验室研究到产业化过度的研究阶段,这就会形成产业型的生物医学工程。其知识体系包含电子技术、计算机技术、精密机械、管理学、市场经营等。以往我国医疗器械产业化的发展较发达国家滞后,就是因为这方面的力量相对薄弱,因此一方面应该在医疗器械的公司强化这方面的建设,另一方面应加强高校、研究所与企业的交叉结合。科研成果的产品化研究在医疗器械行业显得尤为重要。

3. 从应用领域角度分类

生物医学工程学诞生至今主要的应用领域是医院临床诊断治疗所需的新方法、技术、设备的研究开发。随着学科的不断发展壮大,从研究开发针对的领域来看,初步形成了针对医院的生物医学工程——临床工程;针对军事及特殊人群与环境的生物医学工程——军事(特种)生物医学工程;针对社区与家庭的生物医学工程——家用生物医学工程;针对我国传统医学的——中医工程。

3.2　美国生物医学工程教育概况

科学与学科有非常密切的关系。科学自身的规律决定学科的规律,科学发展决定学科的建设和发展。当然,学科的建设反过来影响科学的发展。随着人们对健康关心程度的增加,医学上疾病分析、诊断、治疗和康复等方面的仪器设备逐年增多。因此,在教学科研单位需要研究人的生命的物理原理、控制过程和研究新的检测、监测生理、生化、物理指标的原理、方法、仪器设备。在工业部门,需要有设计、制造适于医护人员操作和医学要求的仪器设备工程师。医院需要有掌握医学设备的购置和维修以及培训使用这些设备的工程师。这就要求有一个系统地培养生物医学工程师的教育计划。

生物医学工程师要用工程学的方法来解决生命科学的难题,因此要求有一些涉及生命科学和工程学的交叉训练,使得学生既要懂得工程原理,又要了解如何应用知识来解决生物学和医学上的问题。20 世纪 50 年代,随着生物医学工程科学研究的发展,产生了生物医学工程学科。由于科学研究的需要,在国外生物医学工程学科发展的最初阶段,是趋向于培养博士水平的高级人员。后来由于注意到实际应用,产生了培养硕士和学士水平的教学计划。

目前发达国家的很多大学都设有生物医学工程系。20 世纪 50 年代以来,美国首先在研究生院建立了生物医学工程教育计划,招收工程或生物医学领域的学生,直到研究生教育成功后,各大学才在传统的工程系列入本科生教学计划,在此基础上发展成为独立的生物医学工程教育计划。现在一些著名大学都有生物医学工程各层次人才的培养计划。目前大约有 110 余所高校或研究院(所)开设有生物医学工程各层次教育计划,可以说美国代表了目前全世界生物医学工程教学和研究的前沿。

美国每年都通过 *US News* 和 *World Report* 公布全美大学本科和研究生教育的排名表。经常占据前十名的是约翰霍普金斯大学、杜克大学、佐治亚理工学院、麻省理工学院、加利福尼亚大学圣地亚哥分校、莱斯大学、宾夕法尼亚大学、华盛顿大学、华盛顿天主教大学、波士顿大学。

美国大学的生物医学工程系通常设在工程学院或医学院,由工程学院与医学院共同管理或制订教学计划。一般说来,一个系是一个行政单位。生物医学工程系内有多个分支学科,但生物医学工程系内并不正式划分教研室,只是有一些组织比较松散的领域,如生物材料、医学成像、心血管生理等。通常每一个领域每周有一次研讨会(workshop 或 seminar),请校内和校外的教授就某一个专题做讲座。各校在本科生和研究生的教学计划中都将参加这种研讨会作为必修课目。生物医学工程教育大体分为本科、研究生和职业教育项目。美国的本科生考的是学校,并不报考专业，学生入校一年以后，再去选择主修专业。因此，生物医学工程本科一年级实行的也是通才教育，二年级选定主修专业后，在指导老师的帮助下，选择相关系列的课程。在美国，研究生是硕士生和博士生的统称，报考研究生既不是考某某专业，也不是考某某人的研究生，而是考这个学校的研究生项目。研究生入学后，先要进行课程学习，课程结束后，往往要通过一个资格考试方可进行论文的研究。论文答辩是必需的，但也只是一个形式，其约束机制一是靠答辩前导师们的把关，二是靠事后的市场机制，学生毕业求职时，由市场来检验质量。职业教育项目主要为在职人员提供继续教育的机会，多数可以授予硕士学位，也有仅颁发资格证书的特殊职业培训项目。

美国大学生物医学工程系最初往往都是工程学院或医学院的研究小组，后来随着学科的发展，逐渐独立成系。教学任务由文理学院、工程学院相关院系和本系共同承担。由于学科本身的交叉融合性，其他系联合教师的数量往往较多。本系的教师主要担负着科学研究、专业选修课教学、本专业学生指导等职责。因此，即使是招生规模很大的生物医学工程系，真正属于本系的教师也并不多。

1. 本科教育

美国生物医学工程本科教育是针对那些对生物学和医学有浓厚兴趣，计划在工程领域内选择职业或深造的学生，多授予理学学士，如果学生希望工程的分量稍轻，想更侧重于商业、管理等方面，以拥有更大的灵活性，还可选择攻读文科学士。不论怎样，学生都要着眼于在某一传统工程领域（电子学、力学、材料学、计算机科学、化学）及其生物学应用方面进行学习。课程一般包括五个方面的内容，即科学基本知识、工程类核心课程、生物医学类核心课程、人文与社会科学、工程类选修课程。各校课程设置的主要区别在工程类选修课，因为这些课程的开设主要来自各系在生物医学工程领域内的研究方向。美国的本科教育采取导师制。学生选定专业后，系学生事务办公室就会为其指派一名指导教师帮助学生根据自己的就业取向、个人兴趣确定学习方向，然后按照该方向知识体系的要求选择相应的工程选修系列课程，同时也负责指导学生的自学和独立研究。学生在学分计划内，不仅要上大课，还要自学，并在相应领域里进行一定的研究实习。以研究内容为导向的课程设置，以研究课题为基础的教学方式，应该算是美国生物医学工程本科教育的一大特色。

大多数高校都同企业签有联合培养实习计划。实习多在高年级完成，是本科教学计划的一个部分。三年级的学生，在工程、数学、生物工程设计、仪器、生物及生物材料上已进行了一些学习，有了足够的背景，可以工作于很多生物工程实践项目。四年级的学生在实习时根据其课程的广度承担更多的责任。学生可以在理论和实践的关系上获得更有价值的见识，对其他专业课程会有更好的理解。经过符合行业技术需求的实践训练，学生将更具竞争力，同时也为公司提供了有潜质的候选人。

一些大学根据研究重点和择业取向的不同，又细分了科目，如加利福尼亚大学圣地亚哥分校就在生物医学工程本科教育下分设了生物工程、医学预科及生物技术，2002年又新增了生物信息学专业。杜克大学甚至为学有余力的学生提供了四年制生物医学工程/力学工程、生物医学工程/电子工程双学士学位计划。凯斯西部保留地大学还同企业合作为本科生提供联合培养计划，这个计划一般需四年半或五年，超出的时间是带薪的。除了正常的教学外，学生还可在不同领域的联合培养计划中获得实践经验，同时训练了学生的求职技巧。

以本科教育排名第一的约翰霍普金斯大学为例，他们认为最新的生物医学工程教育就是使学生能继续攻读研究生或在医学以及职业学校中接受教育或在产业领域谋求职业。就业的广泛性正是该校生物医学工程优势的一个重要方面。该校大量本科毕业生在医学院和研究生院继续深造，研究覆盖了生物学和工程学的各个领域。其研究生活跃在从生物医学工程、电子工程、计算机科学到医学、神经科学、生理学等的学术队伍里，在从石油到制药领域的各类企业中也留下了他们的足迹。

约翰霍普金斯大学设置了生物医学工程理学学士、文学学士及本硕连读三种学位项目。理学学士针对那些对生物学和医学有浓厚兴趣，计划在工程领域内选择职业或深造的学生，其本科阶段主要投入于学习工程课程。如果学生计划在工程以外的领域攻读硕士学位，希望本科学习工程的分量稍轻，而更侧重于商业、管理等方面，可选择生物医学工程文学学士。志在生物医学工程领域内择业或深造的学生可选择本硕连读，用5～6年的时间获得理学学士和硕士学位。理科学士培养要求物理、化学、数学合计46学分，生物医学工程核心课程35学分，生物医学工程集中的领域21学分，计算机程序设计3学分，人文和社会科学18学分，其他选修课6学分，共129学分。生物医学工程核心课程包括生物医学工程建模与设计、现实社会中的生物医学工程、分子和细胞、生物医学系统和控制、生物医学建模与仿真、统计力学与热力学、系统生物工程、系统生物工程实验。生物医学工程领域课程包括系统生物学、细胞与组织工程、计算生物学、传感器、仪器与微/纳米技术。人文与社会课程中强调学生的写作能力的培养。选修课中包括在上述的生物医学工程领域方向研究3学分，参加合作团队设计3学分。文科学士培养要求物理、化学、数学合计41学分，生物医学工程核心课程35学分，人文和社会科学24学分，其他选修课19学分，共120学分。在人文与社会课程中强调学生学习外语的写作能力的培养。

2. 研究生教育

应该说美国生物医学工程的教育始于研究生特别是博士生教育。这是因为生物医学工程学科是多学科人员合作研究的结果，而多学科的交叉融合必须建立在坚实的本学科的知识基础上，因此研究的过程不仅是学科发展的过程，也是培养高级人才的过程。不少大学的生物医学工程至今都是以招收研究生为主，生源则面向几乎所有的工程学科。

(1) 硕士教育

在美国的教育体系中，作为基本素质训练的本科教育和作为高级人才培养的博士教育都显得十分重要，相比之下硕士教育往往被看做是一个过程教育。对生物医学工程而言，硕士学位分为理学和工程学两类。理学硕士往往只需修满一定数量的学分，完成一定时长的教学助理工作，对于不继续博士学习的学生来说，有些学校(如杜克大学)甚至不要求提交论文，整个学习时间也只有 6～8 个季度。当然很少有人读了理学硕士后不再继续攻读博士学位。理学硕士的课程往往要求在物理学、数学、生物学、化学有更深层次的学习，另外就是根据研究方向选择一些工程类选修课。

很多大学的生物医学工程系还为那些准备在生物医学及生物技术领域内从事设计和项目工程师的人提供工程硕士学位，重在培养学生在工程设计、开发、生产及管理，特别是同各类非技术人员有效合作的能力。从某种意义上来说，它更像是职业教育，一般需要在校学习 1 年，更注重行业实践，没有研究项目或复杂的考试，灵活的课程设计是为了适应广泛的职业。有些学校还为学生提供工程硕士研究生行业培训项目，学生将在本系和公司指导教师的指导下完成公司某部门一个独立的项目。当然如果要继续攻读博士学位，则最好选择理学硕士。大多数的学校都设有本硕连读项目，允许学生在本科三年级的春季学期提出申请，一般只对平均成绩和自学情况有要求，获得批准后即可在学习的同时开始研究实践，历时 5 年。

以霍普金斯大学为例，工程科学硕士培养计划是为希望从事本领域的研究、开发、理论或医学等相关工作的学生而设计的 2 年研修计划，必须修满 24 个学分，完成一篇硕士学位论文。其中，2 学期的《BME 中的生理基础》是必修课，其他课程根据学生的背景和兴趣可以自己调整和选择。培养目标是教育学生在工程和医学领域的多学科交叉。学生通过研究生培养计划可以获得传统工程领域的纯理论学习和指导；在生物医学工程的特定领域进行探索，如生物医学仪器、系统生理学、生物传感器、生物材料、生物力学、生物医学成像等；在指导下从事课题研究从而获得实践训练。

主要通过“生物工程创新与设计”培训项目来完成。这是通过富有挑战性的切实的实际革新和生物设计，使学生在现实的健康领域，包括临床、科技和商业等方面从事创新研究。该计划将培养学生成为借助高临床价值、高商业用途的创造发明来为健康领域提供解决方案的领导者。除课程外，主要包括如下几方面的训练，即临床轮转(8 周)、全球健康模型培训、创新的原型或样机设计、BME 创新科技的商业化培训、领导才能培训、新增加了“全球健康创新和设计——新型市场的医学科技”培训。通过系统化的培训和课程培养，解决临床中医疗新设备问题，提高人类健康水平；教育和培养新一代的医疗设备工程人员；促进技术和产业转换。

(2) 博士教育

生物医学工程博士教育为美国的医学和生物学领域提供了一大批在工程科学、物理学和数学方面实力雄厚又十分了解基础生物科学的科学家。生物实验技术、有机化学、微分方程和生物学往往是进入博士教育前必修的，很多大学在夏季都开设了这些课程学习班，为那些准备深造的学生提供学习的机会。一般情况下，博士生都要学习 5～6 年，入学后会有一名教学指导教师帮助学生选择头两年要学习的工程学和生物医学高级课程，在学习过程中，学生至少要在实验室工作一个夏季，以获得实践经验并寻找合适的论文研究领域，并完成一定工作时数的教学助理工作。论文工作开始前(一般都在第三年年初)，还要通过学校研究生委员会资格考试，否则不能进行论文研究。第三年开始时就要选择论文研究指导教师。指导教师必须由多人组成，称之为导师委员会，可以选择教学指导老师作主席，由于生物医学工程的多学科交叉融合性，往往要求导师团成员来自不同专业领域。例如，约翰霍普金斯大学博士教育必须由工程学院和医学院的教师共同指导；杜克大学则要求导师委员会中至少有 3 名生物医学工程系的教师、一名生命科学系和一名生物医学工程系以外的其他系的教师。导师委员会要对博士生的各种研究实践提出建议，指导完成毕业论文的研究工作，并组织论文答辩。一般情况下生物医学工程专业的博士毕业后都将授予哲学博士学位。

很多大学的生物医学工程系都开设了医学/哲学双博士学位项目。这类项目也分为两种，一种是为那些对工程有着浓厚兴趣又致力于在临床医学和理论医学上谋求发展的医学生们开设的，如杜克大学；另一种则是针对生物医学工程学的博士生，这些人的就业取向将是医院系统中的临床研究和应用以及医疗保健的实施，如约翰霍普金斯大学。双博士学位要在两个领域里修满相应的学分，学习十分艰苦，一般要 7～8 年才能完成，但是培养的学生也真正体现了生物医学工程这门交叉学科的特点。

以霍普金斯大学为例，要求新入学的博士生可以选修霍普金斯医学院的基础科学课程。第二，学生们可选择生命学科课程，这些课程是精心设置的，为每个培养计划所涉及的研究方向所需要的技能提供培训。进一步的工程，数学和计算机科学的培训均以可选修的课程进行，这也恰好可以反映出每个学生的研究兴趣，充分考虑到研究生招收对象的特点。博士课程要求在生命科学方面至少修完 18 学分的课程，还必须修完至少 18 学分的选修课。其博士课程可分为五个部分。

第一部分是(第一年)可在医学院中选择基本课程，包含医学基础课(解剖学、流行病学、生物物理、细胞生理学、代谢、遗传学、药理学)和基因科学(免疫学、微生物/传染病学、血液学/肿瘤学、脑/思想/行为、神经系统和特殊感受器、生理-器官系统-推荐集中在心血管系统)两个模块。

第二部分生命科学，包含系统生物工程学(心血管系统、神经系统、生物工程系统)，神经认知(神经科学认识Ⅰ、神经科学认识Ⅱ)，生化与分子生物学(生化、细胞和分子生物学、大分子结构和分析、生化和生物物理原理、基因、分子生物学和基因、细胞结构和动力学)三个模块。

第三部分可任意选择的定量生物学，包含建模与分析、流体力学、功能基因计算、离子通道、神经科学、生物电磁现象、生物信号反馈控制、神经模型、心肌细胞计算模型功能和计算生物学/生物信息学、系统生物学和细胞控制、学习理论。

第四部分是数学和应用数学，包括数学分析、复变函数、随机过程、统计学、统计信息组合分析、工程与科学的应用分析、概率论Ⅰ、概率论Ⅱ、随机过程Ⅰ、随机过程Ⅱ、统计学原理、统计结论、多元统计结论、图形理论、矩阵分析与线性代数、马尔可夫链等课程。

第五部分是工程理论基础，包括信息与编码导论、线性动态系统导论、非线性系统原理、随机信号、工程师与科学家应用分析、工程数学、有限元方法、工程的数学模型Ⅰ、工程的数学模型Ⅱ、数值方法导论、高级传输现象等课程。

霍普金斯大学的博士培养计划着重于使学生能自由地探索问题并发表意见，使学生能做出有意义的贡献。培养博士生的基本原则是提高他们的理解能力，使他们能用批判的眼光评价专业领域内的文献，用恰当的原理和方法去认识、评估、说明学科前沿的争论焦点和所存在的问题。学位修业计划通常由导师制定，经博士学位委员会批准，包括听课、课堂讨论、研讨会、自学、科学研究和实习等环节。学习的第一、二年内博士生通常要进行常规的课程、学习和课堂讨论。入学后较短时间内就应开始科学研究工作。通过综合性的博士资格考试后就被批准为博士学位候选人。随后他们便可以全力以赴地与导师或主修领域教授以及委员一起，进行论文研究工作。作为最后一次考试，博士候选人应在研究生指导委员会及其他应邀参加的人员面前，就其研究的工作和撰写的论文进行答辩，若全部通过，则授予博士学位。这种在生命科学上深度的培训可以通过 2 种途径达到。

可供博士研究生选择的研究方向有医学成像系统、生物医学微/纳米技术与仪器、心血管系统、细胞和组织工程、计算生物和生物信息学、分子和细胞工程生理学、神经科学与神经工程等。

3. 职业教育

职业教育分为两类：一类是在校学生，一般是研究生，针对就业取向进行相关职业的特殊训练，结业后颁发资格证书；另一类是在职人员，多数时间较长，有的还要求一定时间的全脱产学习，教学集中产品开发过程中涉及的商业学、经济学和管理学等内容，授予工程硕士学位。

华盛顿大学与商学院合作设立的技术企业家资格证书项目，就是培养可以承担具有商业前景创新项目的研究生，而未来教师培养项目则是专为准备在院校谋求职业的研究生设立的。麻省理工学院与哈佛大学合建的健康科学与技术部甚至还专门设立了生物医学企业项目，就是为将科学发现转化为面向病人的、具有商业价值的产品和服务而培养明天的企业家。

华盛顿大学的医学工程硕士是专为在职人员设立的。这是一个夜校性质的项目，也可以进行网上学习，包括基础医学、医学诊断、医学仪器和商品化以及生物传感器和生物材料等四类课程。选择做论文的学生还需获得 2 个生物工程系学术研讨会学分，历时 5 年，而不做论文的学生则需要 4 个学术研讨会学分，4 年完成。

4. 教育特点

正如在全美本科和研究生教育都排名第一的约翰霍普金斯大学在其对生物医学工程的描述中所说，如果在河两岸没有坚实的基础，桥是无法站立的。对于生物医学工程这样一座建立在生物与工程两个不同学科之间的桥来说，它的发展要求从事这个行业的人必须在这两个领域里都有深入的了解。约翰霍普金斯大学的生物医学工程系隶属于医学院，但教学计划却是由怀特因工程学院制定，医学院、工程学院、文理学院、应用物理实验室共同制定的，其内容涵盖了高等生物化学、分子生物学、非线性系统分析及工程材料科学等各方面的内容。麻省理工学院，正是由于其在自然科学与工程学上的强大实力，1966 年国立卫生研究院要求其首先建立医学院，然后与哈佛大学共同组建了工程与生命系统联合委员会，从此开始了其在生物医学工程方面的教育和研究。凯斯西部保留地大学生物医学工程系的教师一般都是其工程学院和医学院的联合教授，参与两个学院的教育、研究及决策委员会的工作，因而在研究和教学中学术交流与合作极为方便，完全利用了不同院系的优势，为其生物医学工程的发展提供了广阔的空间。

这些成功的例子说明生物医学工程首先必须立足于坚实的理工科基础，但其生命力来自同生物医学的密切结合。这个领域里优秀的教育和研究都是建立在坚实的工程基础与广博的医学背景之中的。

(1) 生物医学工程人才的培养,多以高学历层次为主

应该说有多少工程的门类,就会有多少生物医学工程的分支,因为每一个工程门类都有可能在生物医学中反映或是解决相应的问题,这就对其多学科的背景知识结构提出了更高的要求。在本科教育阶段,能做的主要还是以打好理工科基础,培养一定的生物学和医学背景为主,其交叉融合的特点往往是在研究生以后的学习或工作才能够更好地体现。

在两大媒体每年对本科生教育的排序中,同一专业的院校按其所授予的最高学位又被分为两类,最高学位为博士的是一类,最高学位是学士或硕士的是另一类。例如,航空航天、化学、土木工程、计算机、电子/电机/通信、力学、工业/制造等专业在这两类都有明确排名,而生物医学工程、环境学/环境健康、原子能、石油以及材料学等专业则仅在最高学位为博士这一类中排名。这说明两个问题,一是对后者这些专业而言,具有高学历的院校占主流,二是最好的本科教育来自于这些能授予高学历的院校。

在惠特克基金会认可的一百余所可培养生物医学工程人才的院校中,90%以上的院校都可以培养博士研究生,不少院校仅培养硕士以上学历人才,这些都与生物医学工程本身的多学科交叉融合特性是分不开的。

(2) 生物医学工程教育应与科研密切结合

在本科教学过程中实行导师制,充分体现教、学相长的特点,所有榜上有名的生物医学工程本科教育都要求四个方面的核心课程,即科学基本知识、工程类核心课程、生物医学类核心课程、人文与社会科学。

由于工程本身分支较多,课程中不可能囊括所有门类,因此分为多条轨道可供选择,每一轨道都与教师从事的科研轨迹密切相关。学生在教师的指导下,根据就业取向和个人兴趣进行选择,这样既可以充分发挥教师在某一领域的基础深厚、掌握前沿的特点,又可以使学生扬长避短、自主进行调整,既为教师的科研注入新鲜血液,又带动学生的研究兴趣,培养了科学的思维方法,充分体现了教、学相长的目的。

杜克大学是生物医学工程领域内最好的研究基地之一,其主要的研究工作包括细胞及软、硬组织的生物力学研究,细胞及生物表面工程,心、脑的电生理,医学成像。其工程专业选修课包括膜工程、生物材料基础、生物力学、生物传感器、电生理学、现代诊断成像系统等。加利福尼亚大学圣地亚哥分校目前的研究主要集中在血流分析、微血管灌注与交换技术,主动与被动状态的细胞力学与细胞变形和粘连有关的细胞与膜的分子生物学,基因表达中机械力的影响,心肺动力学、组织的生物力学特性,生长动力学,间质组织间的流体流动学,器官包括心脏及软骨组织

间的压力分配，软连接组织的愈合与重构，生物传感器的移植，组织工程，体内药物化学传输。其工程专业课程包括细胞与分子生物学、心血管生理学、组织工程学基础、组织工程学方法、组织工程学应用、生物力学、高等生物力学、生物医学传输现象、生物工程设计与工业训练、算法设计与分析、软件工程原理、人工智能、毫微探针与仪器、流体力学、热传递、质量传递、力学特性、固体力学基础、弹性、滞弹性等。

(3) 研究方向体现全面与生物医学交叉

大部分院校都包含电子信息技术型生物医学工程、材料技术型生物医学工程、生物技术型生物医学工程、生物医学研究型的生物医学工程。

(4) 注重职业取向教育

生物医学工程的教育，应符合其多元化的学科特性，更加适应社会职业需求。科技是第一生产力，但是科技必须从实验室中走出来才能转化为生产力。对于生物医学工程而言，学科的最终目的还是解决生物学与医学的问题。这个专业的毕业生可能活跃在将生物医学工程从实验室走向最终用户的各个环节，将来的他(她)可能是一名研究者，旨在解决组织和器官级甚至是细胞和亚细胞水平的生物医学问题，或者是医疗仪器设备的管理、维护者。当然也可能是医疗技术产业化的实践者，他们所受的大学教育将作为其在医学、产业、商业、法律及其他各领域职业的基础。

在美国，各大学生物医学工程本科教育最常见的是授予理学学士学位，要求学生着眼于在某一传统工程领域(电子学、力学、材料 学、计算机科学、化学)及其生物学应用方面进行学习。同时，也可申请获得文科学士学位，主要学习相关的管理类、经济类、商务类课程，他们面对的工作更多的是理解生物医学团体提出的问题，并翻译成可解决的工程问题，协调不同背景知识的人在一个团队中有效地合作将是其主要职责。如果申请硕士学位，则可以有理学和工学两类。理学硕士是为那些想在生物医学及生物技术领域内从事研究的人准备的，他们一般都要攻读博士学位。对那些致力于工程设计、开发、生产及管理工程的人来说，工学硕士可能是更适合的选择。博士研究生则根据学生教育背景和研究目标的不同，可以申请哲学博士或者请医学/哲学双博士学位。

美国生物医学工程专业的本科生，大多在生物医学、工程与生物医学的交叉学科或法律、商业等职业领域内攻读研究生，也有部分直接受聘于产业界或医学中心。凯斯西部保留地大学在过去几年里，约 35% 的学生被医学院录取，36%的学生攻读研究生，29%的学生在产业界的部门工作。

3.3 我国高校生物医学工程专业设置的基本情况

在我国，涉及生物医学工程专业最早的是中专教育和大专教育。1960 年成立的北京商学院就有医疗器械系，1960 年由中央卫生部创办的上海医疗器械高等专科学校是当时全国唯一一所独立设置的专门培养医疗器械类高技能人才的全日制普通高等职业院校，学校为培养中国紧缺的医疗器械技能型人才发挥了不可替代的作用。真正的生物医学工程学科始于 20 世纪 70 年代末。1977 年原浙江大学设立国内第一个生物医学工程专业，1978 年国家科委成立了生物医学工程学科专业组，西安交通大学、清华大学等陆续建立生物医学工程专业并开始招生，从此生物医学工程作为一门独立的学科在我国很快地发展起来，以后从重点高校开始辐射，发展速度非常快，1980 年仅有几个著名重点大学设有生物医学工程专业，2002 年 52 个院校设有生物医学工程专业，2006 年近 70 多个院校设有生物医学工程专业，2009 年近 117 个院校或研究单位设有生物医学工程专业。

2001 年以前，我国生物医学工程专业设置分为两类，一类是设在重点理工科大学，称为生物医学工程与仪器，如浙江大学、西安交通大学、上海交通大学、东南大学、清华大学等；另一类是设在重点医科院校，如上海第二医科大学、第四军医大学、首都医科大学、西安医科大学、第一军医大学等。2001 年部分院校合并后，有些医科院校合并到了理工科大学，目前我国的生物医学工程专业设置还分为两类，一类设置在综合性大学，另一类设置在医科院校。在医学专科院校中，生物医学工程专业是我国特定教育制度的产物。

在我国高校 110 多个生物医学工程学科中有 32 个博士学位授权点、66 个硕士学位授权点，除了个别院校和研究单位没有招收本科生之外，其余都招收本科学生。

我国生物医学工程对本科生培养的要求是：适应 21 世纪国家发展需要，德智体全面发展，具有开阔的视野和敏锐的分析能力，具有良好的协作精神和协调能力，具备生命科学、电子技术、计算机技术和信息科学基础理论知识以及医学与工程技术相结合的科学研究能力和创新能力，能在生物医学工程领域、医学仪器以及其他相关的电子技术、计算机技术、信息产业等部门从事研究、开发、教学及管理的高级工程技术人才和科研人才。

我国生物医学工程本科教育计划基本是固定的，各个学校略有不同，但是基本上以电子信息工程专业的知识为主线，学生自由学习电子技术、计算机技术和信息科学、生命科学基本理论知识和基本知识，受到电子技术、信号检测与处理、计算机应用技术的基本训练，具有相应的研究、开发、教学和管理的基本能力。

我国理工科大学生物医学工程系最初往往都是电子信息工程（电机）系的一个

教研室或研究小组，后来随着学科的发展，逐渐独立成系。公共基础课的教学任务和其他理工专业一样由全校统一安排，系只承担专业课，以科研为主。医学院校的生物医学工程系一般是新组建的，承担了该专业的全部理工科的公共基础、专业基础、专业课的教学任务，同时还要从事科研工作。

1. 本科教育

我国生物医学工程本科教育课程一般包括理工科的公共知识、工程类核心课程、生物医学类基本知识、部分人文与社会科学知识、工程类选修课程。

不论理工院校还是医学院校，基本上是按照电子信息工程的专业开设主导课程，第一、二年是公共基础课，第二、三年是专业基础课，第三、四年是专业课。清华大学生物医学工程与仪器专业本科生课程结构如下：数理化基础 26%；社会与人文 10%；外语 10.6%；校系任选课 6%；电工电子及计算机 23%（从电子实验平台、电路原理、数字电子技术、模拟电子技术、电磁场、计算机网络、控制电机、微机原理中选）；生物医学与仪器 5%（从解剖生理学、生物医学电子学、医疗电子仪器、康复工程、运动信息检测中选）；系统及信息类 8.4%（从自动控制原理、现代控制理论、医学信号处理、信号与系统、生理系统仿真、通信及信息技术中选）；专业课类 6.8%（从医学图像处理、医学模式识别、生物医学传感器、定量生理学中选）；体育 4.2%。

医学院校开设的医学基础课的比例略高于理工院校。有理工专业或医学专业背景的学生（大部分是生物医学工程背景的学生）经过考试被录取为硕士、博士研究生，根据导师的研究方向进行研究工作。该专业的学生都被授予工学学士学位。本科教育不采取导师制，学生选定专业后，一般不能变更，教学施行学分制（军队院校例外），但是基本划定了学习范围，毕业设计是本科生培养实际能力的最好机会。目前，生物医学工程专业学生毕业后的趋势是很大一部分上研究生或到国外，一部分到大公司，一部分到医院，小部分到政府部门。

浙江大学是我国最早建立生物医学工程专业的高校，综合实力强，可以代表我国的水平。浙江大学的本科培养目标是，培养具有生命科学、电子技术、计算机技术及信息科学有关的基础理论知识以及医学与工程技术相结合的科学研究和技术开发能力，能在生物医学工程领域、医学仪器以及其他电子技术、计算机技术、信息产业等部门从事研究、开发、教学及管理的高层次创新型人才。

培养要求是，主要学习生命科学、电子技术、计算机技术和信息科学的基本理论和基本知识，受到电子技术、信息检测与处理、计算机技术在医学中应用的良好训练，具备生物医学工程领域中研究和开发的基本能力。毕业生应掌握电子技术的基本原理及设计方法；掌握信息检测和信号处理及分析的基本理论；具有生物医学的基础知识；具有微处理器和计算机应用及开发能力；具有生物医学工程研究与开发的基本能力；具有一定人文社会科学基础知识；了解生物医学工程的发展动态；掌握文献检索、资料查询的基本方法。

计划学制 4 年，最低毕业学分 160＋4＋5，授予工学学士学位。

课程设置与学分分布如下：第一类，通识课程 48＋5 学分，包括思政类、军体类、外语类、计算机类、导论类和其他通识课程。第二类，大类课程 47 学分，包括平台必修课程 25 学分，其中自然科学类必修课程（数学分析、微积分、线性代数、常微分方程、大学物理、大学物理实验），工程技术类必修课程（工程图学、工程训练）。限选课程 14 学分，包括自然科学类（复变函数与积分变换），工程技术类（电路原理、电路原理实验、数字电子技术基础、数字电子技术基础实验、模拟电子技术基础、模拟电子技术基础实验）。模块建议修读课程 8 学分 ，包括自然科学类（偏微分方程、概率论、数理统计），工程技术类（电路原理（甲）Ⅱ、电路原理实验（甲）Ⅱ）。第三类，专业课程 54.5 学分，包括必修课程 35.5 学分（大学化学、大学化学实验、生物化学及实验、工程生理学、微机原理及应用、生物物理与定量生理、生物医学传感与检测技术、生物医学信号处理、现代医学成像技术）。实践教学环节 9 学分（医学系统设计与实践、生产实习、临床实习）。毕业设计 10 学分。第四类，个性课程 10.5 学分（计算机软件技术基础、临床医学概论、通信与网络、专业英语、生物技术与中药创新、微机在医学中应用、临床医学工程、自动控制理论、医学超声、微弱信号检测、激光在医学中的应用、现代医学仪器、生物材料与组织工程、医学信息学、现代传感技术）。第五类，第二课堂＋4 学分，为了提高学生综合素质，学校继续推行第二课堂教育。学生通过参加各类第二课堂活动获得相应学分，最低学分要获得 4 学分方能毕业。

其专业核心课程是生物化学及实验、工程生理学、生物物理与定量生理、微机原理及应用、生物医学传感与检测技术、生物医学信号处理、医学系统设计与实践、现代医学成像技术。双语教学的课程包括生物医学信号处理、生物医学传感与检测技术、现代医学成像技术。自学或研讨性课程包括计算机软件技术基础、医学系统设计与实践。研究型课程包括生物物理与定量生理、现代医学成像技术、现代传感技术。

2. 研究生教育

(1) 硕士教育

总体来说，我国的生物医学工程教育重点是本科和硕士研究生教育，研究生学位分为理学、工学和医学三类。

因为大多数生物医学工程领域要求使用生物学和医学的知识就像使用传统的工程学一样熟练。硕士学位在这个领域已占了支配地位。硕士的课程往往要求在工程或生物医学方面有更深层次的学习，另外就是根据研究方向选择一些选修课。

硕士往往需要一年的课程学习、修满一定数量的学分，进行 2 年的科研工作（包含少量的教学工作），提交学位论文、进行答辩，也就是说要完成一个科研全过程的训练，整个学习时间在两年半到三年。

一般要求硕士毕业后，具备独立从事科研和科技开发工作的能力。注重理论联系实际，具有较强的创新意识，能够分析和解决经济建设和交叉学科中涌现出的新课题。熟练掌握一门外语。

论文工作的目的是使硕士生在科学研究方面得到较全面的基本训练，培养从事科学研究或独立承担专门技术工作的能力。学位论文可以是一个完整的工程技术项目的设计或课题研究，也可以是技术攻关或技术改造等专题，还可以是新工艺、新设备、新产品、新材料的研制与开发，以及大、中型医院信息监控与管理。学位论文的选题必须与生物医学信息、医用仪器、医学影像、生物电子学、基因工程、纳米技术等研究方向紧密相关。论文必须有实验方案、完整的实验数据和结果分析。具体要求如下：

① 文献综述，要求广泛阅读与研究方向有关的国内外文献资料，开题报告前写出综述报告。

② 开题报告，从第三学期开始，在导师的指导下，通过课题调研。在第四学期确定选题，并做报告。开题报告要对所研究课题有关的成果和动态进行综合评述；论证论文选题的科学性、先进性与可行性，并尽可能结合科研任务进行。同时，要阐明论文研究工作的方案资料、实验方法、工作进度和预期研究成果。

③ 研究论文要求，完整参与一项实际的工程课题，或者阶段性完成一项开发项目；在有关杂志或者会议发表（或录用）一篇学术论文；学位论文应观点正确、内容充实、对所研究的课题应有新的见解。论文撰写要求语言通畅、图表清晰，符合学位论文的书写格式要求，字数不得少于 3 万字。

(2) 博士教育

生物医学工程博士教育的规模在不断扩大，一般情况下博士生都要学习 4 年以上，入学时就选定了指导教师，然后根据研究方向选择第一年要学习的工程学和生物医学高级课程，第二年开始论文研究工作。各大学的博士生导师的研究方向就是培养博士生的方向，基本上代表了学科最高的研究水平。

博士培养目标定位于具有在生物、医学、工程领域开展交叉研究能力的基础研究和应用研究的高级人才，能熟悉应用工程技术解决生命科学和医学中的问题，适合到科研单位和高校作应用研究，到企业开发新产品的高级专门人才。

通过培养，使学生具有坚实而广博的理论基础、系统的专门知识和熟练的专业技能。熟悉本学科国内外的研究及发展动态，具有独立从事科学研究和承担专门技术工作的能力。同时，使学生具有较强的创新能力，较强的组织协调能力，强烈的事业心和良好的合作奉献精神。对待科学问题，学风要严谨，要有实事求是的精神，以满足社会对该学科在教学、科研、系统设计等方面的人才需求。

博士生学习期限一般为3～5年，最长学习6年。博士研究生的培养实行导师指导和集体培养相结合的方式，成立博士生指导小组，由3～5名本专业和相关学科的专家组成。应修满一定的学分，一般应包括前沿讲座与学术讨论，前沿讲座与学术讨论旨在使博士生熟悉本学科及研究方向的重要学术理论和前沿性成果，提高博士生参与学术活动的兴趣和学术交流能力。

一般都要求抓住以下几个环节：

① 选题和开题报告。选题要具有重要的理论意义或应用价值，要具有前沿性、先进性、创新性和可行性。开题报告要对与所研究课题有关的国内外研究成果、研究动态进行系统的综合评述；论证论文选题的科学性、创新性和可行性。阐明论文研究工作的目的意义、方案设计、实现方法、工作进展和预期研究成果。一般开题报告要在第三学期结束前完成，开题报告前要提交一份文献综述报告。

② 论文中期进展报告。论文开题后，要求博士生在一定范围内经常报告论文进展情况，导师、指导小组及有关人员参加，帮助博士生分析论文工作进展中的难点，及时给予指导，促进论文研究工作的顺利进展。

③ 学位论文要求。博士学位论文是博士生培养质量和学术水平的集中反映，应当在导师的指导下，由博士生独立完成。博士生的学位论文应当是一篇完整的、系统的学术论文，应在科学或专门技术上做出创造性的学术成果，应能反映出博士生已经掌握了坚实宽广的基础理论和系统深入的专门知识，具备了独立从事教学或科研工作的能力。博士学位论文的写作一般要求在5～10万字，撰写要求文字流畅、写作规范、字迹清楚、图表清晰。

④ 学位论文的预答辩。严格执行博士研究生学位论文的预审查、预答辩工作。博士生应在申请学位论文答辩前3个月向本专业和相关专业有关教师、导师、指导小组成员全面报告学位论文进展情况及取得的成果，广泛征求意见，进一步修改和完善学位论文。

⑤ 论文发表要求。博士生在申请论文答辩时，都有相应论文发表的要求。现在重点大学要求在国外期刊发表被SCI收录的文章，具体数量各院校不同。

⑥ 论文答辩与学位授予。我们还以浙江大学为例，主要研究方向为生物医学成像与图像处理理论、生物医学信号处理、生物医学传感与检测技术、医疗信息与医疗专家系统与决策支持、神经工程、心脑血管及神经系统药效评价新技术、微纳传感器和检测技术、心脑血管系统建模与仿真、人工嗅觉与人工味觉、生物信息学与蛋白组信息学。

博士研究生在攻读学位期间，最低应修14学分，其中公共学位课4学分，专业课学位课和选修课8学分。围绕上述研究方向要求学习的学位课程包括必修公共课和必选专业及专业基础课，即根据研究方向选择相应的课程，修满需要的学分

(生理系统建模与仿真、现代信号处理理论及应用、医学成像理论、混沌动力学及其应用、现代传感器理论与设计、心脏电生理、面向数据建模、医学图像处理、医学虚拟技术、医学成像可视化、细胞生理的定量分析、混沌与映射、神经网络及专家系统、医学信息管理及网络技术、机器学习、计算机集成仪器学、显微图像处理、药物筛选方法学、微循环与血流动力学、高级药理学及实验理论基础、现代动物生物技术、高级动物免疫学、神经分子生物学、细胞分子生物学)。要求每位博士研究生在学期间作读书报告或研讨 6 次,其中至少公开在学科或学院的学术论坛作读书报告 1～2 次。完成累计 6 次计 2 学分。

此外,还要求在读期间进行文献阅读、选题报告、实施科学研究、撰写学位论文等。博士学位论文选题应强调同科技发展、经济建设和社会进步发展密切联系,有重要的理论意义和实际意义,要体现学科领域的前沿性和先进性。论文开题报告是博士论文工作的重要环节,开题报告的时间,可根据博士研究生本人研究进展确定,但最迟应在入学后第二学年末进行。博士研究生应填写规定格式的开题报告,并在研究所(或本专业)公开、集中进行,由导师(组)和本专业其他教师共同审定。博士研究生在学期间应公开发表论文,才能申请博士学位论文答辩。

3. 职业教育

生物医学工程专业的高等教育与国外相比起步较晚,但经过 30 余年的发展,现已形成较完善的学科体系,开设了大专、本科、硕士和博士研究生教育层次。我国生物医学工程专业继续教育发展较慢,在国家成人教育专业目录中还没有该专业。

为了提升在职工作人员的生物医学工程专业水平及学历层次,函授大专班、大专升本科、硕士学位课程班是我国职业教育的途径。虽然职业继续教育还没有受到重视,但是为了满足社会需求,不断有院校在办这些职业教育班。浙江大学生仪学院开展了继续教育,着眼于提高高新技术企业、医院、国家有关管理机关的科研技术及管理人员的综合素质和专业技能。学院从 2002 年在成教学院开办生医学工程函授大专班和专升本班等。2006 年又增设了仪器科学与技术函授专升本班,该专业培养系统掌握电子信息技术基础理论和工程知识的高级技术人才,并为进一步深入研究电子信息技术领域中的前沿课题打好基础。

硕士学位课程班招收获得学士学位满 3 年的在职工程技术或管理人员,或在医院从事医学工程、临床或相关工作的人员,或在学校从事工程技术与管理教学的教师。培养过程是先参加工程硕士研究生课程班学习,修满学分且全部课程考试成绩合格者,发结业证书。选择指导老师(可以在工作岗位完成研究工作),完成开题报告、论文中期报告等工作,完成学位论文撰写并通过学位论文答辩,经学位评定委员会审议通过后,可授予生物医学工程“工程硕士”专业学位。

4. 我国生物医学教育的特点

(1) 发展快

20 世纪 70 年代末,80 年代初仅有几所高校建立生物医学工程专业,30 余年就发展到 110 多个院校和研究单位建立该专业,美国现在也不过 100 多所院校设置生物医学工程专业。

(2) 本科培养以信息类的生物医学工程为主

综合分析我国 100 多个学科,发现开设生物医学工程本科专业的学校大都是以电子、信息、计算机应用与医学结合为目标,即本科教育的专业设置面集中在 IT-BME,只有个别学校在培养目标中增加生物材料和人工器官方面的内容。

各院校的研究生培养(科研方向)基本以生物医学信号的检测处理、医学成像、医学图像处理、医学仪器研究为主,部分涉及分子电子学、分子光子学、生物力学、生物医学材料、人工器官、组织工程等方向,只有少数大学集中在纳米材料、生物医学材料及人工器官。仅有四川大学生物医学工程本科专业在培养目标强调了培养生物材料、人工器官方面的人才,并在其主干课程中增加了近代化学、工程力学、材料科学基础、生物化学、组织学、生物材料及人工器官、生物材料评价等非电子信息类的课程。

研究生培养的专业面比本科生的专业面相对宽广。与生物医学工程专业覆盖面相比显得专业面过窄,基本没有 BMS-BME 类型的生物医学工程。国外的专业设置比我们有优势,有很多生物移植、心血管电生理、脊髓损伤研究,功能生物技术、心肺动脉,临床整形外科研究,细胞影像、疼痛神经生理、分子及细胞生物、重组蛋白质表达、药物传输、生物界面现象、生物热传递、麻痹研究、听觉研究,神经肌肉研究,神经系统分析,视觉等方向。在我国,这些研究方向都被认为是生物医学的研究内容,而不是生物医学工程的研究内容。

(3) 我国生物医学工程教育本科生培养比重较大

据不完全统计,到 2011 年上半年为止,我国 110 多生物医学工程学科中,仅有 32 个博士学位授权点,66 个硕士学位授权点(其中包含 32 个博士点),近一半仅以培养本科生为主要任务。

(4) 在专门医学院校内开设生物医学工程专业

由于我国高校设置的特殊环境,形成了在医学院校内设立生物医学工程专业的特殊情况。生物医学工程专业是一门工程科学,它要求有深厚的工程基础知识,学生的大部分时间都是在学习工程知识,因此在医学院校开设这个专业确实有很大困难。但是,正因为在医学院校,所以给与生物医学交叉结合提供了更好的背景。经过二十几年的实践,我们认为在医学院校办生物医学工程专业,开始时要建立起一整套的工程基础课教研室和实验室,这样需要的经费、人员较多,起步比较困难。只要选好了学术带头人，具备了基本条件，也会有很多优势。

① 生物医学工程是工程科学对医学的渗透，在医学院校中开设了本专业以后，工程人员和医务人员的沟通就比较方便，容易做到互相理解，这样就便于合作。

② 有非常深厚的医学背景，为生物医学工程专业的教学科研提供了有利的条件。现在医学基础临床中，有许多实际问题需要用工程手段解决，医学院就给生物医学工程专业的科研提供了许多课题，有助于教学和科研水平的提高。

③ 在统一的领导下，避免了许多行政上的麻烦，有利于专业发展。

(5) 生物医学工程职业教育较弱

我国生物医学工程专业继续教育发展较慢，在国家成人教育专业目录中还没有列出。我们认为在新形势下，生物医学工程专业继续教育有着广泛的前景和开展空间，主要原因如下：

① 随着科学技术和现代医学的发展，医院各种诊疗技术和设备越来越多，高新技术和自动化程度越来越高，如果没有生物医学工程专业技术人员的有效参与，现代化医院不可能有现代化的管理和诊疗水平。

② 从医院实际看，医院医学工程科、信息科、放射科、放疗科、超声科和理疗科的临床工程技术人员是生物医学工程专业本科毕业的为数不多，知识结构和实际水平很难适应未来的发展需要，必然有一个知识更新和技术提高的问题。

③ 以现代科学技术为核心的、建立在知识和信息的生产、存储、使用和消费之上的经济称为知识经济时代，知识经济时代的到来对现代化医院的科技水平、人才综合素质和创新能力有了更高的标准。

开展生物医学工程专业继续教育，必须满足实际。着眼未来，在教育观念、人才培养目标、教学内容和教学方法等方面进行大胆探索。我国生物医学工程本科毕业约有 50%读研究生，其他到医疗器械企业、医院、政府管理部门等。以浙江大学 2010 年毕业生为例，共 141 人，在国内读研 54 人，出国读研 33 人，合计读研 87 人。一次性就业 54 人，其中企业 48 人，医院 5 人，政府 1 人。

总体来说，美国生物医学工程从基础教育到研究生培养，从理论教学到行业训练乃至职业培训，都有一套较为完善的制度，我国因起步较晚，目前在各层次教育上都还存在一些问题，如本科专业面较窄，主要集中在信息技术类的生物医学工程，在生物材料和生物技术等方向都缺乏相应的人才培养，课程与研究的结合不够紧密，使得教学内容更新速度较慢，对学生在业界的实习重视不够等。在研究生教育体制上，真正体现多学科交叉的措施不足，对生物医学学科知识体系的要求不够等。在职业教育上，对从技术到产业化环节的职业培训明显不足等。总结国外的一些经验，就是希望能为我国的生物医学工程教育提供参考，相信在不久的将来，中国必将探索出一条有自己特色的生物医学工程发展之路。

参考文献

鲍嵘. 2004. 美国学科专业分类系统(CIP)的特点及其启示. 比较教育研究,25(4):1~5

董秀珍,邹慧玲,杨国胜. 2002. 我国生物医学工程学教育有关问题的探讨. 中国高等医学教育,(5):6~9

洪宗训,温恬,顾宁. 2005. 美国约翰. 霍普金斯大学生物医学工程系的研究生培养. 中国大学教学,11:54,60

杨福生. 1992. 论生物医学信号处理研究的学科发展战略. 国外医学生物医学工程分册,15:203~212

杨国忠,池慧. 2001. 生物医学工程学的现状、趋势及其我国发展战略的研究. 综述与进展,30(1):26~30

杨子彬. 1998. 概论生物医学工程学. 引进国外医药技术与设备,1:103~105

张振刚,向敛锐. 2008. 美国高等教育学科专业分类目录的系统研究. 学位与研究生教育,4:70~77

邹慧玲,董秀珍,王松俊,等. 2004. 美国优秀生物医学工程教育模式探讨. 生物医学工程学杂志,21(3):456~459

Fagette P. 1997. Tracking the historical development of biomedical engineering: the 1960s and 1970s. IEEE Engineering in Medicine and Biology Magazine, 16:164~175

Schwan H P. 1991. Organizational development of biomedical engineering. IEEE Engineering in Medicine and Biology Magazine, 10:25~29

第四章　生物医学工程在医院的应用——临床工程

医疗器械是生物医学工程专业最主要的成果体现，其应用领域是各级医院，这样生物医学工程专业就分化出一个重要的学科分支——临床工程专业。截至2010年，我国有各级医院20 918家，因此临床工程专业在医院有着重要的作用，特别是随着医疗现代化的发展，医院的大型设备数量成倍增加，规模越来越大，这些都代表着医院的发展规模和水平，也是推动医院临床科研的主要因素，而大量设备的采购、管理、维修、使用以及质量控制等都离不开临床工程专业人员。随着医院现代化的发展，医学与工程结合成为趋势，临床工程专业的人才在很多方面可以发挥作用。下面我们根据生物医学工程专业在医院内应用形成的分支——临床工程，从基本概念、任务与岗位职责展开介绍，并结合近20年来医院医学工程学科人才发展的状况和未来发展的趋势进行探讨。

4.1　医院的医工结合——临床工程

1. 临床工程的定义

前面提到生物医学工程学是一门新发展起来的交叉学科，其研究内容非常广泛。从纵向看，生物医学工程学的组成除了包含院校、企业从事科学技术研究、研发等，还有一个重要的组成部分——在医院中应用生物医学工程的技术服务临床医学，我们称之为临床工程。临床工程是利用现代科学和工程技术知识，将现代生物医学工程学的新技术和成果安全、可靠地应用到临床，以提高医疗水平为目的的一个生物医学工程的学科分支。

那么，什么是临床工程呢？目前，一般认为在医院中医疗设备的维修管理就是临床工程，我们认为所有为了提高医院医疗技术水平而应用现代工程技术的工作都属于临床工程的范畴。特别是，随着现代医疗技术的发展，现代医学的诊断治疗越来越依赖医疗设备，因此现代意义上的临床工程无处不在。

2. 临床工程的内容

在医院，临床工程基本由以下几部分组成。

(1) 医院临床科研工程

医院的临床工程师紧贴临床第一线，最能发现临床中需要改进的问题，从而利用自己在工程学上的优势，提出科学研究的新问题、技术设备改进思路与措施，完成新方法、新设备研发的初步探索，或者联合科研院所、企业完成新方法、新设备研发的初步探索。

（2）医疗仪器设备工程

以医疗设备仪器的全程质量保证为核心，解决医院装备现代化中技术、设备、质量保证和经济管理方面的问题，包含医院设备工程和设备管理工程。

（3）医院信息工程

医院信息系统使用计算机和通信设备采集、存储、处理、传输和输出门诊、住院患者医护和管理信息，包括临床辅助科室的信息，形成网络系统，实现信息共享，提高医院工作质量和效益。

（4）医学影像工程

医院影像存档和通信主要是指医院用于管理医疗设备，如 CT、MRI、超声等产生的医学图像的信息系统。

（5）临床诊疗工程

临床诊疗工程包括利用网络技术的远程医疗工程、利用放射线治疗疾病的放疗工程，如质子刀、伽马刀、X 刀等。此外，还有利用核素进行诊疗的核医学科及虚拟手术、理疗和康复等。

（6）医院管理工程

参与医院管理的各项相关技术，如医院质量管理、医院感染控制、健康管理、经济管理、人力资源管理、客户服务管理等。

4.2 临床工程的科研

以往把医疗设备的研发单纯地看成是科研机构的事情，这是一个误区，因为一个应用成功的医疗设备必须从临床实践中来，再到临床实践中去。我们以往很多科研成果无法转化的重要原因就在于为科研而科研，缺乏临床实践的支撑。因此，临床工程师一个重要的工作内容就是发现临床工作中存在的问题，采用科研方法提出改进的思路，进而同科研院所与研发工厂共同合作开发设备。临床工程师负责提出需求，科研院所负责完成设计，科研机构和工厂负责产品的中试和批量生产，三个环节统一起来才是医疗设备研发的全过程。

1. 医院临床工程科研的发展历史

医院不仅是医学临床实践的主要场所，同时也是医学与工程学结合产生科研思路的主要场所。我国把医学与工程学融合开展临床工程科研有一定的劣势，主要原因是我国的医学培养模式不同于国外。在国外，医生的培养需要先经过四年的理工科本科教育才能进入医学院培养，因此国外的医生实际上都是临床工程师，他们能用工程学的眼光看待医学临床过程中出现的问题，提出解决问题的办法和思路，所以国外的医学设备研发大都是医生亲自完成。在国内，我们的医学生都是高中毕业后直接进入医科大学，他们的动手能力和理工科基础相对较差，于是我们在临床上经常看到非常简单的工程问题医生都无法处理，遇到复杂的设备使用都觉得困难，更不用说创新了。在这样的特殊背景下，我国的医学工程科研就落在临床工程师的肩上，临床工程师应该深入临床一线，发现问题、解决问题，为医学科研提供全面的保障。这也是为什么越来越多的医院都希望生物医学工程专业的学生到医院工作的原因，特别是大型的医院需求更加旺盛。近年来，国家卫生管理部门把大型医院定位在研究型医院的层面，不仅需要良好的临床诊疗水平，还要有强大的科研创新能力。在这种氛围下，医院对临床工程师的需求越来越大。

生物医学工程在医院的发展应用有一个过程。在 20 世纪 70 年代以前，医院的医疗设备很少，医院的临床诊断主要以医生的实践经验为主，望、闻、问、切、触诊、叩诊、听诊是主要的诊断手段，在这个阶段临床工程的需求很少。到了 80 年代之后，各类设备如雨后春笋逐渐增加，检验类设备、影像类设备层出不穷，然而由于没有专业化的临床工程师，医院的工程师大都是从学机械、电子等专业的人员转行而来，这些人员由于缺乏医学基础，习惯于简单把医疗设备看成电子设备，对设备的维护保养停留在比较低的层面。80 年代中后期，随着大型医疗设备的出现，医院对医学工程人才的需求逐渐增多，于是医学与工程学相结合的临床工程师出现在医院，他们不仅要负责设备的保养与维护，还开始对设备存在的问题进行革新，因此产生了大量的专利技术，有的还开发出许多新型的产品。特别是 90 年代初期，一大批临床工程师兴起设备研发的热潮，如体外碎石机、射频消融仪、电子监护仪都在这个时期涌现出来。当时的开发思路以模仿为主，进口产品国产化一度成为临床工程师的研发方向，一大批国内知名的医疗设备企业都是在那时诞生的，如迈瑞、东软等都采用临床工程师的技术革新。于是，大量的医院临床工程师走向了公司，从事医疗设备的研发之路，也诞生了中国首批医疗设备研发工程师。

2. 临床工程的科研知识与方法基础

在医院开展临床科研工程需要的各科大学基础知识，如外语、解剖学、生理学、病理学、药理学、计算机、电路基础、电子学、医学仪器、自动控制理论等，还需要很多知识加以辅助，最重要的就是医学统计学、信息检索，这是科研的工具和基础，而这些课程多半是研究生阶段开设的课程，需要自学。此外，与科研课题相关的医学基础知识、工程学基础知识也需要在科研中按需补充。科研的过程既是创新的过程，也是再学习的过程，从事临床工程科研是跨专业的交叉科研过程，需要学会用工程学的思路思考医学,从医生的角度看待工程学,交叉融合是生物医学工程的优势,不可荒废任何一面。

在科研过程中要掌握以下几个方法:

(1) 换位思考法

正如前面提到的原因,在我国从事临床医学的人员大都缺少工程学的基础,因此要善于换位思考,学会从医生的角度看待问题,要求临床科研工程人员设计产品、提出科研思路时要从客户(包括使用者和患者)的角度看问题,不要用自己的思维想象科研,设计的产品要遵循简捷、易用、传统的特点。正如Philips公司的产品设计理念一样要"精于心,简于形"。

(2) 逆向思维法

国内的传统教育缺少逆向思维的培养要素,在科研中使用逆向思维法往往可以收到较好的突破。成都科泰临床工程发展中心最初设计的三款产品都是采用逆向思维的办法获得成功,如其对负压刀的设计思路就是借鉴国外水射流刀的成功经验,通过逆向思维方法获得启示。

(3) 模仿突破法

国外的医疗设备研发行业非常发达,身处临床第一线的临床工程师能接触很多先进的医疗设备,而这些设备不仅需要关注其中的技术层面,更需要关注其应用拓展。医学临床工程要从模仿开始然后进行突破,国内很多医疗设备的突破都是从模仿开始的,如监护仪、X光机、超声等。因此,作为一线临床工程师要善于从设备的使用、保养维护中找到科研的突破点。

3. 医院临床工程科研的内容

立足医院开展临床科研工程有得天独厚的条件。首先,可以同医生直接进行沟通,发现临床存在的问题并提出解决的思路。在医院开展临床科研工程几乎涉及临床的各个方面,概述起来有以下几个研究内容和方向:一是利用软件开发技术提高医疗管理的效率,可以开发各种应用软件,包括数据库软件、图像处理软件、数据分析软件等;二是医疗设备辅助改进革新,可以在使用设备的过程中,发现现存设备的缺陷和不足,提出改进的思路和方法;三是进口医疗设备的国产化研究,包括研发价格低廉的国产化设备替代进口设备。例如,20世纪90年代从以色列进口一台射频消融仪需要200多万元,国产化之后同等性能的射频消融仪仅需20万元,通过迅速的市场转化,得以在基层医院推广普及。四是原创性研究,在临床实践中发现问题,同临床医生进行有效沟通,采用工程学方法提出解决办法。例如,肠鸣音检测仪、射频肝癌热疗计划系统、体内激光微震波碎石仪等都是原创性的研发,它们在临床应用中取得了良好的效果。

4. 医院从事临床科研工程现状与未来

医院从事临床科研虽然有着得天独厚的条件——深入临床一线，但是也有致命的弱点，即医院是以治病救人为主要目的，特别是在基层医院，开展科研的可能性很小。医院的临床工程师可以说是“后勤中的后勤”，一般不受医院领导层的重视，在医院各类公职的排名依次为医、护、药、技、工。工程师的地位相对最低，有的医院甚至没有工程师的编制，只好把生物医学工程专业人员编成医师或者技师，在这样的条件下想在医院做好科研难度较大。

随着医院科技化程度的逐步提高，90 年代后期很多大型医院都成立了科研开发部、临床实验中心等编外部门，主要从事临床医学工程的科研开发工作。例如，301 医院同某公司合作开发的“军卫 1 号工程”项目；成都军区总医院成立科泰临床工程发展中心开发了 4 项药准字号医疗设备；昆明总医院依托大型医疗设备维修保养成立了服务西南、西北 10 多个省市的服务中心。1999 年，随着军队不准从事第三产业的规定下达，这些搞得如火如荼的临床科研项目都转移到地方，很多优秀的科研人才都随之到了地方公司工作，成了后来医疗设备研发的主力军。

很多新兴的治疗手段必须同医学工程相结合，随着医院医疗设备的逐步增多，特别是高端诊疗设备和实验室设备的逐步普及，很多医院的全军重点实验室和重点学科建设了高层次的临床实验室，这些地方逐渐成为临床科研工程师发挥作用的重要场所。例如，在第三军医大学全军烧伤研究所集中了很多生物医学工程方面的人才；成都军区总医院的博士后流动站，积聚了很多生物医学工程专业的博士团队，开发了射频肝癌热疗仪、体内微震波碎石仪、灾难急救装备箱、野战应急检验箱等，成为临床科研工程人员发挥才能的大舞台。今后，随着研究型医院的发展，在大型医院必然出现专门从事临床科研工程工作的专业人群，他们紧贴临床，把临床中出现的难题通过采用工程学的方法进行解决和突破，为科研院所和医疗设备公司提供更贴近临床的医疗卫生装备。

4.3 医疗设备工程

在医院从事临床工程的主力军是负责医疗设备管理、采购、维修、质量保证、计量等工作的工程师。医疗设备的存在与产生促使医院出现了围绕设备工作的群体——医疗设备工程师。医疗设备工程师负责医院医疗设备的全程服务，只要与医疗设备相关的地方都需要医疗设备工程师的参与，为临床医学研究、诊断、治疗提供先进的技术设备、有效的服务，是临床工程的重要组成部分，也是现代医学必须依靠的重要力量。医疗设备工程是临床工程的主体，也是医院临床工程师的主要工作范畴，下面着重从九个方面展开介绍。

1. 医院医疗设备工程的发展历史

基于医院医疗设备管理的临床工程形成于20世纪70年代。随着医用电子学的发展,先进的医疗设备开始大量进入医院,促进了医学的迅猛发展,但同时也带来了许多问题——各公司产品的不一致,设计和技术上不完善和维修不当造成医患者人身危险,各级操作人员培训的困难,设备性能得不到充分利用,对复杂设备进行有效的技术管理存在困难等,促使工程师进入医院工作。有了工程技术人员的参与,医院在利用现有技术和引进新技术上更为有效,同时也刺激了越来越多的新技术应用到医疗领域。80年代,发达国家纷纷成立了临床工程学会,临床工程部已成为技术先进的大型医院中必不可少的技术管理部门。高科技的医疗器械令人眼花缭乱,从医用微型机器人、准分子激光器等微型器械到CT、MRI等大型设备,均反映了生物医学工程的巨大成就,这些成就为临床医学全新变化提供了技术基础。影像存档与传输系统、医院信息系统和远程医疗系统等网络系统的普遍采用以及卫生系统实施的金卫工程,不仅能使医院迅速提高技术水平和工作效率,还在一定程度上改变现行的医疗模式。对如此众多的技术资源怎样才能做到全面有效地管理和运用,是临床工程需要不断研究的新课题。

临床工程最先起步于对医疗设备的全程技术管理,解决医院装备现代化中技术、设备、质量和经济管理方面的工作。

欧美等先进国家自60年代中期开始研讨医院设立医疗设备技术管理相应部门的必要性,有的称为医学工程,有的称为临床工程。70年代初,一般医院都已设立这个部门,成为院长领导下的一个部门。医学工程部的主要任务是确保临床使用的医疗仪器具有很高的安全性和可靠性,以及具体设备管理业务,包括购置前的评估和考察,购后的检查和验收,日常医疗仪器的质量控制管理、保养、维修、操作培训等,并负责仪器报废的论证与审定工作。另外,还要从事与工程学有关的所有医院的研究开发和教育培训等工作。

在美国,由于国土广大、医疗设备制造公司的售后服务网不可能覆盖全国每一个角落,设备发生故障时不能全部保证及时上门维修,而且支付给厂商维修的费用奇高,因此美国医院临床工程师的主要任务是排除医疗设备的故障,以及在院长领导下对在用医疗仪器的质量控制(安全性和可靠性)进行把关。医院大量使用医疗设备后,因设备原因引起的医疗事故随之急剧增加,据美国食品和药物监督管理局统计,美国在1991年和1992年两年中,共发生由医疗器械引起的严重医疗事故56 220起,其中造成人身死亡事故3838起。可见,医疗器械在医院中的广泛使用加剧了医疗事故的发生。至于那些只注重大量引进各类先进医疗仪器,而没有同时建立完善的安全管理制度的国家和医院,其每年因使用医疗仪器造成医疗事故的次数和严重性就可想而知了。医用仪器安全管理不健全的国家,更是无法统计医疗事故的次数，也无从分析造成事故的原因，这是一个非常危险的隐患。为此，美国在70年代初陆续研究建立了相关的医疗仪器管理制度，由美国食品和药物监督管理局下属"医疗器械与放射健康中心"统一管理医疗器械行业的生产和研究业务，并对该行业进行具体指导和监督，确保医疗设备的安全性与可靠性，能完全符合国际和国家标准规定。美国食品和药物监督局管理局还于1984年建立了医疗设备事故报告制度，规定各医疗机构必须按时报告与医疗设备有关的全部医疗事故。为了把好医院在用医疗仪器的质量控制关，还规定各医院都要成立医院资格鉴定联合委员会和临床工程部。医院资格鉴定联合委员会负责全院医疗仪器的安全性和可靠性计划的审定、实行与监督工作。这个委员会的成员由医院管理部、护理部、医疗部、供应部、营养部和临床工程部的代表组成，是医院有关安全问题的最高权力部门。有关医疗仪器具体安全问题，由临床工程部负责管理和解决。美国医院的临床工程部与医院的医疗部、护理部是同等的独立医技部门。

日本医院的临床工程体制还不够完善，已设立临床工程部或医学工程部的还不到半数。这与日本的国情有关，日本国土较小，而且各医疗仪器公司的售后服务较好，所以对在用医疗仪器的质量控制工作和日常维修工作多依靠生产厂家。医院临床工程师的主要任务是作医疗设备的使用操作、功能开发研究，少量作些维修和保养工作。

欧美国家和日本都先后建立起临床工程师的资格认证制度。美国是由一些非官方和非盈利性学术组织对临床工程技术人员进行上岗资格考核认证。例如，美国以医疗器械振兴协会为代表，由它负责对各医疗机构的临床工程师和生物医学工程技师进行上岗资格认证。

改革开放以来，我国在医疗器械的发展和引进方面步伐很快，临床工程的发展也很快，许多高等院校成立了生物医学工程专业，一些大的医院成立了临床工程部，工科毕业生开始进入大型医院工作。总体而言，我们还远远落后于发达国家，我国医院中临床工程师的数量、质量和对临床工程工作的实际重视程度与现代化设备引进的数量和速度相比，是极不相称的。许多医院负责工程技术的器械科由于受各种条件的限制，不能客观评价引进高科技设备的优劣，在人员培训、维护维修和科学管理等方面显得力不从心，而医院中多数中青年业务骨干的理工科知识又仅限于中学的物理常识，对现代科学技术和计算机知识了解较少，在一定程度上限制了现有设备的有效利用。因此，全面开展临床工程工作仍是一项艰巨而迫切的任务。

2. 医疗仪器设备的特点

按照用途分，医学仪器设备可以分为诊断类和治疗类。

诊断类主要依靠测量人体的各种信息给医生提供参数和图像，达到诊断的目的，医学仪器所要测量的生理参数与工业上非医学参数相比，其特点是被测生理量的幅值和频率范围都是比较低的。另外，人体系统的测量不同于工业系统中物理和化学参数的测量。由于人体生理系统的复杂性，测量时会受到各种因素的限制，这些特点应引起足够的重视。治疗类的仪器设备除了要考虑上述因素外，更要强调安全、有效。目前主要的治疗仪器设备有抢救设备(呼吸机、除颤仪)、植入式(心血管治疗、脑部神经系统治疗)、各种能量聚焦治癌设备、理疗设备等。医疗设备与其他行业的仪器设备存在根本的不同点，现将这些特殊性归纳如下。

(1) 被测生理量的难接近性

在活体系统测量中，有时因为没有适当的传感器——被测对象的界面，所以对许多重要生理变量难以进行测量。例如，目前还没有找到合适的传感器去测量脑神经的动态化学活动。所以，当传感器的尺寸与被测量的有效空间相当时，或者不能在欲测部位放置传感器时，就不能进行有效的测量。在这种情况下，唯一的办法是采用间接测量。使用间接测量法应注意的是尽量保持两个变量间的关系不变，并对测得的数据进行必要的修正。例如，心输出量是一难接近的生理量，可用染料稀释法、热稀释法或阻抗法间接测出染料及热的浓度或阻抗的变化，以此推出心输出量的大小。

(2) 生理数据的变异性

人体测出的生理变量即使在许多可控因素不变的条件下，仍会随时间变化，这主要是因为该变量还与不确定的其他变量有关。所以，生理变量不能认为是严格的定值，而应该用统计或概率分布的形式来说明。换句话说，在相同的条件下，不同时刻测量的结果不会完全相同。

(3) 生理系统间的相互作用

在人体的主要生理系统中存在大量的反馈环节，所以在已知系统和主要生理系统之间有密切的联系。例如，刺激已知系统某一部分的结果，一般会以某种方式(有时不能预计)影响该系统的其余部分，同时还含影响另外的系统。为此，有时会使起因和效应关系变得模糊不清，难以确定。甚至当断开反馈环路时，会出现旁系环路，致使反馈的形式依然存在。当某一器官或组织无效时，会有另一器官或组织接替这一功能。这种情况在大脑和其他部分的神经系统尤其如此。

(4) 人们缺乏对系统间相互关联关系的了解

如果我们已完全了解体内各生理系统间的相互关系，那么被测量的可变性很好解释。事实上，目前人们还缺乏这些知识，所以显得无力去控制这些变量，因此医生对很大公差的生理参数测量都能接受。为了更好地了解各生理量之间的关系，允许用间接测量来替代不可接近的直接测量。这也有利于工程技术人员做好仪器和生理系统的结合工作。

(5) 传感器对被测生理量的影响

测量人体参数时，传感器几乎对任何形式的测量都会产生不同程度的影响，在活体系统内测量影响更大。在很多情况下，传感器的存在显著改变了被测生理量的读数。例如，放在血流中的传感器将会局部地堵塞血管，并改变系统的压力流量特性。同样，如要测量细胞内的电化学电位，就需要用针形电极刺入细胞，穿刺不好很容易损伤和致死，这样的细胞就不再具有正常的功能。此外，在某一系统测量中使用的传感器可以影响系统的反应。例如，在评估血液循环时，冷却局部皮肤引起的反馈会改变血液的循环模式。测量的生理学效应也会影响所得到的结果。长期测量血压的记录表明，具有正常血压的人，每当在医生办公室时，血压读数就会提高，这属于一部分人的恐惧反应，所以在设计测量系统时，应力求测量装置对病人的影响最小。因为很多生理变量在体内可用的能量有限，所以应注意避免测量系统给被测量信号源造成负载。

(6) 伪迹

在医学和生物学中，被测信号以外的任何成分称为伪迹。测量仪器内产生的噪声、电气干扰(包括 50Hz)、串音和其他在信号中所不需要的变量都是伪迹。活体测量中的伪迹，有一部分是来自人体的移动。因为很多传感器对移动敏感，往往导致输出信号发生变化。这些变化有时甚至很难被测量区分开来，这样就使有用信息和干扰互相混淆。如何消除伪迹，提取有用信息是活体测量必须考虑的问题。

(7) 能量限制

很多生理变量的测量需要将一些能量加到活体系统。例如，阻抗法测量时需要使高频电流流过组织和正在被测的血液，电流通过组织时会产生热量。在多数情况下，这部分能量很小，不会产生显著的影响，但是在处理活体细胞时，必须注意能量集中的可能性，否则会破坏细胞或影响测量。电流流经人体组织产生的热量是一个必须加以限制的因素。同样，X 射线的剂量、超声功率的剂量等也是必须加以限制的因素，对治疗的仪器设备要求能杀死病变细胞保护正常细胞。

(8) 安全问题

在人体进行生理变量测量时，首先必须不破坏人体正常功能，必须强调医生的安全，这就要求设计或研制任何医学仪器系统时，应特别注意病人及操作者的安全。同时，进行测量时，不应当引起病人的疼痛、损伤或不舒服感。除非是为了拯救病人生命时必须忍受这些条件。对于各种介入治疗技术必须考虑防止微电击。

此外，在医院使用的医疗仪器还要附加一些条件限制，必须工作可靠，便于操作以及经得起滥用和耐化学物质腐蚀等。

3. 医疗仪器设备工程的主要内容

医疗仪器设备工程为临床医学研究、诊断和治疗提供先进的技术设备和有效的服务，是临床工程的重要组成部分，也是现代医学必须依靠的重要力量。简要地概括包含以下内容：

① 医疗仪器设备的购置、验收、安装、调试。

② 医疗仪器设备的质量保证，包括保养、维修、计量等。

③ 医疗仪器设备的使用、调配、报损、报废等。

④ 医疗仪器设备的功能开发、新技术的研发。

⑤ 对医院相关人员的技术培训，对医疗耗材的管理，包括购买、库房管理等，与医院信息系统的接口对医疗仪器设备进行管理。

4. 医疗仪器设备的购置与安装

(1) 医院购置医疗仪器设备应施行计划管理

医院购置医疗仪器设备的计划应坚持需要、有效、先进的原则。一般是使用科室提出申请，仪器管理部门统筹考虑，进行汇总，分析确定初步方案，在此基础上会同财务部门编制预算，进行必要性、可行性论证后上交领导(医院领导或医院仪器设备委员会)进行审核，确定方案。

(2) 购置医疗仪器设备的论证与评价

论证的主要内容如下。

① 必要性，主要是购买的医疗仪器设备在医院医疗、科研、教学中需要的程度及作用。

② 合理性，要明确新购买的设备在全院的布局，同类仪器设备的情况，保证新购仪器设备的使用率。

③ 资金准备，资金来源能否保证。

④ 使用条件与维护技术水平，有无该仪器设备所需要的安装环境和条件，能否保证新购买的仪器设备的正确使用及功能开发，对仪器设备有无技术保障能力。

⑤ 经济效益，对仪器设备的经济效益进行预测评估。

(3) 医疗仪器设备的验收与安装调试

在经过论证等程序的基础上，仪器设备部门购进仪器设备后就要准备验收和安装调试。

① 做好验收的准备，包括资料准备(有关信息、合同、有关文件、技术资料等)。根据所购买仪器设备的具体情况，制定相应的验收方案，验收工具、仪器设备等，相关部门的协调准备(商检部门、计量部门等)。

② 到货现场验收，主要指大型仪器设备的到货口岸(车站、港口、机场)。

③ 使用单位安装现场验收，包括外观检查、开箱、清点、检查外形、检查机内组件。

④ 安装调试，包括环境保障(温湿度、场地、电源、地线、水、气等设备按照要求准备好)、安装调试(对照说明书进行安装调试，逐一鉴定各项技术指标，大型仪器设备要由厂方派专门人员安装调试)、做好记录。

⑤ 索赔，根据验收和安装调试过程中出现的对方违反合同的问题，可提出索赔要求。

5. 医疗仪器设备维修的方法与技能

医疗仪器设备的维修与保养工作是医疗仪器设备工程的重要内容。随着现代科学技术的发展，医院各种先进医疗仪器设备的大量使用，如何保证仪器正常运转，发挥其社会效益与经济效益，是十分重要的任务。从故障维修发展到预防性维修，从早期的元件级维修到目前的板级维修，以及计算机遥控诊断方式。总之，医疗仪器设备的维修与保养技术已经发展成完善的科学体系，掌握好仪器的维修与保养技术是临床工程技术人员的基本技能之一。

医疗仪器设备种类很多，无论工作原理，还是结构都越来越复杂，涉及声、光、机、电、计算机等领域，很多维修人员感到无从下手，但我们还是能从复杂的维修工作中找出共同之处或规律性。

(1) 仪器维修的一般顺序

医疗仪器设备维修尽管有各种方法，尤其是板级维修看起来很简单，但要求维修人员有深厚的理论基础、分析能力。对仪器的工作原理与一般操作、电路原理等要相当熟悉，也要有一定的经验和技巧，正确找到故障的切入点。一般维修顺序如下：

① 故障调查。一般先由使用人员叙述故障状况。维修人员应了解故障发生前和发生时的具体情况，包括异味、异常声音、电压的异常变化，故障是突发性的还是以前曾经有过多次的“症状”，或者是时有时无的“软故障”，也可以开机观察故障现象的表现。详细调查故障的状况是维修少走弯路的重要条件。

② 故障分析。根据了解到的故障现状，分析判断故障产生的原因和部位。当然维修人员要熟悉该仪器的组成框图、电路原理，才能正确判断故障原因和部位，同时也要应用日常维修的经验，得出正确的结论。对于一些维修资料不详细的仪器，要利用框图来分析、掌握信号、气路、光路的流程。

③ 故障检查与排除。通过故障分析可以将故障可能的范围缩小到某一部分，最后确定故障所在部位，予以排除。

故障检查原则是一般从大范围逐步缩小。对故障现象进行分析，基于对仪器原理的了解及面板的操作确定故障大致部位的方法。这是维修方法中最常见、最重要且贯穿整个维修过程的方法。首先利用观察感知法。这是维修人员根据自己的经验，用自己的感官来检查故障的方法。观察故障仪器面板各个旋钮、按键、开关等设置是否正常。仪器内外是否有异味，是否有异常声响，是否有元器件过热烧坏，必要时先切断电源用手指触摸感觉。应注意的是观察法检查到的结果，有时仅为故障的表面现象，故不要急于更换元件，应设法找出原因后再更换元件，否则可能会使故障重现，甚至加重故障。在电路检查方面先检查电源，机内电源不正常，整机电路就不正常。一般医疗仪器设备电源有很多组，检查时必须仔细测量，有一组电源不正常就会产生功能失常。另外，电源电压的偏离也会造成一些时好时坏的“软故障”。例如，+5V 电源偏离达到 4.8V 或 5.2V 以上，就会造成逻辑电路状态不稳。电压的正确测量十分重要，所以医疗仪器设备电路检查首先要排除电源故障。当然，组件故障也会引起电源故障如电路过载或短路等。

对于机械部分的维修，一般先检查传动部分有否松动、卡死，是否要先加油，然后再查电动机驱动电路，当然机械故障也会引发电路故障。

在排除以上各种可能以后，可以判断故障可能在哪一部位，根据不同条件可进一步判别，通常有如下几种方法：

① 替代变换法。此法是指用性能正常的元器件或 IC 板替换有疑问的，以帮助确定故障来源的方法，常用于确定板级故障。医院如有同种型号设备可以采用这种方法进一步判别，其中包括外部的换能器（探头）、电路板。若替换后恢复正常即可判定故障所在，但组件替换时要仔细判定外部因素与电源因素以及其他组件之间相互影响，否则有可能造成新替换部件的损坏，必须仔细分析特别小心。

② 比较法。此法是将有故障的仪器与同型号正常仪器的工作特征、波形、电压等进行测量比较，从而分析确定故障原因的方法。用此法时需注意在比较测量时，仪器外部的条件是控制开关、旋钮、按键、电源等设置必须相同。

③ 故障分割。有时几种因素和几个部件的问题都会引发这类故障，将可能产生故障的部件脱离，包括组件之间的接线，或拔去某一电路板，观察故障状态是否有变化，可以逐步分离故障，最后找到故障部位。

④ 状态分析。有些仪器带有各种状态的指示灯，每个指示灯可以反映电路的工作状态，在维修手册中一般有详细的说明。有些仪器有故障代码的显示可以帮助寻找故障所在。

⑤ 测量分析法。根据电路原理测量有关点的电压、电流、电阻及波形等参数，然后分析测得的参数是否与被测电路原理相符，从而发现故障原因的方法。这是维修中必不可少的一种基本检修方法，通常有断电路测量和通电测量两种方式。

⑥ 信号追踪法。采用分割电路追踪信号来分析故障的方法，也是最基本的维修技术之一。常用此法能快速大致确定故障部位，再运用测量分析法确定具体故障元件。

⑦ 局部测试技巧。将某一部分有疑点的电路分离出来，单独提供电源供给，测试分析判断该电路是否正常；或是电源电路维修时，若多路负载中有一路短路，用分离法可快速找出故障负载。对逻辑电路而言，可从输入端注入适当逻辑信号，逐级测量各输出是否正常，从而判断整个电路有无故障的方法。对模拟电路亦可根据原理，加入合适的模拟信号测试。对热稳定性差导致参数改变的故障或间歇性故障，常可通过局部升温或降温的方法进行测试，分析发现故障所在，可用电吹风或速冻剂产生局部升温或冷却的外部条件。使用时应注意：一要局部，二要适当，避免损坏元件。对于虚焊或接插件等接触不良引起的间歇性故障，可用敲击法帮助判定故障。

在找到故障的单元后，后面的维修工作要根据情况决定，早期的仪器电路板比较简单，如单面、双面电路板，一般可以用万用表、示波器、逻辑分析仪、电路板测试仪等进一步找出故障，进行维修。近年生产的医疗仪器设备的电路板比较复杂，为多层结构，表面焊接，在元件级维修中稍有不慎会损坏整个电路板，一般不自行修理。

在实际维修工作中，上述维修原则、步骤、方法都不是绝对的，要仔细分析，灵活应用，有机结合。维修是一种实践经验的积累，长期实践注意总结经验才能得心应手。

(2) 故障诊断分析手段

① 原理框图的应用。一台复杂的医疗仪器设备出现故障，常用的方法是把仪器分解成若干单元。很多仪器维修手册上提供仪器原理框图，每一个框内表示一个工作单元。框间的连线表示相互之间关系，有的框图是以实际电路结构划分，有的以电路板结构划分，因此熟悉仪器的框图是分析故障的前提。把仪器故障缩小到某一单元内，就容易找出故障部位。

② 故障分析的逻辑框图。很多医疗仪器设备的维修手册中，带有故障维修的逻辑框图，有的维修介绍中也常介绍逻辑框图，利用故障分析的逻辑框图可以尽快判断出故障所在的部位，最后缩小到最小范围，找出故障原因，便于排除故障。

③ 遥控诊断。遥控诊断是一种工具，它通过调制解调器把仪器和某一专门的维修中心相连，一般是生产厂家的技术服务中心与用户连接，即仪器出现的错误文件或图像可以在服务中心的屏幕上显示出来，并立即进行分析。偶尔出现的故障也可立即发现，服务中心可实现即时对仪器系统远距离诊断。这种诊断方式在设计时就考虑到遥控诊断在后台使用，因此基本上不影响工作或只有短时间中断工作。

遥控诊断方式的优点有：

① 即时做出反应。维修专家可以通过调制解调器，立刻对故障进行分析诊断。

② 即时排除故障。尤其是软件方面的故障，可以在线进行软件更改，参数设定及软件升级。

③ 广泛的服务支持。通过遥控诊断可以预先确定所需的备件，技术人员对维修工作有了充分的准备。对有疑难的故障，可以获得范围广泛的有经验专家的支持。

④ 保证使用质量的稳定。由于维修人员可以经常对设备进行远程测定，了解运行状况，及时发现问题，保证设备的质量。目前这种诊断方式在一些大型数字化仪器设备中使用较多，可以保证仪器高质量、稳定地运行。只有由生产厂商才能提供与开展这种诊断维修方式，早期模拟电路的仪器设备无法实现这种方式的诊断。

值得提醒的是，仪器电源故障时（稳压电源偏离或不稳），如 5V 电压变成 4.3V 时，仪器诊断程序已无法判别电源电压偏离，所以维修中检查各挡电压的值和稳态是十分必要的。无论出现什么故障，都应首先检查各组电源电压。

⑤ 故障诊断程序的应用。目前，很多医疗仪器设备已用计算机控制，在维修方面也带有故障诊断程序。出现故障时会出现故障代码，通过代码可以进一步提示故障原因。高级仪器会有专门的维修程序，当进入维修程序时，可以查找出故障所在的位置，有的也会找出元件级的故障。

(3) 故障排除方式

① 板级维修。一般厂商维修人员多采用这种方式，其原因是整板更换可减少现场维修时间和停机时间。目前，更主要的原因是高级医疗仪器设备电路板集成度很高，电路板为多层结构，表面焊接技术，现场做元件级维修基本上不可能，损坏的电路板只有送回工厂维修。因此，维修人员的任务是找出故障所在的电路板。

② 元件级维修。早期的医疗仪器设备或比较简单的仪器，电路板结构比较简单：多用分立元件或小规模 TTL、CMOS 集成电路，在一些大型仪器中仍存在一些模拟电路或简单的控制组件。在这种情况下，元件级维修就有必要，要寻找故障元件，维修人员掌握的技术难度要比板级维修高。维修人员要了解仪器各点的波形，输出输入的逻辑关系，集成电路的真值表，为此要借助各种仪器，如示波器、逻辑笔、逻辑分析仪及在线分析仪等，维修人员也要有模拟电路、数字电路的理论基础，才能分析和寻找故障元器件。当然，熟悉电路图与工作经验也是提高效率的关键。目前，有电路在线维修测试设备，可以帮助维修人员提高效率。

③ 功能调整。有些仪器故障并非器件损坏引起，很多情况可能是功能失调引

起的。在这种情况下，维修人员要严格按维修手册仔细调节，不然会引起全面的失调，无法收拾。

6. 医学计量与质量保证

医疗仪器设备的质量优劣直接影响着人类防病和治病的质量，进而影响人的生命安全。医院做好医疗仪器设备的质量保证和质量控制是确保医疗过程中对患者进行的各类物理、化学检测治疗数据真实、安全可靠；是为医院医疗诊断、治疗、抢救提供可靠的生命数据；是维护医院良好信誉必不可少的条件；是为医院医疗、科研、教学提供准确的科学依据，需要做好医疗仪器设备的质量保证和质量控制。

① 首先按国际 IEC 和国际 ISO 的标准，结合国内卫生组织部门的相关法规，从医院实际出发建立各类制度规程，如仪器设备的申购论证制度；仪器设备的安装、调试制度；仪器设备的验收入库制度；仪器设备的上岗制度；仪器设备的操作规程及使用制度；仪器设备的维修制度；仪器设备的报废制度等。

② 在仪器设备的使用期间，要改变工程技术人员被动维修的观念，树立工程技术人员是医疗仪器设备质量的保障者，在整个质量保证和质量控制过程中，提供必不可少的技术支持。

根据国际 IEC、ISO 标准，要做好医院医疗仪器设备的质量保证和质量控制需要做到如下规范。

① 仪器设备技术规范，按工程技术术语规定仪器设备的技术指标，要求申购时按 IEC、ISO 标准制定申购报告表，按同一标准论证同类型不同型号不同厂家的仪器设备的技术性能价格比。

② 安装或改型，也必须按 IEC、ISO 标准，根据国家安全、环保、防护等法规及仪器设备的技术要求选择符合要求的地点安装或改型。

③ 用于设备验收的验收实验，用于验证性能的状态实验及首次稳定性实验并记录测试结果建立基准值。这项工作是对购进或改型仪器设备性能测试的重点项目，是确保仪器设备性能与订货合同规定相符，以保障仪器设备在使用期间处于安全和可靠状态。这项工作应是设备科工程技术人员的重点工作，在工程技术人员的工作总则中应规定质量保证、质量保证大纲、质量控制、验收实验、状态实验、稳定性实验、基准值(即原测值)和稳定要求等内容。设备科工程技术人员如果能认真负责地做好这项工作，在仪器设备的使用期间就能有效的控制仪器设备的质量。这几个试验报告以表格形式记录保存。

④ 仪器设备使用期间的质量保证和质量控制，根据工程理论原理，使用期内仪器设备的稳定性、性能遵循盆浴曲线，即使用初期性能不稳定，中期运行比较稳定，后期性能也不稳定。根据这一特性曲线有针对性的做好质量保证和质量控制

工作。

⑤ 加强计量，由于医疗设备量值的准确与否关系到人民的身体健康与生命安全。因此，国家对这类设备中的大部分都实行强制检定。

加快医疗仪器计量检定标准制定和定期校验。随着生产和科学发展，医院计量器具早已突破度量衡范畴，如血气、B超、尿液分析仪、CT、核磁共振、生化分析仪等。

把仪器的定期计量检定校准放在一个明确的位置。定期按照有关技术指标和有关计量检定标准由专业人员进行检定、维护、校准，并有详细的记录，计量器具的周期受检率应达到90%以上，其中强制检定仪器周期受检率达到100%。在用仪器抽检率达到85%以上才能保证在用计量仪器指标的可靠。

严格的质控措施和标准物研制。现代医疗诊断和医学研究以大量的分析化验数据为依据，这就要求提供血清、药物化学成分和检定用标准物质。为了保证其可靠性应该做到：

第一，提高现有标准物质的质量和品种，特别是均匀性、稳定性和保存条件。

第二，改进现有计量方法，发展新的计量手段，特别是繁杂有机化合物的校准方法。

第三，探索制备均匀材料新途径和含量成分的稳定保存方法。

第四，开展有关标准物质的抽样检验方法和计量数据处理的研究。

国外的大部分资料表明，除了完好的仪器状态外，每日、每批样品都有质量控制措施，一般用已知的标准品或控制物与样品同时实验，其标准品或控制物结果在其控制范围内即此批样品结果可靠，反之其样品结果不可靠。我们应把质量控制措施真正的在每个临床实验室执行起来。每日、每批样品应与控制物同时进行，定期由专门机构组织进行各实验室间的质量控制，以保证其样品结果的质量可靠。

7. 医疗器械监督管理

医疗器械监督管理的基本目的是确保医疗器械在使用过程中，无论对医疗器械使用者还是医疗器械功能接受体都是安全的，并能如期实现全部或部分预定目的，通常称为安全性和有效性。医疗器械监督管理体系、医疗器械法规体系、医疗器械标准体系、医疗器械认证体系都是围绕安全性和有效性展开的。其中，安全性又是最重要的。

监督管理一方面监督产品，另一方面监督生产制造企业。监督产品旨在验证产品的安全性和有效性，监督生产制造企业旨在保证产品稳定、安全相有效，体现在审核生产制造企业质量管理体系，并定期复查。

《医疗器械监督管理条例》已于1999年12月28日国务院第24次常务会议通

过，2000 年 4 月 1 日起施行。

国家对医疗器械实行分类管理：第一类是指通过常规管理足以保证其安全性、有效性的医疗器械；第二类是指对其安全性、有效性应当加以控制的医疗器械；第三类是指植入人体，用于支持、维持生命，对人体具有潜在危险，对其安全性、有效性必须严格控制的医疗器械。

8. 医疗仪器设备的安全

在现代医院中，如果对医疗设备使用不当，会给病人或医护人员带来危险，造成人身危害。

1）医用仪器设备可能产生危害

① 能量引起的事故。为了治疗和测量，需要给人体施加一定的能量，如用除颤器、电刀、X 射线等其本质上是有一定危险的装置。这些装置若使用不当或发生故障就有可能引起严重事故。

② 仪器性能的缺点及其停止工作引起的事故。医用电子仪器和设备有时要替代人体功能以维持生命系统，一旦这些仪器发生了故障就有可能造成致命的事故。例如，人工肾管路脱落爆裂，会引起病人急剧地大出血。在外科心脏手术中，若人工心肺机突然停止工作，就会影响手术，进而危及病人的生命。

③ 有害物质引起的事故。一般电子仪器和设备耐受热、潮、化学药品的能力较差，消毒灭菌较困难。在污染存在的情况下用于人体很容易引起感染。

④ 电击引起的事故。人体大多数组织的含水比例很高，因此人体是良好的导电体。当人体成为电路的一部分时，就有电流通过人体组织，从而产生电击，引起人体组织不同程度的损伤。电击事故对病人和医护人员的危害最大，可能危及生命。

2）电击事故的类型及形成的原因

医疗仪器和设备产生电击的原因是多方面的，从电击的现象看，一是人体与电源之间存在着两个接触点；二是电源的电压高至足以产生生理效应的强度。

(1) 电击事故的类型

① 宏电击。人体受到高压大电流而产生的电伤害称为宏电击。医疗仪器和设备所用的电源大都是三相和单相配电系统。

通常中线在变电站是接地良好的，因此交流 220V 的电源电压，不仅存在于相线与中线之间，而且也存在于相线与其他任何接地导体之间。这个因素是构成大多数电击事故的基础，当电源相线(火线)的绝缘外层破损、击穿而使相线碰到仪器外壳时进，机壳就会带电。若机壳与仪器地线连接，人体触摸机壳时，就会遭到电击。若液体,如血液、尿液、药液等流入正常安全的仪器和设备中时也会传导足够大的电流造成短路。这种危险在医院潮湿的环境里特别容易发生,如血液透析区域。

② 微电击。人体心脏等重要器官受到微弱电流的作用而引起的电伤害称为微电击。

随着医用电子仪器的发展,为了提高检查和治疗效果,往往把医用电子仪器和设备的一部分或全部,用某种方法埋入或插入人体内,如心脏起搏器等。从心内导出的心电图也已成为医院常用的检查项目。这些仪器流出的漏电流直接刺激心肌。极易引起心室纤颤,发生这种情况所需的电流是很小的,通常约为数十微安,所以称为微电击。这种事故往往发生在与宏电击没有联系且医务人员全然不知的情况下,这就增加了电气安全的危险程度。

(2) 电击产生的原因

① 泄漏电流。所有电子仪器都存在一定的泄漏电流。泄漏电流是从仪器的电源到金属外壳之间流过的电流。泄漏电流主要由电容性的位移电流和电阻性的传导电流两部分组成。电容性泄漏电流的形成是由于两根电线与金属外壳间存在分布电容,电线越长,分布电容越大。对于 50Hz 的交流电,一个 2500pF 的电容将产生约 180μA 的泄漏电流,射频滤波器、电源变压器、电源线以及具有杂散电容的一切部件都会产生泄漏电流。电阻性泄漏电流的形成是由于电源线和变压器初级线圈与金属外壳间存在绝缘电阻,因此与电容性泄漏电流相比较,电阻性泄漏电流较小。

② 仪器外壳接地不良。许多电气设备都具有金属外壳,若仪器的外壳接地不良,当电源火线和机壳之间的绝缘产生故障或有电容短路时,都会在机壳与地之间产生一定的电位差。此时如有人同时接触仪器外壳和接地物体,就会受到电击。

3) 如何防止电击事故的发生

为了保证医用电子仪器和设备的安全,许多国家都建立了自己的安全标准。根据各国的标准进行归纳,国际电工委员会制定了国际统一的医用电子仪器安全标准。我国根据这一标准于 1988 年颁布了适合我国情况的“医用电气设备通用安全要求”(GB9706.1—88),这是医用电子仪器和设备设计、制造、使用管理都要遵守的共同规定。

(1) 对组成系统的外壳漏电流的要求

正常状态下在患者环境内来自系统或系统部件之间允许的外壳漏电流不得超过 0.1mA,即使在任何非永久性安装的保护接地导线断开的情况下,在患者环境内来自系统或系统部件之间允许的外壳漏电流不得超过 0.5mA。

(2) 对组成系统的患者漏电流的要求

正常状态下，B 型设备和 BF 型设备的患者漏电流不得超过 0.1mA，CF 型设备的患者漏电流不得超过 0.01mA。

(3) 医用电气设备与非医用电气设备的组合

① 患者只能与符合 GB9706.1 的医用电气设备连接，其他设备要符合相关的国家标准(IEC 或 ISO 标准)。

② 在故障状态下允许的外壳漏电流为 0.5mA。

为了达到这样的要求，视组成的仪器是否位于患者环境或医用房间，对设备要采取加强性的防电击保护措施，如附加的保护接地、附加的隔离变压器、浮动的供电电源、隔离装置。

(4) 对保护接地导线的要求

保护接地导线在连接时在去除系统中某一台设备，若不同时断开来自相关部分的供电源，便不能断开保护接地导线与系统中任何部分的连接。在设备外面保护接地导线应与网电源供电线一起布线。

(5) 结构上对可移式多插孔插座的要求

组成系统的各仪器可能通过一只或多只可移式多插孔插座连接电源和接地线。为了防止系统外的设备插入此系统，或者系统内的仪器插到系统外的电网系统中去，对专用的多插孔插座提出这样的要求。

① 必须使用工具才能把医疗实践中使用的电气设备连接到可移式多插孔插座，否则多插孔插座必须至少通过隔离变压器供电。隔离变压器和可移式多插孔插座可以做成以下任一形式，即专用插口的变压器；永久性连接；与变压器做成一体。

② 按照新标准的要求实施操作，便可有效地提高医用电子仪器系统应用的安全性。预防性维护中的重要一环就是医疗电气安全性的测量。它包括医疗仪器的漏电流(外壳漏电流和患者漏电流)的测量；医疗仪器的接地线电阻的测量；医疗仪器的绝缘测量；医用场所的保护接地线电阻的测量；医用场所安全电源的检查等。

按照标准规定，漏电流的测量必须模拟断地线、断一根电源线、反接电源极性等单一故障状态，因而要接成特别的测量电路。测量的范围是 0.1mA，主要为 50Hz 电流的有效值。这是用普通的交流电流表所不能做到的。

按照标准规定，接地导线电阻值范围在 0.1～0.2Ω，而且必须在通有 10～25A 电流情况下，至少 5 秒以上，采用四端网络的方法测量压降。普通的欧姆表也不能测量。

医用电气设备的安全检测是十分重要的，如仪器漏电流大于 100μA，直接通过人的心脏，就有室颤的危险。国家标准 GB9706 对医用电气设备的电安全指标有明确的规定。但是,要在医疗仪器的使用现场按标准规定的线路和方法测试电安全性能十分困难,因此设计一种能适应现场简便测试的仪器是十分迫切的要求。

电安全测量必须用专用的电安全分析仪。

9. 医疗设备工程现状及未来

前面已经讲到,医院的医疗设备工程是医院生物医学工程专业的主体,主要分布在医院的医学工程科、设备科、器械科、采购中心、计划科、器材科等。日常的主要任务就是医院的设备采购、设备管理、设备维修和医学计量等工作。在 2000 年前后军队师以上医院的医学工程科规模都比较大,编制有 10～30 人左右,特别是成都军区昆明总医院、解放军总医院、南京军区总医院等的医学工程科都是医院、军区甚至全军的重点学科。

与此同时,地方医院的医学工程科也发生着巨大的变化,主要是设备保修的问题。随着医疗设备生产厂家越来越集中,国外对技术的垄断越来越厉害,使得医疗设备维修的难度越来越大,很多设备的维修要依赖厂家,于是很多医院就把设备维修对外托管,后来就干脆买保修,特别是对于一些大型医院医疗设备的更新很快,买保修的费用虽然大于自己培养维修队伍,但是可以保证更高的开机率,从而获得更大的效益。期间,像拥有 5000 张床位的华西医院率先购买所有设备的全程保修,他们的医学工程队伍逐渐萎缩、消亡,地方很多医院的工程师都走向社会,到各大医疗器械公司的售后服务部从事相关工作。

军队医院由于编制相对稳定,各大军区总医院、军医大学附属医院的医学工程队伍逐步壮大,主导了全国的医疗设备管理、维修队伍。特别是昆明总医院曾经成立面向西南、西北 10 多个省市的大型医疗设备维修中心,解决了地方医院大型医疗设备购买保养昂贵的问题,为基层医院提供了质优、高效的大型医疗设备维修服务。

从长远来看,医疗设备的复杂程度越来越高,维修托管是很多国内外医院的常规做法,特别是对于大型医疗设备由于技术壁垒越来越强,维修的难度越来越大,很多医院的维修只有一个联络员,大部分维修依赖公司。因此,很多医疗设备工程师都转行到专业化医疗设备维修公司或者大公司的售后服务部。维修只能出匠人,不能出大家,维修永远处于被动的地位,而且随着专业化程度的提高,医院的医疗设备维修工程师将越来越少。医院设备工程师的主要工作方向衍变成设备的科学化管理、设备的采购论证、设备的效益评估、设备的计量与质量保证等方向。

4.4　医院信息工程

现代化医院就是一个信息流动的场所，特别是随着医院的规模越来越大，医院逐渐产生了围绕医院信息流工作的工程技术人员，这就是医院的信息工程师。军队医院自 20 世纪 90 年代中期开始推广"军卫 1 号"工程，越来越多的生物医学工程专业人员转移到信息工程的行业。下面从七个方面进行详述。

1. 医院信息工程的发展历史

美国著名教授 Collen 对医院信息系统的定义是利用计算机和通信设备，为医院所属各部门提供病人诊疗信息以及行政管理信息的收集、存储、处理、提取和数据交换的能力，并满足所有授权用户的功能需求。在此基础上，现代比较公认的是利用计算机软硬件技术、网络通信技术等现代化手段，对医院及其所属各部门的人流、物流、财流进行综合管理，对在医疗活动各阶段中产生的数据进行采集、存储、处理、提取、传输、汇总、加工生成各种信息，从而为医院的整体运行提供全面的、自动化的管理及各种服务的信息系统。医院信息工程就是指开发应用医院信息系统的工程。

(1) 国外发展情况

计算机在医院的应用已有三十多年的历史，20 世纪 60 年代初美国便开始了医院信息系统的研究。麻省总医院(MGH)开发的 COSTAR 系统从 60 年代初开始到今天已成为大规模的临床病人信息系统。随着计算机技术的发展，70 年代医院信息系统进入大发展时期，美、日、欧各国和地区的医院，特别是大学医院及医学中心纷纷开发医院信息系统，成为医药信息学形成和发展的基础。70 年代至 80 年代，美国的医院信息系统产业已有很大的发展。

1985 年，美国全国医院数据处理工作调查表明，100 张床位以上的医院，80%实现了计算机财务收费管理，70%的医院可支持病人挂号登记和行政事务管理。25%的医院有了较完整的医院信息系统，即实现了病房医护人员直接用计算机处理医嘱和查询实验室的检验结果。10%的医院有全面计算机管理的医院信息系统。

纵观美国的医院信息系统发展历史，大约可分为三个阶段：第一个 10 年，集中在开发医院行政管理的功能上，如财务收费管理、住院病人和门诊病人管理等。到 1972 年，Collen 仍报告美国那时连一个成功的已完成的全面医院(管理)计算机系统都没有。第二个 10 年，在继续完成和实现医院管理信息的计算机化的同时，开发者的努力已进入医疗信息的处理领域，如病人医疗处理系统、实验室系统等。第三个 10 年至今，研究者又把重点放在了病人床边系统(bedside information system)、医学影像处理(picture archiving and communication system,PACS)、病人计算机化病案(computer based patient record,PR)、统一的医学语言系统(unified medical language ssystem,UMLS)等方面。医院信息系统正在经历着小型化、智能和集成化的改造过程。

日本医院信息系统开发和应用从 20 世纪 70 年代初开始。多数日本医院是 80 年代以后开始这项工作的,但发展十分迅猛,规模相当大,是以大型机为中心的医院计算机系统。例如,北里大学医院的 IBM/3090 双机系统。当前日本医院信息系统总的趋势是系统化、网络化、综合性,开始走自上而下的开发路线,一般有大型机作为中心、支撑整个系统工作,并尽量采用微机和网络技术,投资规模大,正在实施数据从发生源直接输入计算机的工作方式。到 1991 年,统计有近十家实现或基本实现此种方式,支持诊疗的功能在不断加强,系统 24 小时运行。不少软件是医院和计算机公司联合开发的,一些大公司也开发了一些通用的医院信息管理软件包,也有些医院自己开发。例如,北里大学开发的综合医院信息系统,开发费用(机器设备除外)为 3 亿 4 千万日元(约合人民币 1300 万元)。日常运行费用支出为一年 5 亿 1 千万日元(约合人民币 2000 多万元)。

欧洲医院信息系统发展比美国稍晚,大多数是 70 年代中期和 80 年代开始。欧洲系统的特点是实现了一些区域信息系统。例如,丹麦的 Red System,管理 76 所医院和诊所。法国第八医疗保健中心实现了管理三所大医院和三所医药学院的一体化信息系统。随着初级卫生保健工作的发展,欧洲各国区域性医院计算机网络将实现。欧共体的 SHINE 工程(Strategic Health Informatics Network for Europe)已经开始,英、法、意、德许多公司参与了此项工程,在分布式数据库系统和开放网工程方面已做了大量工作。

(2) 国内发展情况

计算机 20 世纪 70 年代末期就进入了我国医疗行业,当时以 IBM 的 M340 小型机为主,只有少数几家大型的部属综合医院和教学医院拥有,如北京协和医院、北京肿瘤医院、301 医院等。80 年代初期,随着苹果 PC 机的出现和 BASIC 语言的普及,一些医院开始开发一些小型的管理软件,如工资软件等。80 年代中期,随着 XT286 的出现和国产化,以及 DBASEⅢ和 UNIX 网络操作系统的出现,一些医院开始建立小型的局域网络,并开发出基于部门管理的小型网络管理系统,如住院管理、药房管理等。进入 90 年代,novell 网和 foxbase、foxfro 数据库日益盛行,完整的医院网络管理系统的实现已经成为可能,于是一些有计算机技术力量的医院开始开发适合自己的医院管理系统。一些计算机公司也不失时机的开发医院信息系统,如 HP 公司(与 301 医院合作)、IBM 公司、微软公司、浪潮公司。这些系统都存在一些问题,主要是软件水平较低,一般只能做些初级的事务处理,也有的软件开发之后用了一段时间就停下了,坚持不下去,其原因较多。

① 各医院计算机专业人才缺乏，技术力量薄弱，特别是缺少高层次系统分析人员和跨专业复合型人才。

② 项目多，力量分散。

③ 医院经费有限，很难建立起理想的软、硬件支撑环境。

④ 重复开发多。

⑤ 单位管理方式有一定差异，软件不能通用。

⑥ 软件没有统一的标准，难以推广。

2. 医院信息系统的硬件基础

医院信息系统的硬件包括计算机、服务器、网络、打印机等设备。

(1) 计算机

在系统中，最大量的设备是用户使用的终端或计算机。用户端计算机同时只供一个用户使用，负责用户界面的交互和处理工作，将数据的管理交给了后台。因此，一般的信息系统对用户端处理能力的要求并不高。对于医学影像管理等系统，则需要显示和计算性能都比较高的机型。随着计算机的普及，终端也逐渐向微型化、低耗能演变，外围设备逐渐向人体工学演变。

(2) 服务器

服务器是信息系统的重要核心设备，主要负责数据库的集中管理和其他公共服务功能。由于服务器的资源为所有用户共享，并且要为多个用户服务，服务器的性能往往是整个信息系统的关键。服务器要选用处理能力强、容量大、可靠性高的机型。服务器内部的结构及其采用的技术与普通计算机有较大不同。服务器系统要求有较高的可靠性，其内部一般需要采用可纠错内存、冗余硬盘阵列、全双工网卡、冗余电源系统、故障预警和远程维护等技术保障服务器可靠工作。

(3) 网络

网络是连接服务器和用户计算机的桥梁。信息系统对网络的要求是高可靠性地传输速度。根据网络连接的范围和采用的技术，医院信息系统的网络一般为局域网，其网络传输速度已经从 10M 发展到 100M，并正在向 1000M 过渡。

网络由传输介质和网络设备构成。传输介质包括双绞线、同轴电缆、光纤、无线介质等。网络设备用来将计算机通过传输介质连接到一起。常用的设备有集线器、交换机、路由器等。

集线器的作用是将多台设备互联到一起，所有的互联设备共享通信介质。也就是说，通过集线器连接的计算机同一时刻只能有一台发送数据。但考虑到用户的工作方式，通信是间歇性的，集线器可以连接一定数量的计算机而不至于造成通信阻塞。

交换机与集线器的不同之处就在于交换机连接的设备可以在两两计算机之间同时进行通信,因而大大提高了通信效率和所能连接的计算机数。

路由器主要用于两个网络之间的互联,可将医院网络与外部网络连接。无线网络对于移动用户非常方便。在医院环境中,也出现了床旁移动工作站、手持无线终端设备等无线设备。

3. 医院信息系统的软件基础

软件可分为系统软件和应用软件。系统软件是指管理计算机硬件和网络协调运行的基础性软件,如 Windows 操作系统。应用软件是指针对特定用户业务而编写的软件,如文字处理、医护工作站等都属于应用软件。

(1) 单机操作系统

操作系统的主要作用是为用户提供各种简便有效的访问本机资源的手段,并为用户提供操作计算机的界面,如 Windows 等。

(2) 网络操作系统

网络操作系统的功能主要是管理网络上的资源,使其能为用户共享,如 WindowsNT、UNIX、Linux 等。

(3) 数据库管理系统

数据库是医院信息系统的核心,它在服务器上运行,为信息系统的所有用户提供数据访问服务。服务器的数据库系统与计算机上的数据库系统存在根本不同。

① 数据的操作功能,对数据库中的数据提供插入、修改、删除、查询等操作。这些操作请求由应用程序提出操作的内容和条件,数据库负责执行。

② 并发性保障,由于数据库同时供多个用户使用,数据库管理系统必须保证多个用户能够同时操作而不会引起混乱。

③ 用户管理,为了保证数据的安全,防止未授权的用户访问数据,系统通过数据库管理系统对不同用户设置不同的权限。

④ 数据的可靠性保障,数据库管理系统必须有数据备份功能和恢复功能。当用户程序出现故障而中断时,不会出现数据修改不完整的情况;当服务器系统出现故障并修复后,数据库管理系统能将数据恢复到正常状态。

医院信息系统软件是医院信息系统建设的核心技术。软件的流程与结构可以决定信息系统的流程与结构。因此,选择合适的信息系统软件是非常重要的步骤。一般可以用户自行开发、与其他单位合作开发、购买商品软件等方式。

4. 医院信息系统的主要功能

一个完整的医院信息系统(integrated hospital information system,IHIS)应

该既包括医院管理信息系统，又包括临床医疗信息系统。

(1) 管理信息系统

医院管理信息系统(hospital management information system，HMIS)的主要目标是支持医院的行政管理与事务处理业务、减轻事务处理人员的劳动强度、辅助医院管理、辅助高层领导决策、提高医院的工作效率，从而使医院能够以较少的投入获得更好的社会效益与经济效益。主要由以下子系统组成。

① 门诊收费子系统(门诊划价、收费、挂号、药费折算、门诊药品管理、退费、单据补打、交款、缺药查询等功能)。

② 住院管理子系统(催款、结账、医嘱录入、入院、账目核对、账目查询、床位管理、病人转科、每周费用、出院等功能)。

③ 人事管理子系统(医院内部职工档案管理、科研情况管理、医院教学管理、查询统计管理)。

④ 物品管理子系统(对医疗器械、一次性用品等进行管理)。

⑤ 药品管理子系统(对药品进行入出库管理、缺药报警、月结、批次管理、库存资金核算等功能)。

⑥ 病案管理子系统(病案首页的录入、查询、统计、分类)。

⑦ 院长查询及辅助决策子系统(基本信息查询、财务综合查询、业务信息查询、医疗综合查询)。

⑧ 触摸查询屏子系统(对病人提供触摸屏查询，查询自己的医疗费用、就医指南、卫生知识等)。

⑨ 系统维护子系统(系统初始化、代码维护、用户权限、口令设置等功能)。

⑩ 财务管理子系统工程(生成财务需要的一些报表、库存资金管理、日交款等)。

(2) 临床信息系统

临床信息系统(clinical information system，CIS)的主要目标是支持医院医护人员的临床活动，收集和处理病人的临床医疗信息，丰富和积累临床医学知识，并提供临床咨询、辅助诊疗、辅助临床决策，提高医护人员的工作效率，为病人提供更多、更快、更好的服务。例如，医嘱处理系统、病人床边系统、医生工作站系统、实验室系统、药物咨询系统等就属于临床信息系统范围。临床信息系统主要由以下功能模块组成。

① 临床系统管理(医生工作站、护士工作站、门诊及住院病人的管理、药品管理、手术麻醉信息系统、病历病案管理、医疗统计及报表、病人膳食、医械的消毒供应等)。

② 检验系统管理(临床工作站、标本管理、生化、免疫、微生物、血库及血制品管理、质控等)。

③ 临床检查系统(心电图管理系统、Holter 心电监护系统、重症监护病人系

统、胎儿监护信息系统、麻醉及手术室信息管理系统等)。

④ PACS 系统(包括放射、核医学、特殊放射、超声影像、内镜检查等的图像处理、传递、存储等)。

无论外国还是中国,当一个医院的信息系统刚刚起步时,往往是首先建立医院管理信息系统,这是因为医院管理信息系统所需的资源较少,远远低于 CIS 的需求,支持医院管理信息系统的计算机技术较为单纯和简单。由于医院管理信息系统以处理文字和数字类数据为主,较少涉及声音、图像、多媒体数据的动态传递等复杂需求,因此实现起来容易得多。临床信息系统在数据处理的实时性要求、相应速度、安全保密等方面一般要比管理信息系统有更苛刻的要求。

从投入与产出考虑,多数医院的决策者们均认为医院管理信息系统能够使医院更直接、更明显、更迅速地获得系统的回报。就是说,以较少的投入获得较大的收益。当然,医院管理信息系统和临床信息系统也不是截然分开的,医院管理信息系统中常常涉及一些病人的临床信息。特别是,它所收集的病人主索引、病案首页等信息往往是临床信息系统以病人为中心的临床医疗信息的基础。临床信息系统一旦建立,也往往会使医院管理信息系统工作得更准确和更有效率。

5. 我国的医院信息系统概况

(1) 普及型

普及型医院信息系统是集众多医院信息系统的优点,面向众多市县医院、乡镇医院、卫生所、职工医院、基层医疗单位等中小型医院设计开发的。它将医院最基本的业务流程规范化,以病人为中心,将财、物(药品)、报表等有机联合,在有限的资源下,最大限度地实现医院财务、物流的信息化管理。系统具有投资少、见效快、安装简单、使用方便、维护简便等特点。

一般普及型医院信息系统是集门诊核价收费、住院核价收费、药品管理、院长查询等功能。新的普及型医院信息系统除了具有上述功能外,还支持公医、医保记账,支持药品自费分为甲类、乙类、全自费。在此基础上可自动产生公费、自费记账的单据,有的增加了病人发票管理功能,可对收费员发票存根管理,并可设置发票格式,支持单层四联发票。

(2) 现代型

近年来,在不断完善现有的医院信息系统的基础上,包括医学图像存储传输处理系统(PACS)、检验科信息管理系统(LIS)、手术室信息管理系统(ORIS)、临床监护信息管理系统、电子病历系统(CPR)在内的新型医院信息系统逐渐在大型医院开发应用。这些系统采用卫生信息交换标准(HL7)技术进行集成。首先是医学图像存储传输处理系统与医院信息系统的互联,采用 HL7 集成医院信息系统正成为国际医院信息系统建设的发展趋势。国内医院信息系统的技术已经与国际发达水平十分接近，发展速度明显变慢，只有专业化才能够进一步提高，因而集成将成为一种主流。

目前，国际上正在制定 HL7 V.3 和电子病历标准。HL7 V.3 采用了面向对象的中间件技术和 XML 语言。美国医疗信息和管理系统协会和北美放射学会(Integrating the Healthcare Enterprise，IHE)共同组织了从流程角度规范临床信息系统。HL7、IHE、DICOM(医学图像传输标准)正在紧密合作，构造整个医疗行业信息化的基本框架，代表了国际医院信息系统的发展方向。我们正在紧跟国际发展潮流，探索中国医院信息化与国际接轨的途径。

HL7 是医疗领域不同应用间的电子数据传输的协议，由 HL7 组织制定并由 ANSI 批准实施的行业标准。其目的是要发展各型医疗信息系统间，如临床、保险、管理、行政及检验等各项电子资料的标准。HL7 从医院信息系统接口结构层面上定义了接口标准格式，并支持使用现行的各种编码标准，如 ICD-9/10、SNOMED 等。HL7 采用消息传递方式实现不同模块之间的互联，十分类似于网络的信息包传递方式。每一个消息可以细分为多个段、元素和子元素。

HL7 可以规范临床医学和管理信息格式，降低医院信息系统互连成本，提高医院信息系统间的信息共享程度。在美国及越来越多的欧洲国家，HL7 被用作医疗系统中文字及数字信息的标准接口。随着医院信息系统由以管理为中心向以病人为中心的临床信息系统转变，以 HL7 标准实现系统互联将成为必然趋势。

6. 远程医学系统的发展现状与应用

(1) 远程医学发展历史

远程医疗就是利用电子通信网络以电子信号来传递有关医学诊断、治疗、护理、咨询及教育等信息及数据，即可以为偏远地区的患者提供医疗服务，也可以作为医生之间进行交流的有效工具。患者或医生通过电话、手机、网络等连接到遍布世界各地的医疗服务中心，有偿或无偿获取所需的信息及服务。与远程医疗相关的信息技术包括文本、图像、声音、视频信息的形成、存储与传递。这涉及众多的技术行业，如通信载体、ISP、电视会议、软件开发等。

远程医疗在美国始于 20 世纪 50 年代末期。1959～1964 年，Nebraska 精神病研究院与 Norfolk 州立医院通过电视网建立了双向连接，其主要目的是用于医学教育与咨询服务。美国国家航空航天局在远程医疗的早期研究中起了重要作用。其远程医疗方面的工作始于 60 年代早期，起初是用于测定执行飞行任务的飞行员的一些生理参数，进入 70 年代后，与一些电视、通信家进行了广泛合作，就远程医疗的技术及应用进行了更为深入的研究。1967 年，由美国公共卫生服务部门资助的第二个交互式电视环路在麻省总医院和波士顿的洛根国际机场建成。可以说，该系统是第一个将远程医疗用于临床诊断和治疗的实例。这一系统的应用也证实了利用远程通信手段可进行基于远程放射学、远程听诊、远程语言学习、精神和皮肤状况分析等方面的有效诊治。

加拿大地域广阔，人员分散，远程医疗对其有更深远的意义。从 20 世纪 70 年代起，加拿大也开展了一些远程医疗方面的研究。1977 年起，纽芬兰纪念大学远程医学中心就开始研究用于教育计划和医学数据传输的音频网络，远程会议系统是一个省范围内的网络，开通于 1977 年，有五个专用线路，连通了全省的医院、地区学院、城镇办公大楼，以及教育机构。成立于 1982 年的加拿大远程医疗网覆盖了加拿大任何一个地域，并延伸到美国及世界各地。它是属于加拿大政府的一个非盈利性机构，由多伦多大学和多伦多医院联合组建。

日本于 1971 年在大阪大学，首次利用在歌山县内的同轴电缆和电话线进行心电图传送实验。第二年，在关东巡信医院和青森巡信医院间，在日本电报电话公共公司的协助下进行了 X 射线透视平台的远距离调控及患者图像传递的划时代的实验，1974 年五岛列岛医院利用电话线向长崎中央医院进行了心电图的传递。

进入 90 年代后，由于美国联邦政府及其他一些发达国家在推动信息基础结构建设方面所作的努力，远程医疗得到了迅速发展。许多关于医学、计算机、多媒体设备及电话系统、电子通信的研究机构加入了远程医疗这一市场。政府的资助、技术的改进以及成本的降低，为远程医疗的发展带来了新的生机。一些视频和监控技术就已经被设计应用于临床医生、患者和其他医疗专业人士之间的沟通联系中，不过那时的设备大多笨重复杂，导致项目实施较困难。目前，那些技术上的障碍已经消除，借助于远程医疗，来自美国四个不同州的十几类医学专家能够虚拟到达俄亥俄州东北部一家小医院的病床旁。反之，威斯康星州北部的一家地区医院也可以将其专业覆盖面拓展到几小时车程之外的五家偏远地区定点医院以及其他医疗机构。

我国地域辽阔，医学工作者以及一些先进的医疗设备又多集中于大中城市，因此开展远程医疗具有很大的实际意义。同国外相比，我国信息基本结构建设较落后，远程医疗的研究起步较晚。我国最早的远程医学活动被认为是 1986 年广州远洋航运公司对远洋货轮船员急症患者进行的电报跨海会诊。1995 年，山东姑娘杨晓霞手臂不明原因腐烂，来北京求医。会诊医生遇到困难，通过互联网向国际社会求援，很快 200 余条信息从世界各地传回北京，病因最终被确诊为感染了一种噬肌肉的病菌，患者得到了及时的治疗，并有效地缩短了病程。同年 4 月，一封紧急求助的电子邮件从北京大学发往全球，希望挽救一位病情非常严重却又不明病因的年轻女大学生的生命。10 日内，收到来自世界各地的回复邮件近 1000 封，相当多的意见认为是重金属中毒，并被以后的临床检验证实(铊中毒)。我国具有现代意义的远程医学活动始于 80 年代。1988 年解放军总医院通过卫星与德国一家医院进行了神经外科远程病例的讨论。1995 年上海教育科研网、上海医大远程会诊项目启动，并成立了远程医疗会诊研究室。该系统运行在网络上，具有较强的交互动态图像显示功能。由国家卫生部领导的、金卫医疗网络工程公司负责实施的国家“金”系列工程之一——中国金卫医疗网络工程，于 1995 年启动，1997 年初步建成。金卫医疗网络包括金卫骨干网络和医院内部局域网两部分，有全网状会议电视网和星型数据网两种连接方式。

(2) 远程医学的技术模式

远程医学从广义上讲，就是借助电子通信手段把医学信息从某一个地点传送到另一个地点，利用现代通信技术、电子技术和计算机技术来实现各种医学信息的远程采集、传输、处理、存储和查询。远程医学包括远程诊断和远程教育、远程医学信息服务等医学活动。狭义的远程医学是指远程医疗，包括远程放射学、远程外科学、远程护理、远程诊断和远程会诊等与医疗有关的活动。

远程医学系统是由医学中心和医疗站点、医学信息系统、通信系统、专家和医务人员、先进的医疗设备等共同组成的一个整体，为特定人群提供医学服务和医学信息。

医学中心和医疗站点：配备有现代的医疗设备和通信设备。医疗站点的医务人员可向医学中心的专家咨询，并接受他们的指导，解决疑难问题。

医学信息系统：作为远程医学系统的基础，通常以数字化格式存储足够多的医学信息，如 X 射线片、磁共振成像、CT 及其他图像、化验分析单、检验报告、处方、账单等。

通信系统：它是构成远程医学系统必不可少的设备，可以是专用网，也可以是共用网，如局域网、广域网或互联网等，包括传输载体可应用卫星线路、公用数据网、互联网和公用电话网等。

远程医学的主要参与者包括提供医学服务的专家、医务人员和计算机专家。医疗对象则包括普通患者、伤病员、野外工作人员、特殊环境下的工作人员等。

远程医疗可分两种基本操作模式，一种是实时处理，医生应根据患者的症状或要求及时给出结论或解释，多用于疾病的诊断和处理；另一种是存储后用，是在得到患者的生理或病理信息后，在几小时或几天后给出反馈意见，主要用于慢性病的观察和出院后的家庭监护，理想的系统应该是两者有机结合。

① 基于有线电话的第一代远程医疗系统。

这是早期的远程医疗系统，通过固定有线电话线路，传输心电、血压等常规生理信号，由医院医生根据接收的生理信号对患者的情况作出判断并反馈给患者。这种系统的特点是成本低，容易实现，但是由于采用固定电话，对患者的约束很多。这种系统通常要先拨通电话，再进行生理信号传输，使用比较被动，不能实现动态实时监护或测量。便携式心电/血压监护系统便是其中的代表，图 4-1(a)为该系统的患者端的结构图,图 4-1(b)为医院监护中心的硬件连接示意图。在该系统中,血压和心电的测量采用无线遥测的方式,再把心电血压信号接收设备和电话线相连,让患者有一定的活动空间。医院监护中心的功能模块包括心电/血压实时监护系统、心电图分析、病历信息管理等。

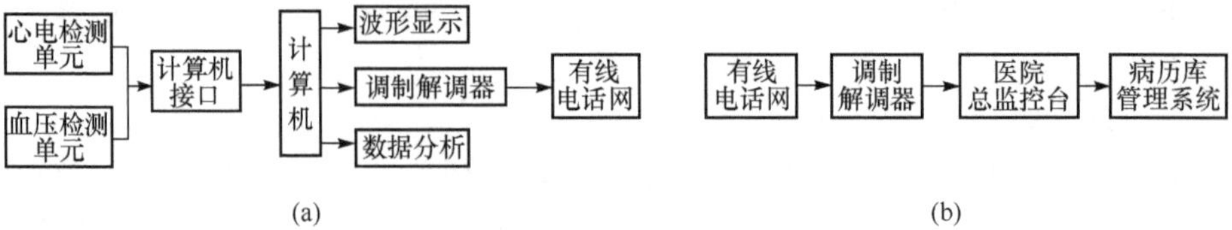

图 4-1 医院监护中心硬件连接示意图

② 基于微波和卫星通信的第二代远程医疗系统。

这种远程医疗系统伴随微波通信和卫星通信的大规模应用而出现,同第一代系统相比,它采用卫星和微波通信,给患者提供了更大的活动范围,而且可以推广到不通有线电话的偏远地区。在这种系统中,更多采用数字信号,使信号的质量大大提高,但是这种系统的成本较高,特别是前端设备和通信线路的费用。同时,它也可以用到航海航空领域,特别是在航海中遇到突发医疗事故需要驻地医院提供支持时。图 4-2 是该系统的结构框图。在这一系统的移动单元部分,通过摄像头和心电采集装置取得患者的生理信号和视频图像信号,编码后经过发射设备传送到通信卫星,再经卫星下传到设在大医院或其他医疗中心的固定单元,让这里的医护人员得到患者信息。同时,医护人员又把声音和视频信号经卫星通信线路传送到移动单元,患者得到更直观、翔实的指导和建议,从而更有效地处理在航海、航天、极地探险等特殊条件下的医疗疑难问题。同第一代远程医疗系统比较,适用的地域范围更加广泛,传输的信息更加完善,由于同时传送的音频信号和视频图像使医生有更真实的现场感。

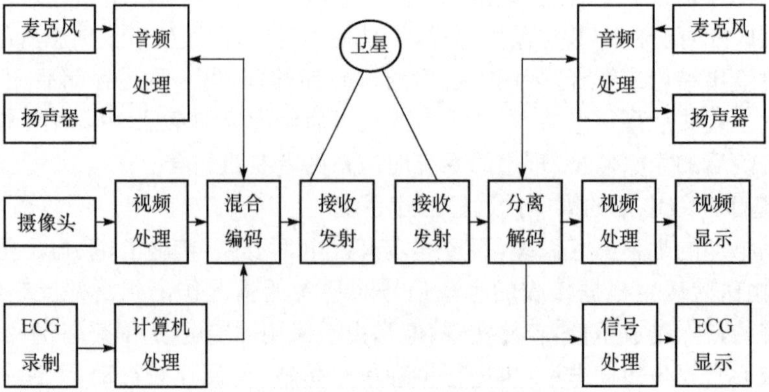

图 4-2 基于卫星通信的远程医疗系统

③ 基于第三代移动通信和互联网的第三代远程医疗系统。

这种远程医疗系统是结合移动通信和无线上网技术而发展起来的，是一种无线远程医疗和远程监护系统。它将移动通信和多媒体网络技术进行了很好的融合，是一套全新的移动健康护理信息系统。在第三代的移动通信系统中，已不仅局限于声音服务，它将提供更大的带宽以保证能大容量快速地传输数据(以 3G-CDMA 标准为例，它可以实现在大范围快速移动的交通工具上有 144Kb/s 的传输速率，而小范围缓慢移动物体或人体可获得 384Kb/s 速率)。第二代数字移动电话在带宽上只有 9600bit/s，而且还不是真正的全球通。无线上网技术使人们能在任何地方自由上网，而互联网已给远程医疗提供了信息传输环境。因此，互联网和第三代移动通信的结合将改变现有的远程医疗模式，使患者能在任何地方和任何时候得到医生的帮助，特别是在偏远地区和事故突发地以及战场上，更需要这种系统的支持。

(3) 远程医疗的发展趋势

远程医疗技术目前已成为世界各国争相发展的一项跨世纪的高新技术增长点，其发展趋势及特点，归纳起来有以下两方面。

① 远程医疗技术更加完善。

国际上制定了医学影像设备(如 CT、X 射线、B 超等)的图像传输接口的标准(DICOM3.0)，使医学影像的自动采集和远程传输成为可能，用于远程医疗的专用设备，如电子听诊器、视频显微镜、视频腹腔镜等都有实用产品问世。因此，在远程医疗领域，医学图像和生理电信号等自动采集和远程传输技术将有革命性进展。

② 远程医疗系统的多样化。

主要表现在目前远程医疗系统正向通用化、专业化和小型化方向发展，以及远程医疗系统与医院信息系统、医学图像档案与通信系统一体化的发展趋势。通用化有两层含义，一是这类远程医疗系统可以应用于远程会诊、远程门诊、远程教学和远程手术指导等方面；二是适用于多种通信方式，如电话、互联网、专线乃至有线电视等。专业化是指按医学专科设计和应用的远程医疗系统，如远程心脏疾病诊治系统、远程放射学系统、远程病理学系统、远程超声诊断系统、远程监护系统、远程手术系统等。远程医疗装置的小型化主要是为了适应个人疾病监护、家庭保健和军队野战卫勤的需要以及其他特殊的需要，如心电图 BP 机、有线或无线心电遥测监护系统、家用孕妇胎心遥测监护装置、单兵监视器。

(4) 远程医疗的应用

美国未来学家托夫勒在 20 世纪 80 年代初期曾预言：未来医疗活动的模式将发生变化，医师有可能面对计算机，根据屏幕显示的从远方传来的患者信息，对患者进行诊断和治疗。这一预言在多媒体技术、计算机网络技术、通信技术和信息高速公路迅猛发展的今天已成为现实。远程医疗目前已成为国际上一门发展十分迅速的跨学科高新技术，成为医疗保健服务和军队卫勤医疗救护保障的一种新模式。

① 远程诊治。

借助远程通信的途径实现对远地对象诊断和治疗的过程称为远程诊治。诊断和治疗一直都是医学的核心内容，因此远程诊治实际是远程医疗最重要的功能。

针对特殊环境的远程诊断和治疗系统。在某些情况下，医护人员无法或难于在现场为患者提供诊断和治疗，如战地伤员、极地探险人员、航天航海人员、恶性传染患者、交通事故现场等。此时，可以通过远程通信网络，把患者的病理信息传送给医疗中心的医生，由医生根据患者的病情给出相应的诊断和治疗意见。

在该系统中，患者诊断主要由诊断信息采集装置构成。对于不同的应用场合，诊断信息的内涵是不一样的。例如，在应急情况（交通事故、战场等）下，主要是指基本生命体征参量，包括血压、心率、体温、呼吸、血氧饱和度、心电图等。为了能配合远地医生的诊断作出相应的救护，除检测设备外还应配备止血、吸氧、补液、心脏起搏和除颤等器具。在非紧急应用场合，除基本体征检测外，还应配备，如医学影像获取装置以满足皮肤病、病理检查、占位性病变的诊断需要。为了便于医患双方的交流，开设视频窗口是必要的，双方可通过视频窗口见面并交谈以弥补非面对面诊断带来的不便。在医生端应配备诊断信息的再现装置，再现装置的形式多样，最常见的是用计算机显示器将远方传来的患者相关数据、图形、图像等信息再现于屏幕，语音信息可通过电话进行交流。诊断信息再现装置的关键是保证信息无失真，而传输信息的通信网络可采用有线和无线两种方式，主要根据患者所处环境和需传输的信息量来确定。

这种类型的远程医疗系统已成功应用于旅行人员的急症诊断系统、急救车载远程诊断系统、便携式传呼诊断系统、精神病远程诊断系统等多个方面。随着移动通信的发展，远程医疗的这种应用方式将被更多地采用。

远程会诊是医生通过对异地患者的图像和其他信息进行分析作出诊断结论，即最后的诊断结论是由与患者处于不同地域的医生作出的。远程会诊对传输的医学图像的质量要求较高。

远程会诊系统有同步（交互式）和异步之分。同步系统具有类似视频会议的显式交互工具和类似电子白板的隐式交互工具，这要求有较宽的通信信道以支持传送交互式的声音和图像。异步远程会诊系统基于存储转发机制，各种信息如图像、声音、视频和文字组成多媒体电子邮件，并在方便的时候发送给专家，专家将诊断结论发送给相关的医护人员。远程会诊系统可以把各地区、各等级的医院通过网络联系起来。由于各地区、各等级医院之间医疗水平和医疗设备差异较大，远程会诊系统可以使各医院的硬件资源和智力资源共享，使医院的资源得到充分利用。例如，中小医院难以确诊的疑难病例，通过远程会诊系统，可以及时得到大医院的专家的会诊，使患者在本地的社区医院得到及时、良好的诊治，而无需费时、费力亲自到大医院找专家诊断，也节省了开支。

远程咨询与远程会诊的主要区别在于，前者一般为离线方式（非实时），后者应为在线的实时运作。一般情况下，远程咨询在有固定服务关系的医院间进行，只有在非常特殊的情况下才通过网络寻求其他专家的帮助。目前开展的远程咨询包括远程病理咨询、远程医学影像咨询、社区诊所与中心医院间的远程咨询等模式。远程咨询将随着社区医疗体制的逐步完善得到大力推广。

外科手术是医疗服务中最常见的一项，能否在最短的时间内汇集外科专家共同攻克疑难手术，能否在一些微创外科手术中用更精密的仪器来代替人，使手术给患者带来的创伤更小，能否在放射性外科手术中对医生的健康加以保护等问题的提出，都引起了人们的极大关注。近年来，计算机技术、机器人技术、机械电子学技术、通信技术等的发展为医疗外科机器人手术和远程出席指导手术的发展提供了必要条件。这两种技术的研究不仅在提高手术的质量、减小手术创伤、缩短患者的恢复周期、降低患者和医院的开支等方面会带来一系列的技术变革，而且也会改变传统医疗的众多概念。

医疗外科机器人手术是利用CT、MRI等医学影像技术，先在需手术部位设计手术方案，外科机器人（机械手）在医生的操作下，更准确地完成外科手术，进一步确保手术安全进行。远程出席指导手术是远程手术的另一方面，是指异地的外科专家根据接收到的手术现场信息（数据、图像、声音等），适当调整手术的操作，并将相关信息反馈给手术现场完成手术的医生或外科机器人，使手术的效果更好。远程手术的发展除其他远程医疗要求的条件外，在很大程度上还依赖于传感器技术、外科机器人技术和虚拟现实技术的发展。

② 远程监护。

远程监护是通过通信网络将患者端的生理信息和医学信号传送到监护中心进行分析，并给出诊断意见的一种远程医疗模式。远程监护的意义在于缩短医生和患者之间的距离，为患者提供及时的救助，减少患者或医护人员的路途奔波，在患者病情突变恶化时报警；对自理能力较差的老年人和残疾人的日常生活实施远程监护，可以随时了解监护对象的健康状况；远程监护可以在患者熟悉的环境中进行，减少患者心理压力，提高诊断的准确性。

在远程监护系统中，患者端主要是采集被监护对象的生理信息，包括心电图、心率、血压、脉搏、呼吸、血氧饱和度、体温、血糖等多种信息。通信网络可以是有线的，也可以是无线的，可以是常见的电话网络也可以是有线电视等其他通信网络。监护中心需配备再现患者信息的设备、有临床经验的医护人员，也可以配置专家系统。监护中心可以设在大医院内，也可以成立专门的监护中心，可以设在中心城市，也可以在社区设置。

远程监护最先应用于航天事业中。为了保障宇航员的健康和满足研究的需要，从20世纪70年代开始到现在各国航天飞行中都采用远程监护技术监测太空飞行中宇航员的重要生理参数。地面接收站医生可以根据这些数据评价宇航员在飞船发射、着陆等特殊情况下的生理状态，还能在航天员生病时提供实时监护并指导治疗。在目前的国际空间站计划中，航天员重要生理参数的监测数据和其他生物医疗数据不断传送到地面站用于医疗和生物医学研究。

用于偏远地区和急救是远程监护用于陆地的切入点。英、美、日从20世纪80年代就开始应用于偏远、急救和军事医学中。我国2008年汶川地震救灾中，运用远程医疗监护技术，开辟了灾区外救援的"第二战场"，使千里之外的灾区重伤员得到及时有效的诊治。2010年5月13日，首家急诊远程监护室在武警总医院急救监护中心启用，医院通过通用分组无线业务（gerneral packer radio service，GPRS）功能，实现了患有心血管疾病及心脏疾病高发人群与医生实时远程心电监测。不论身在何处，只需按下手机大小的"护心宝"监测器，医生就会通过远程心电监测对呼救者提供指导。

患者日常健康的监护是远程监护普及应用的发展趋势。重要生命参数的远程监护是患者日常监护的一个重要内容。这类生理参数检测一般要求无创或微创检测，能帮助医生掌握监护对象的病情并提供及时的医疗指导，主要体现在心电图远程监测、血液透析远程监护等。重要生理参数的远程监护给本地和远方医生提供了连续的生理数据，由于检测一般在患者熟悉的环境中进行，因此在一定程度上避免了由于紧张造成的生理状态改变，使测量结果更符合患者的真实情况。随着各种无创便携家用检测设备的出现，血压、呼吸、血氧饱和度等更多的生理参数检测可以由患者自己在家中测量。对慢性病患者和出院病人在家中进行远程监护，有助于观察病情变化，指导病人用药及药效观测，并在病情突然恶化时向医疗中心报警以获得及时救助。

正在兴起的家庭医疗保健工程（home health care engineering，HHCE）就是远程监护系统的重要应用领域。家庭医疗保健工程最早出现于20世纪70年代，在90年代得到了迅速的发展，并已成为当今世界医疗领域的研究热点。家庭医疗保健工程的主要内容是将千家万户和医疗机构联系起来，实现医疗进入家庭，在配备先进适宜医疗设备的条件下，让患者在家中完成监护、诊断、治疗、康复和保健。由于家庭医疗保健工程的出现符合21世纪的社会老龄化、医疗费用日益高涨以及人们生活健康质量高要求的趋势，同时可以实现医疗资源共享，并提高边远地区的医疗水平，所以受到各国的广泛重视。

③ 远程战地救护。

战争就意味着伤亡，过去对战地伤员的处理办法是轻伤员就地处理，重伤员要送到后方医院。由于时间延误和处置方法不当，有些伤员在运送过程中可能死亡。

另一方面，战争也不允许战地医院离战场太近。如果为部队配备无线移动远程医疗系统就相当于把战地医院的触觉向前延伸，后方医生能及时对前方医护人员进行指导，可以保证危重伤员得到及时恰当的救治，为挽救伤员争取时间。美军在野战救治中使用的单兵计算机电子士兵就是一种小型的远程医疗系统。当士兵负伤后，单兵计算机通过头盔系统接收到伤员的伤情信息，一方面将其迅速发送到救护中心，请求救援；另一方面启动微型智能专家急救软件，为伤员的自救互救提供早期的救护指导。从出现之日起，远程医疗就与加强军队的卫勤医疗救护保障能力，加强军队的现代化建设紧密地联系在一起。现在世界各国军队都十分重视远程医疗在军事医学中的研究和应用，使其成为高科技条件下发展军事医学的一个重要课题。美军研制的一些远程医疗系统已广泛应用于医疗和战伤救护，现在正实施战伤救护医疗通信规划。该规划包括卫生员远程咨询和远程会诊、单兵监视器、医疗数字辅助器、可移动的医疗咨询车辆（充当远程医疗的中途站）、数字化野战医院以及数字化医疗机构等内容。数字化野战医院主要承担远程医疗任务，由远程临床通信系统、医疗诊断成像支持系统和电视电话会议系统等组成。目前，美国陆军与国防部高级研究计划局合作，正在研制全数字化野战医院，利用计算机技术、卫星通信技术，把野战医院、各专科医疗中心和国防部的医疗保健数据库联系起来，准备将数字化野战医院装备美军及在海外的军事基地，用于战伤救护、救灾和人道主义援助。

7. 目前医院信息工程现状和未来前景

医院发展信息工程是医院现代化的标志，从 20 世纪 90 年代初的全国电子化病历、医院信息系统等的逐步推广，全国医院逐渐向信息化发展。由于全国信息化缺乏统一的标准，各级医疗机构都在搞自己的信息化系统，军队医院以“军卫 1 号”、“军卫 2 号”为标准，在 20 世纪 90 年代末期全军医院进行普及，走在了医院信息化的前列，地方医院也纷纷推出信息化系统，主要以天健公司的信息化平台为代表；在远程方面，四川大学华西医院的远程网络教学、会诊平台具有一定的影响力。

医院信息化的发展带动了医院信息工程师、网络工程师的出现。很多医院成立了网络中心，负责医院信息系统的构建与维护。2000 年之前，军队医院网络中心设置在医院的医务部（医务处），后来大部分独立为医院机关的二级职能科室。大型的医院还组建了医院的网络中心或网络办公室，也有的医院将信息业务归并到信息科。起初这些信息工程师大多来自于医院设备科的医学工程人员，后来逐渐招收军地毕业的计算机专业人员。由于医院信息化系统还涉及医院的工作流程和特点，因此既懂医学，又懂计算机专业的医学工程人员成为了医院信息化的主导者。医院的信息化虽然很重要，但是各级各类医院发展很不平衡，医院的信息工程师在医院大都属于配角的位置，主要的工作就是进行网络和计算机的维护，简单而且重复。部分医院领导错误地把信息化看成就是修电脑，没有充分把信息工程师的积极性发挥出来，有的医院甚至没有信息工程师，把信息化系统的维护进行后勤社会化托管，这些都是错误的认识和落后的看法。

随着医院规模的扩大，医院的信息化工程越来越庞大，医院网络管理中心的规模也随之扩大，特别是进入2008年之后，建设数字化医院逐渐成为一种趋势，信息化渗透到医院的每一个角落，医生工作的每一个环节。广州军区福州总医院、南京军区总医院、解放军总医院率先实现了数字化医院，今后将逐渐在全军进行推广。四川大学华西医院也组建了远程数字化医院协同系统，拥有网络医院200多家。医院的数字化趋势推动了信息工程师的成长，使之逐渐成为医院工作人员重要的组成部分，而未来的趋势也决定了信息化的进程与速度，信息工程师的行业前景光明。

4.5　医学影像工程

1. 医学影像系统发展概况

医学影像是医院的重要系统工程，医学的数据很多是以图像的形式进行传输，是医学诊断的重要依据，于是一个重要的临床工程专业——医学影像工程出现。图像存储与通信系统(picture archiving and communication system，PACS)是医院用于管理医疗设备，如CT、MRI等产生的医学图像的信息系统。

美国在医学影像系统方面的研究和应用处于领导地位。为规范数字医学图像及其相关信息的交换，1985年美国放射医学会(American College of Radiology，ACR)和全国电子厂商联合会(National Electrical Manufacturers Association，NEMA)在20世纪80年代正式推出ACR-NEMA标准1.0和2.0版本，1993年又推出功能扩充的DICOM标准3.0。目前DICOM-3.0已成为医学图像通信领域公认的国际标准。在美国，为数众多的大学、科研机构和公司从事与图像存储与通信系统及其相关技术的研究和产品的开发，如华盛顿大学、宾夕法尼亚大学、国际商业机器公司、惠普公司等。安装和应用图像存储与通信系统的医院和医疗研究机构更是不胜枚举。美国军方对图像存储与通信系统在美国的发展起到了重要的促进作用。最早有关的研究之一是1983年由美国军方资助的远程放射项目。1992年开始实施的医学诊断图像支持系统(medical diagnostic imaging support system，MDIS)旨在为美国国内外的诸多医学节点安装图像存储与通信系统和远程医学放射系统。该项目为期4年，为大型图像存储与通信系统的安装和实际应用提供了大量宝贵经验。

在日本，医学信息系统的研究非常活跃。日本图像存储与通信系统研究始于1984年召开的第一届PACS和PHDS专题讨会。至1998年，在日本已有超过

2000 套 CR 系统正在临床使用，约 100 家医院安装了不同规模的系统。日本国家癌症中心负责的远程项目 Hivision 远程放射学系统和 Osaka 大学医院的 HIS-RIS-成像设备-PACS 集成项目较有影响。1989 年，日本提出了图像保存和移动系统(image save and carry，ISAC)概念。它使用大容量可移动记录设备进行医学图像存储和交换，两者的不同之处在于它是离线系统，而图像存储与通信系统是在线系统。日本图像存储与通信系统协会和医学信息系统开发中心(medical information system developing center，MEDIS-DC)负责 ISAC 系统的标准化和发展工作。

图像存储与通信系统研究刚开始时，针对当时不同的成像设备设计实现了用图像存储与通信系统模块来管理不同放射部门的图像。由于这些模块之间缺乏联系，当医院的图像存储与通信系统模块越来越多时，维护、协同工作、容错和系统扩展方面面临许多困难。第一代图像存储与通信系统是将数字化成像设备集成在一起的网络，用于获取、存储、管理和显示病人的图像及相关诊断和文字信息。这些图像存储与通信系统规模小，一般应用于 1～2 个成像设备；它是一个封闭系统，需要专门的软件和网络，与其他的医学信息系统无联系；被设计成一个集中管理系统，即图像和数据存储在中央数据库中并分发给提出请求的周边工作站；没有标准的通用数据交换格式和通信协议，因此临床使用困难。

第二代系统克服了第一代系统的缺点，采用分布式数据库，使存储在网络不同地方的图像和数据可以被网络中的其他部分获取。它具有开放结构、互联网络、标准化接口和软件通用的特点。

目前系统的研究领域包括系统结构设计、网络通信、数据库集成和访问、数据和知识的获取。系统设计要注重系统的标准化、开放性、互连性、可靠性和安全性。

图像存储与通信系统发展受多种技术因素的影响，如计算机技术、通信技术、存储介质、数据获取方法、图像显示技术、图像数据压缩技术、人工智能、光电设备、软件技术、标准化医学图像通信接口、标准化图像和数据交换方式、系统集成及其与放射信息系统、医院信息系统和远程放射学的连接。

2. 图像存储与通信系统的组成

图像存储与通信系统在物理结构上采用各种网络将不同类型的计算机连接起来，包括医学成像设备、图像采集计算机、图像存储与通信系统控制器(数据库和存档管理)，以及图像显示工作站。图像存储与通信系统的组成及数据流如图 4-3 所示。

(1) 数据和图像的获取

该系统中最困难的任务是从各种成像设备及时可靠地获取图像及相关的文字

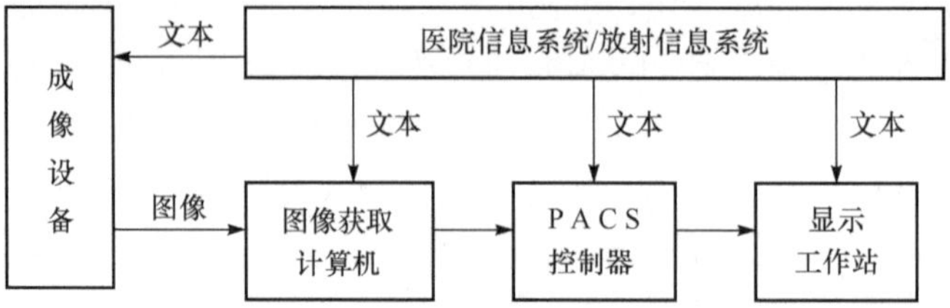

图 4-3　PACS系统的组成及数据流

信息(如病人信息、研究描述、图像采集参数和有关的图像处理等)。

① 相当一部分成像设备输出为胶片,必须转化为数字图像。

② 各厂家生产的数字成像设备不符合 ACR—NEMA 和 DICOM 工业标准。

为克服这一困难,必须在成像设备和图像存储与通信系统其他部分之间设置一台图像采集工作站,通过采集实现成像计算机与图像存储与通信系统的隔离。图像采集工作站的主要任务包括从成像设备获取图像数据,将图像数据转换成图像存储与通信系统标准的格式,并将其送往图像存储与通信系统控制器。

(2) 图像存储与通信系统控制器

图像及病人的相关信息从图像采集工作站、医院信息系统和放射科信息系统送往图像存储与通信系统控制器。图像存储与通信系统控制器是系统的核心,包括数据库服务器和存储管理系统两大部分。图像存储与通信系统控制器的基本操作包括如下内容。

① 接收图像采集工作站送来的医学图像。

② 提取接收图像的相关文字信息。

③ 通过网络更新数据库管理系统中的数据。

④ 确定图像显示工作站所在位置。

⑤ 从分布式光盘存取系统中自动提取可比较的图像。

⑥ 确定图像显示的最佳对比度和亮度参数。

⑦ 完成图像的数据压缩。

⑧ 将新的研究报告存到光盘库中。

⑨ 将已存储的图像数据从远端图像采集工作站中删除。

⑩ 为其他工作站和控制器提供图像存取服务。

(3) 显示工作站

图像存储与通信系统显示工作站要充分利用图像存储与通信系统的网络资源和处理能力。显示工作站包括通信、数据库、显示、资源管理和处理软件。

在实际应用中,显示工作站根据应用的不同可分为四类。

① 用于最初诊断的高分辨率监视器。

② 用于相关医生和会诊系统的中分辨率监视器。

③ 医生桌面工作站。

④ 高分辨率硬拷贝打印工作站。

每个工作站具有一个本地数据库用于管理当前病案，也可以从图像存储与通信系统数据库获取历史图像。

(4) 网络系统

计算机网络的一个基本功能是对最终用户（如放射科大夫和门诊医生）提供一条路径使其能访问位于不同地方的信息（如图像和报告）。在系统设计中最重要的网络数据包括每个节点的位置和功能，两个节点间信息交换频率，不同速度网络节点间传输费用，通信可靠性需求和吞吐能力需求。设计参数包括网络拓扑结构，通信线容量和流量分配。

网络的设计既要考虑建网及通信费用和计算机资源，同时又要满足图像传输速率的要求，因此可以用几种不同网络来构成。

① 低速（<10Mb/s）以太网。

② 中速（10～100Mb/s）光纤分布数据接口。

③ 高速（≥155Mb/s）异步传输模式。

网络必须采用标准网络协议，如 TCP/IP。成像是一件费时的处理过程，因此采用低速网络连接成像设备和图像采集工作站。根据数据交换量和传送费用来确定是采用中速或是高速网络。由于几台图像采集工作站可能同时向图像存储与通信系统控制器传送大量图像文件，因此在图像采集工作站和 PACS 图像存储与通信系统控制器间一般采用高速网络。

3. 图像存储与通信系统设计中的关键技术

(1) 图像数据获取

由于计算机工作平台、成像设备和生产厂家的不同，使得图像格式和传输方式千差万别，很难实现医学信息的共享。为了解决这个问题，人们规定了一系列医学电子数据的交换标准，这些标准主要定义了用于传输的医学信息的格式（数据打包）。借助这些标准，用户只需将自己的请求按标准打包送出，服务器一端接收到数据后按标准将数据解包为自己能识别的格式，然后将处理后的结果再按标准打包送回。这样，用户端和服务器端都只需开发一套自己系统与交换标准的接口，就可以实现数据共享。

目前正在使用的用于实现医学信息共享的医学数据交换标准主要有 HL7 数据交换标准和医学数字成像和通信标准，其中 HL7 在 ISO/OSI 的应用层上定义了一组数据交换的编码格式。对医院和医学的常用信息的各种格式和操作都给了一个相应的编码，主要用于文本数据交换。医学成像和通信标准则包括标准化图像数据格式及通信协议，定义了一个应用消息交换和通信协议，支持 OSI 和 TCP/IP，定义了命令和交换数据的标准响应和兼容水平，引入了图像、分析、报告等信息，主要用于图像数据交换。

目前，医院信息系统放射信息系统广泛使用 HL7 标准。图像存储与通信系统将 DICOM 3.0 作为图像文件标准，采集计算机从成像设备获得的图像文件需编码成标准图像文件，然后存储到图像存储与通信系统数据库中，这些标准图像也可以被解码成非标准的内部格式。例如，显示工作站为了快速显示图像，需要将标准格式图像转化为非标准的内部格式，其内部处理器会自动将图像再转换成标准格式后送往其他地方。

临床医学图像包括静止图像和运动图像。静止图像可以分为符合 DICOM 3.0 的数字数据、非标准的数字数据、非数字数据（如胶片、视频图像等）。

对于符合 DICOM 3.0 的数字图像，可以直接与采集计算机相连。对于胶片这类非数字图像，一种方法是使用专用扫描仪直接得到数字图像；另一种则是用摄像头获得模拟输出，然后用帧捕捉的方式将其转换成数字图像。这种方法也适用于从医疗设备的监视器输出获得的数字图像。最困难的是对非标准数字图像的处理，设计者必须获得设备生产厂商关于数据结构和接口协议的详细说明，才能设计应用软件，从设备的串行口或并行口读取非标准数据，并转换为标准化数据。动态医学图像（如超声心动图和血管造影）包括一系列随时间变化的图像，这些设备一般没有数字化视频输出，通常采用帧捕捉的方式将其转换为数字图像。

数字图像的大小对于诊断的准确性至关重要。不同的成像设备对图像有不同的精度要求，如 X 射线胸片为 2048×2048×12 bit，超声图为 512×512×8 bit，乳腺摄影为 4096×4096×12 bit。因此，数字化设备必须提供具有适当分辨率的图像（包括空间分辨率和灰度等级）以符合国际标准。

医学图像数据库在不断增大（表 4-1），而通信带宽和存储容量有限，图像传输和存储成为远程放射学和图像存储与通信系统的瓶颈，因此必须进行图像压缩以节约存储空间并加快图像传送速度。图像数据压缩技术包括有损和无损压缩，为了保证诊断的准确性，一般采用近无损压缩技术使静止图像质量在视觉上无变化。研究表明 5～6∶1 的压缩率为近无损压缩。DICOM 3.0 中规定了静止图像压缩标准，还没有规定动态数字视频图像压缩标准。对于动态数字视频图像，目前运用的有损压缩技术包括 MPEG-1、MPEG-2 及运动 JPEG，需要通过实验研究来选择合适的压缩技术和压缩率。

表 4-1 常用医学图像文件大小

项目	一幅图像/bit	图像数/检查	文件/检查/MB
核医学	128 * 128 * 12	30～60	1～2
磁共振成像	256 * 256 * 12	60	8
超声	512 * 512 * 8	20～230	5～60
数字减影血管造影	512 * 512 * 8	15～40	4～10
计算机断层扫描	512 * 512 * 12	40	20
计算机放射成像	2048 * 2048 * 12	2	16
数字化 X 射线摄影	2048 * 2048 * 12	2	16
数字化 X 射线乳腺摄影	4096 * 4096 * 12	4	128

(2) 数字通信网络

图像存储与通信系统结构中，数字通信网络主要完成图像从获取设备到图像存储与通信系统控制器，然后到显示工作站的传送。只要满足 TCP/IP 通信协议，网络实现就可以采用任何拓扑结构和物理结构。许多计算机和处理器用于图像通信，有些具有高速通信协议，有些则没有。因此，在网络设计中，要运用不同的通信技术适应各种计算和处理需要，目标是给临床提供最佳的图像吞吐能力。

只要经费许可，网络设计可以采用高速以太网、FDDI、ATM 或由多种网络构成的混合网络。表 4-2 列出了现代放射科内各部分图像传送速度需求。由于成像设备的成像速度慢，因此由成像设备到图像采集计算机间可以采用较慢速通信。由于成像设备的处理器一般不支持高速通信协议，因此图像采集计算机与图像存储与通信系统控制器之间使用中速网络。控制器与图像显示工作站间要求使用高速网络，使得医生调阅图像的等待时间不超过 2 秒。对放射科医生和临床医生而言，4MB/s 的图像传输速度相当于传送一张 2048×2048×8 位的传统 X 射线数字图像需要 1s，这是医生可以容许的平均等待时间。

数字通信网络设计中要考虑通信速度、通信标准、容错性、安全性以及网络建设和维护费用。

① 通信速度。从表 4-2 看出以太网是用于成像设备到图像采集计算机的低速通信协议。如果图像采集计算机支持 FDDI 或 ATM，则可以在采集计算机与图像存储与通信系统控制器之间使用这些中速或高速通信协议，否则只能使用以太网网络集线器。在图像存储与通信系统控制器与图像显示工作站间必须使用 ATM 高速网。

表 4-2　放射科内的图像通信特点

项目	成像设备到图像采集计算机	图像采集计算机到PACS控制器	PACS控制器到显示工作站
速度需求	低速：100KB/s	中速：100～500KB/s	高速：4MB/s
网络技术	以太网	以太网/FDDI/ATM	ATM
网络传输速率	10Mb/s	100Mb/s	155Mb/s
每个连接费用	1单位	1～10单位	10单位

② 标准。选择不同软件和操作系统参数会影响以上三种网络的性能。因此，所有网络应使用标准 TCP/IP 协议和相同的硬件配置。

③ 容错。PACS 通信结构应具有后备，光纤电缆应如以太主干网一样具有备用网络。标准 TCP/IP 协议适用于以上三种网络，如果高速网络（ATM 或 FDDI）失效，基于 Socket 的通信软件会立即转向低速备用网络。

④ 安全。网络具有自己的安全服务和管理机制。

⑤ 费用。数字通信网络是为临床设计的，应具有很强的鲁律性和系统冗余，这是在设计初期应考虑的。速度越高则网络价格越贵，目前的通信网络大多集成了多种网络结构，使得性价比最合理。

（3）图像存储管理系统

图像存储管理系统能够实现对短期、中期和长期图像存档数据的分级管理。系统设计中的两个核心问题是数据完整性和系统效率。数据完整性是指图像存储与通信系统从成像设备获得的图像数据不能丢失。系统效率是指要缩短显示工作站对图像数据的访问时间。

为保证数据的完整性，系统一般在不同存储设备中保存两份图像文件，包括成像设备、图像采集计算机、PACS 控制中心和显示工作站，以保证图像被成功地存档在长期存储设备中。图 4-4 为系统中各部分的存储子系统。图像存储与通信系统的备份策略是通过图像存储与通信系统各部分间的通信机制来完成。

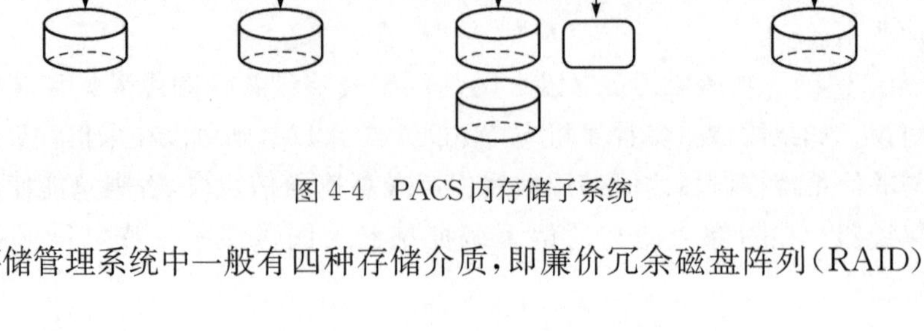

图 4-4　PACS 内存储子系统

存储管理系统中一般有四种存储介质，即廉价冗余磁盘阵列（RAID）用于立即访问当前图像；磁盘用于快速检索缓存图像；可擦除磁光盘用于较长期存档；不可擦除光盘(WORM)位于光盘库中，用于图像的永久存档。成像设备和采集计算机磁盘都用来保存最新获得的图像，这些图像文件一旦被成功存档就可以删除。表 4-3 给出了这些多级存储介质的特点。

表 4-3　存储管理系统中的各种存储介质

级别	存储介质	位置	目的	最佳容量/GByte
1	RAID:暂时保存	PACS 控制器（存档库）	立即访问当前图像和选取的历史图像	10～30
2	磁盘:暂时保存	存档子系统（存档库）	提供对当前图像的快速检索	10
3	磁光盘:较长期保存	存档子系统（光盘库）	提供对历史图像的检索	500
4	WORM:长期保存	存档子系统（光盘库）	提供对历史图像的检索	1000～3000

(4) 图像存储与通信存档系统

图像存储与通信存档系统是图像存储与通信系统的核心，主要由存档服务器、数据库系统、光盘库以及通信网络。采集计算机和显示工作站通过网络与存档系统连接。采集计算机从各种成像设备获得的图像首先被送到存档服务器，然后存储到光盘库，最后送到指定的显示工作站。

存档服务器功能强，具备多个中央处理器、小型计算机接口、数据总线和以太网以及 ATM 网络接口。其冗余硬件设计能同时支持多个数据处理过程，图像数据传送可以使用不同的数据总线和网络进行。存档服务器除具备存档功能外，还可以作为图像存储与通信系统控制器管理图像在整个系统中的数据流动。存档服务器缓存使用大容量磁盘阵列或磁盘，能保存两周内来自各种成像设备的图像信息。存档服务器缓存具备很高的数据吞吐量，用户可以快速检索获取最近图像，而不用访问光盘。

数据库系统应包含冗余数据库，使用相同的商用数据库系统(如 Sybase、Oracle)和结构化查询语言系统应具有一个镜像服务器备份，以保证数据库能不间断地运行，即使系统失败或磁盘损坏时也不丢失数据。数据库系统除了支持图像检索功能外，还需要与 RIS/HIS 互连，允许从这两个数据库中获取病人的其他信息。

光盘库由多个光驱和磁盘控制器构成，允许在多个光驱上同时进行存档和检索操作。光盘库应具备很大的存储容量，以 1012 字节为单位，既支持可擦除光盘，也支持不可擦除光盘，并有备用电源，可以保证光盘库的不间断运行。

通信网络中图像存储与通信系统存档系统应与 LAN 和 WAN 互连，图像存储与通信系统局域网由以太网和 ATM 两种通信网络构成。PACS 局域网使用 ATM 在存档服务器和显示工作站之间传送大容量图像数据。低速以太网用于连接图像服务器，包括采集计算机、RIS/HIS 和显示工作站。同时，以太网作为 ATM 的备用网络，当 ATM 出现故障时，会自动引发存档服务器重新进行网络设置,图像可以通过以太网送到显示工作站。

存档服务器的主要任务包括图像接收、图像暂存、图像路由、图像存档、病案分组、盘片管理、RIS接口、PACS数据库更新、图像检索和图像预取。存档服务器软件应使用标准编程语言和UNIX开放系统结构。存档服务器完成各种任务的处理过程独立运行,并使用客户-服务器结构、查询控制机制和任务优先级控制,同时与其他处理过程通信。

(5) 数据库集成

医学图像数据库具有以下特点。

① 多模式和数据异构。各种成像设备能提供多种模式的生物医学信息,包括解剖学上的、空间的、生化的和生理的信息。各种医学图像在图像获取、分布和显示方面存在差别。

② 结构与功能关联。医学图像的结构信息为疾病诊断提供了基本知识,而且与功能紧密联系。

③ 非精确性和时态性。医学图像记录的是病人在某个时刻的信息,受成像设备精度的限制,记录的信息不很准确。

④ 大数据集。医学图像数据量一般在1～32MB以上,远远大于文本数据。

⑤ 基础结构支持。临床诊断中常常需要将存储在不同地方的各种医学图像、病人数据以及相关材料集中起来分析,而目前各种数据库是独立的,由于缺乏结构上的支持,很难实现多媒体数据库集成。

⑥ 安全性。如何保证数据库的安全是多媒体数据库集成引发的新问题,特别在数据库与公共图书馆或国际网络互联时尤为重要。

图像存储与通信系统的目的是提供图像文件管理,但在实际应用中,不仅需要对某个病人的存储图像进行分析,而且需要根据不同病人的图像获取数据进行相关疾病的研究,系统所缺的正是对图像及相关文字信息的组织、分析和整合能力。随着图像存储与通信系统网络的发展和用户人数的增加,需要一个合适方案解决分布式应用环境中的系统性能优化、数据转换管理、组织工作流程、多种图像处理、系统管理和维护,以及多媒体信息等方面的问题。

医院大型PACSHI-PACS上的医学图像数据库可以支持分布式医学图像应用,如图4-5所示。医学图像数据库服务器是HI-PACS和医学图像应用的中间层,位于数据源和应用处理的核心部位。服务器由对象数据库、图像处理库和工作流程管理程序三个部分构成,各部分并行协同工作,不但增强了图像存储与通信系统的数据管理能力,而且通过了IP防火墙、访问控制和用户身份认证等方法对客户访问进行安全服务。

① 对象数据库。分布式对象管理模型可作为开放式系统计算的对象,请求代理,支持基于图像内容检索的各种生物医学图像应用。

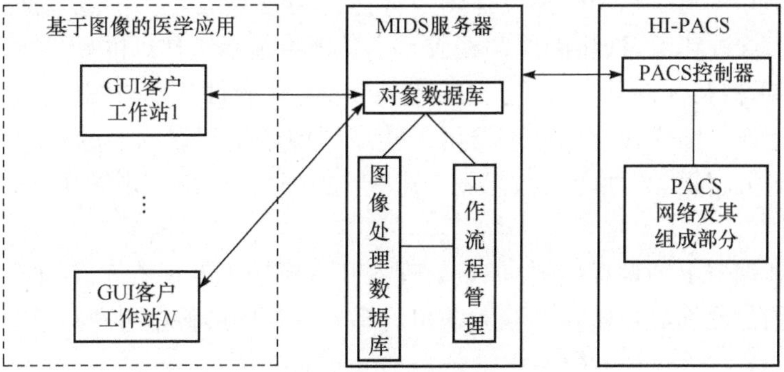

图 4-5　图像处理库管理体系结构

② 图像处理库。在高性能 MIDS 服务器上运行图像自动注册、特征抽取等图像处理程序,以减少客户工作站的硬件需求和软件复杂性。

③ 工作流程管理程序。采用类似数据库活动触发子机制实现数据库工作流程控制。

④ GUI 客户工作站。客户工作站使用 GainMomentum、OpenLook 和 Motif 等 GUI 工具,完成图像检索、管理、分析和更新等数据库操作,并具备简单的图像处理工具。

⑤ HI-PACS。由多媒体文件和分布式异构医学数据库、图像采集系统及医院信息系统构成,提供医学图像数据库运行环境。

放射科内处理的信息以文字、图像、语音和视频形式存储在各种数据库中,如病人基本信息、临床检测结果、用药和病理报告存放在 HIS 中;放射图像保存在图像存储与通信系统存储管理光盘库中;放射图像的相关报告保存在 RIS 中;电子邮件和文件保存在计算机中。为了实现放射科多媒体数据的有效操作,必须实现 HIS、RIS、PACS、电子邮件和文件以及数字语音口述系统的集成。

① RIS/HIS 与 PACS 集成。系统集成的原则是各系统结构保持不变,分别进行硬件和软件扩展以便与其他系统通信数据共享,通信采用 HL7 标准数据格式和 TCP/IP 通信协议。

② 数字语音与图像存储与通信系统集成。一般放射科报告与图像是分开存储的,报告先由文字转为语音录在磁带上,然后插入到 RIS 中。RIS/PACS 接口允许将报告送入数据库,这样当用户需要时可以将报告显示在工作站上。数字语音与图像存储与通信系统的集成将语音数据和图像数据联系起来,临床医生在看到文字报告前,可以一边看图像一边听报告。

(6) 图像显示工作站

图像显示工作站是控制图像显示的主计算机,用户通过它实现图像及其相关信息的查询和显示。图像软拷贝是图像存储与通信系统的一个重要部件，有时也需要实现图像硬拷贝，即将图像印在胶片上。图像显示工作站的硬件由图像缓存、处理器、显示器及存储器组成，通过通信网络和应用软件实现与图像存储与通信系统控制器相连。图像缓存和处理器用于实现图像数据到显示器的可视化转换，存储器要满足大容量、高性能的图像显示需要，通过通信网络实现图像到显示工作站的数据传送。

图像处理器由图像存储器、像素处理器和视频输出处理器组成，通过一个共用总线实现图像数据高速转换。视频输出处理器产生的图像信号可以直接送到显示设备。

显示工作站的存储设备不仅要求容量大，而且需要很高的数据输出能力，以满足图像处理和显示速度要求。普通磁盘从存储介质到视频显示的图像传输速度为2MB/s，不能满足显示需要，为了得到高速 I/O，显示工作站常用随机存储器和磁盘阵列两种高速存储设备。随机存储器具有非常高的 I/O 速度，但价格贵，一般作为显示工作站缓存使用。磁盘阵列允许多个磁盘同时进行读写操作，比随机存储器慢，但价格便宜。

图像显示工作站可以根据应用分为诊断工作站、回顾工作站、图像分析工作站、数字化和打印工作站、交互式教学工作站以及图像编辑和研究用工作站。诊断工作站放射科医生使用的高质量工作站，具备数字语音系统，应用软件可以将诊断报告与图像关联。诊断工作站具有所有图像处理功能，对图像读取时间要求高(1～2s)，一般需要两个以上显示器进行图像显示。回顾工作站是放射科医生和相关医生在病房内浏览病案时使用的工作站，需要同时浏览图像及其相关诊断报告，对图像显示精度的要求较诊断工作低。由于进行图像参数提取和三维重建等工作计算量很大，分析工作站需要硬件图像处理器和高性能软件的支持。数字化和打印工作站是放射科技术人员和胶片管理员用来实现胶片数字化和图像由软拷贝到硬拷贝的转换过程，需要配备激光胶片扫描仪、激光胶片翻印机和打印机。交互式教学工作站主要用于医院科室或医学院的交互式教学。编辑和研究工作站则用于生成讲课用幻灯片、教学和研究材料及图像报告，可以通过数字化和打印工作站的打印机输出。

目前，显示工作站一般都具备数字图像管理和图像处理功能，图像处理会提高图像的诊断价值，主要包括图像勾边、边界检测、去模糊、消除噪声和滤波。显示工作站还具有图像显示和测量功能以辅助医生诊断，包括缩放和移动、窗口和灰阶调整、直方图修正、图像反转及距离、面积和平均灰度测量等。

4. 图像存储与通信系统实现策略和发展趋势

十几年来，许多大学医院、研究所和成像设备生产厂商都在研究和开发各种图像存储与通信系统。1996 年的一个世界范围调查显示，已经有 23 个大型系统应用于临床。图像存储与通信系统实现一般有系统集成、量身定做和交钥匙方案。

系统集成方法需要一个多学科研究小组完成系统的设计和集成，研究小组要根据临床需要选择各种图像存储与通信系统部件、开发系统接口、编写系统软件。系统集成的优点是可以采用最新技术对系统不断升级。系统设计和技术规范是根据临床制定的，不依赖设备生产厂家。然而，如何组织这种多学科研究小组是系统实现的关键。此外，由于系统部件来自不同厂商，因此系统服务和维护也是比较困难的工作。许多大学医院和研究所采用系统集成方法实现图像存储与通信系统，如美国的 UCLA 和 UCSF 大学医院、瑞士 Geneva 大学医院和韩国 ASAN 医学中心。

由医院内外人士组成的专家组根据临床需要确定系统的要求和技术指标，由生产厂家按合同完成和实现，这种图像存储与通信系统实现方式称为量身定做。其优点是系统根据特定临床应用设计，而系统实现交给厂家完成，医院方面不必担心系统安装和维护工作。由于专家不熟悉临床环境会低估某项功能在技术和实现上的困难，指标会定得过高。指定厂商由于缺少某些部件临床经验，会过高估计这些部件的性能，使整个系统可能达不到全部技术指标。由于系统是定做的，因此系统造价昂贵。世界各地的医疗中心均采用这种方法实现图像存储与通信系统。日本北海道大学的图像存储与通信系统，是由北海道大学、Fuji 医疗系统和 NEC 三方专家共同确定系统要求和技术指标，由 NEC 设计实现的。美国医学诊断图像支持系统是采用这种方法的最大图像存储与通信系统项目，其目标是在几家军队医疗机构实现无胶片医学成像系统。

直接购买生产厂商开发的并安装在某个部门临床使用，这种实现方式称为交钥匙方案。其优点是，系统通用、价格较低、易于维护。由于系统生产需要一个周期，当系统上市时，有些技术已经过时。另外，这种通用系统是否满足各种临床需要，也值得怀疑。有时医疗中心会向某个厂家订购交钥匙系统，然后根据自己临床需要做部分修改。例如，美国 Georgetown 大学订购 AT&T 和 Philips 的 COMM-View 系统。

当前，图像存储与通信系统发展主要在三个应用领域，大型 PACS、远程放射学、危重病房监护(ICU)和抢救室(ER)模块。

从用户的角度看，系统既可以是一个非常简单的 PACS 模块，也可以是 HI-PACS 这样的复杂系统。调查表明，一个大型图像存储与通信系统必须满足三个条件，即临床上每天使用，具有三个以上 PACS 模块互连；在放射科内外都能完成图像访问。根据这个定义，1993 年有 13 个图像存储与通信系统被认为是大型系统，到 1995 年数目超过 20 个，显然发展大型系统是发展趋势，这也是实现医疗数字化的关键。实现大型图像存储与通信系统的一个重要因素是要有充足的资金，目前大多数系统采用量身定做的实现策略。

远程放射学是非常实用的系统，通过在成像端与专家端传送放射图像，不仅缩短了图像诊断时间，而且能为病人提供较高水平的医疗服务。

在ICU/ER使用PACS模块的一个重要原因是要及时得到放射诊断报告。许多研究报告证明，在ICU/ER实现远程放射学或PACS模块能提高临床服务速度和水平。ICU的PACS模块一般有两种设计方案，第一种方案是只在ICU设置显示工作站，成像和通信部分位于放射科，这样放射科医生在分析图像的同时，图像及语音报告能及时呈现在ICU医生面前。第二种方案是在ICU配备成像、通信和显示设备，在放射科设置一台高分辨率显示工作站，这样在ICU获得的放射检查图像被送到放射科分析，语音报告返回到ICU。由于ER对图像及报告的要求更加紧迫，因此第二种ICU PACS模块设计方案可用于ER。

5. 当前图像存储与通信系统研究应用的主要问题

① 提高系统互连性，如采用ACR—NEMA/DICOM标准。

② 提高整个系统的智能化和协同处理能力，包括通用信息和处理模型研究。

③ 医学信息库，包括医学图像数据库管理和服务器结构、高性能图像分析工作站、基于内容的医学图像检索、分布式计算及图像和记录的真实性验证等。

④ 提高系统负载，采用高速网络、大容量存储设备、多级存储算法、数据压缩算法及快速计算。

⑤ 简化系统维护，使用图形化计算机辅助软件工程工具，包括处理模型和系统设计。

⑥ 提高系统可靠性，研究中心系统监视和恢复软件。

⑦ 提高临床可操作性，临床质量控制。

6. 医学影像的现状与未来

医院涉及医学影像的科室有医学影像科(放射科)、超声科、检验科、病理科等。医院的信息化水平同医学影像发展水平密切相关，由于医学影像具有一定的特殊性，如存储容量大、对像素要求高、特殊的存储模式和传输格式等。医学影像工程人员在医院负责医学影像的采集、系统的维护和保养工作，大都分布在医院的医技科室，一般编制为医技系列人员，也有转行做诊断的人员。在医学影像发展的初期，很多医院的大型设备都集中在这些医技科室，这些科室的待遇相对较好，很多临床工程人员都转移到医学影像科室工作，从事医学影像诊断的辅助工作。随着医学影像设备的普及，很多影像工程人员，工作相对简单，挑战性不足，转行到大型设备的外企从事医学影像设备的售后和销售工作。

未来医学影像工程发展越来越深入，远程的医学影像传输、集中的影像阅读诊断将逐步推广，医学影像工程的发展离不开医学影像工程师，越来越多的临床工程人员加入到这个行业，为医学影像的发展贡献自己的才智。

4.6　临床诊断治疗工程

1. 影像诊断

图像作为一种视觉信息在诊断、治疗及科研方面已得到了广泛而成功的应用。随着医学影像设备及技术的发展，电子技术和医学工程学发展迅速，由传统的放射诊断学迅速发展成为包括 X 射线诊断、CT、DSA、MRI、US、核医学以及由此引申的介入性放射学的现代医学影像学技术在提高临床医疗整体水平中起到日益显著的作用。近年来又通过图像存储与通信系统把医学影像学带进了信息放射学，所以需要学习解剖学、生理学、生物化学、病理学等基础医学的知识，另一方面还要掌握必要的物理、电子、电子计算机技术，熟悉这些技术的成像原理，在诊断中改变传统的影像形态学诊断方法和思维，才能更好地掌握现代医学影像学技术，通过先进的影像学手段作出病因、病理、功能及预后评价诊断，真正发挥医学影像学在临床诊疗中的作用。

(1) X 射线影像

自 1895 年伦琴发现 X 射线到 20 世纪 70 年代，期间出现的 X 射线机均属于传统 X 射线机，均采用工频 50Hz。在传统的工频 X 射线机中，由于软射线很多，皮肤剂量大，导致防护水平低，图像质量差。

80 年代后出现了中频 X 射线机，即其高压电源和灯丝加热电源的工作频率处在中频段。中频 X 射线机的出现是 X 射线机发展史上的一次大革命，X 射线机工作频率的改变带来了结构和性能上质的飞跃。

数字化 X 射线机是计算机数字图像技术与先进的 X 射线放射技术结合形成的一种新型 X 射线机。传统的 X 射线摄影采用增感屏—胶片方式来获得 X 射线影像，用胶片作为医学影像的载体。医学影像的数字化，指医学影像以数字方式输出，使这些影像数据可以直接利用计算机方便快捷地进行存储、处理、传输、显示。

实现 X 射线影像数字化的方法如下：

① 影像增强器—电视系统数字化摄影系统。该系统由影像增强器、电荷耦合器件、电视、模数转换器件组成，是目前最常用的数字化 X 射线摄影方法之一。它由影像增强器将作为信息载体的 X 射线转换为可见光，再由 CCD 将可见光转换成视频信号，经图像卡 A/D 转换成数字化矩阵图像。其图像卡采样矩阵可达 4096×4096像素。

② 计算机 X 射线摄影(computed radiography，CR)。该方式不以 X 射线胶片

为记录和显示信息的载体，而是使用存储屏记录X射线影像，再经激光扫描转换成数字信号进入计算机的数字化X射线摄影方式。

③ 非实时图像处理数字化X射线摄影。该方式采用专门的读出装置，扫描已摄取的常规X射线胶片，使胶片上记录的模拟信息数字化为数字式平片影像。

④ 直接数字化X射线摄影。第一种，直接X射线摄影探测器(direct digitized detector，DRD)，能把入射的X射线能量直接转化为数字信号，它是用非晶态硒涂覆在薄膜晶体管阵列上，每个薄膜晶体管单元的尺寸为139μm×139μm，在36cm×43cm范围内的单元数为2560×3072。每一个基本像素单元在控制电路的触发下把像素储存电荷按顺序传送到外围读出电路，经14bit A/D转换直接输出数字化影像信息。第二种，平板探测器(flat planel detector，FPD)，由探测器矩阵组成的，它由薄膜非晶态氢化硅制成的光电二极管构成基本像素单元。其像素尺寸是143μm×143μm，在43cm×43cm范围内的像素数是3120×3120。最终也是以14bit A/D输出数字化影像信息。这两种实现方法从外部看是接收与传统的增感屏—胶片方式相同的X射线摄影曝光后直接输出数字化影像信号。

尽管X射线影像数字化的方法不尽相同，但数字化X射线机是对传统X射线机工作模式的根本变革。随着科学技术的飞速发展，数字化X射线机取代传统的荧光屏、胶片工作方式的X射线机是一个必然的发展趋势。

(2) 计算机断层成像

① 计算机断层成像(computed tomography，CT)扫描仪利用X射线对人体某一范围进行逐层的横断扫描，取得信息，经计算机处理后获得重建的图像。获得的图像为人体的横断解剖图，通过计算机处理可得到三维重建图像。

计算机断层成像扫描仪的主要结构包括X射线体层扫描装置和计算机系统。前者主要由产生X射线束的发生器和球管，以及接收和检测X射线的探测器组成。后者主要包括数据采集系统、中央处理系统、磁带机、操作台等。此外，计算机断层成像扫描仪还应包括图像显示器、多幅照相机等辅助设备。X射线球管和探测器分别安装在被扫描组织的两侧，方向相对。当球管产生的X射线穿过被扫描组织，透过组织的剩余射线被探测器接收。探测器对X射线高度敏感，它将接收到的X射线先变成模拟信号，再变换为数字信号，输入计算机的中央处理系统。处理后的结果送入磁带机储存，或经数/模(D/A)处理后经显示器显示出来，变成CT图像，再由多幅照相机摄片以供诊断。人体各种组织(包括正常和异常组织)对X射线的吸收不等。计算机断层成像扫描仪就是利用这一特性，将人体某一选定层面分成许多立方体小块，这些立方体小块称为体素。X射线通过人体测得每一体素的密度或灰度，即为CT图像上的基本单位，称为像素。它们排列成行列方阵，形成图像矩阵。当X射线球管从一方向发出X射线束穿过选定层面时，沿该方向排列的各体素均在一定程度上吸收一部分X射线，使X射线衰减。当该X射线束穿透组织层面(包括许多体素)为对面探测器接收时,X 射线量已衰减很多,为该方向所有体素 X 射线衰减值的总和。然后,X 射线球管转动一定角度,再沿另一方向发出 X 射线束,则在其对面的探测器可测得沿第 2 次照射方向所有体素 X 射线衰减值的总和。以同样方法反复多次在不同方向对组织的选定层面进行 X 射线扫描,即可得到若干个 X 射线衰减值总和。在上述过程中,每扫描一次,即可得一方程。该方程中 X 射线衰减总量为已知值,而形成该总量的各体素 X 射线衰减值是未知值。经过若干次扫描,即可得联立方程,经过计算机运算可解出该方程,而求出每一体素的 X 射线衰减值,再经数/模转换,使各体素不同的衰减值形成相应各像素的不同灰度,各像素形成的矩阵图像即为该层面不同密度组织的黑白图像。

② 从 1991 年开始,使用螺旋 CT 进行容积 CT 的扫描大大促进了临床诊断成像的发展。CT 的一些新应用,如 CTA 和对肾绞痛病人的评价,以及常规应用,如肺和肝损伤的检查,也得到了很大的改善。但是,实际上单层 CT 螺旋图像的纵断面与横断面相比,其空间分辨率还是有相当大的失真。换句话说,除了某些特殊病例之外,还不能实现 3D 像素的各向同性重建。同样,在常规检查中,由于许多局限性,使 CT 扫描仍然不能满足诊断的需要。

③ 多层 CT(multi slice CT,MSCT)的出现,对 CT 的发展可以说是一次质的飞跃,就像十年前螺旋 CT 的出现一样是革命性的。例如,SIEMENS SO MATOM Sensation16 与之前的 1s 旋转时间、单层 CT 相比在性能上有了 32 倍的提高。多层 CT 为临床诊断带来了巨大的好处,大大缩短了扫描时间,对于同样原始数据的层厚进行回顾性重建,提高了空间分辨率和时间分辨率,改善了 3D 图像质量,加大了扫描范围,使 CT 功能成像、心脏成像、CTA 及一大批新的应用在临床广泛开展。

第一,探测器采用新的排列结构多层 CT:就是在 X 射线球管旋转一周,能够采集多个断层层面。与单层 CT 相比,其探测器结构发生了很大的变化,将原来的一排探测器在 Z 轴方向上加宽,扩展成多排探测器。单层 CT 的 X 射线束呈扇形,在 Z 轴方向上的宽度,即准直器的宽度就是图像的层厚。多层 CT 的 X 射线束呈锥形,在 Z 轴方向上 X 射线束要覆盖整个探测器排。

第二,两层厚具有可回溯性。在多层 CT 扫描中,使用了一个新的参数"探测器准直宽度"或者称为"数据采集宽度",扫描时恰当地选择此参数是极其重要的。它的含义是指球管每旋转一周可同时采集的层数和探测器组合宽度(层厚)的乘积(如 4×50mm 是指球管每旋转一周可同时采集 4 层 5mm 层厚的图像)。对探测器进行不同的组合,可以得到各种探测器的准直宽度。

第三,螺距的定义。螺距通常使用以下定义,即 P=球管每旋转一周的进床距离单层的准直宽度。据此定义,现在多层 CT 已达到了 $1 \leqslant P \leqslant 8$。

第四，扫描速度高达 0.5s。MSCT 关键的进步之一就是大大提高了球管的旋转速度，所有产品均达到了 0.5s 的扫描时间。旋转速度的提高可以减少采集时间，降低运动脏器的运动伪影，同时减少对于昏迷躁动病人的重复扫描。所有 CT 生产厂家均认为扫描时间可缩短到 0.5s 以内，但是由于旋转离心力的原因，进展是非常缓慢的。许多厂家预期扫描架旋转时间将来会达到 0.3s，但旋转速度的进一步提高将是非常困难的。

第五，提高了空间分辨率：最小层厚可以达到 0.5mm，这样就提高了 Z 轴的空间分辨率，并降低了局部容积伪影，可实现 3D 各向同性重建，使 3D 重建和多平面重建的图像质量与轴向图像质量相当。由于空间分辨率的提高使小病灶的检出率大大提高，同时也提高了 CTA 检查中小血管的图像质量。目前，MSCT 的 CTA 空间分辨率已经超过 MRA，甚至还能够显示小血管的侧枝。

第六，提高了时间分辨率。随着扫描速度的提高和新的 HS(halfscan)螺旋插值算法的应用，使时间分辨率有了很大的提高，这是 MSCT 最强优势的体现。在心血管系统成像和心脏功能评价方面，由于时间分辨率的提高，基本上消除了心脏运动伪影，获得了清晰的心脏图像。根据国外学者的对比研究，MSCT 的心脏功能有可能取代 EBCT(电子束 CT)。

(3) 磁共振成像

核磁共振(nuclear magnetic resonance，NMR)成像，现称为磁共振成像(magnetic resonance imaging，MRI)。磁共振成像技术的发展产生了许多成像技术方法，但总的设计思想是如何用磁场值来标记受检体中共振核子的空间位置。发生共振的频率与它所在位置的磁场强度成正比。如果能使空间各点的磁场值互不相同，各处的共振频率也就不同，把共振吸收强度的频率分布显示出来，实际就是共振核子的分布，即核磁共振自旋密度图像。但不可能使同一时刻的三维空间中各点具有不同的磁场值，所以需设计突出各特定点信息的方案。要达到此目的，首先可对观测的对象进行空间编码，把研究对象简化为 nx、ny、nz 个小体积(体素)的组成，然后采用依次测量每个体素或由体素排列的线或面的信息量，再根据个体素的编码与空间位置的一一对应关系实现图像重建。由于成像的灵敏度、分辨率、成像时间和信噪比等要求不同，产生了多种成像方法，归纳起来可分为两大类：一是投影重建法；二是非投影重建法，包括线扫描成像法和直接傅里叶变换成像法。

与断层成像相比，它具有无放射线损害、无骨性伪影、能多方面多参数成像、有高度的软组织分辨能力、不需使用对比剂即可显示血管结构等独特的优点。几乎适用于全身各系统的不同疾病，如肿瘤、炎症、创伤、退行性病变以及各种先天性疾病的检查。对颅脑、脊椎和脊髓病的显示优于断层成像。不用血管造影剂即可显示血管的结构，故对血管、肿块、淋巴结和血管结构之间的相互鉴别，有其独到之处。它还有高于 CT 数倍的软组织分辨能力，敏感地检出组织中水分的变化，因而常比 CT 更有效和更早地发现病变。磁共振成像能清楚、全面地显示心腔、心肌、心包及心内其他细小结构，是诊断各种心脏病以及心功能检查的可靠方法。

(4) 数字减影血管造影

数字减影血管造影(digital subtraction angiography，DSA)是利用计算机系统将造影部位注射造影剂前的透视影像转换成数字形式储存，称做蒙片。然后将注入造影剂后的造影区的透视影像也转换成数字，并减去蒙片的数字，将剩余数字再转换成图像，即成为除去了注射造影剂前透视图像上所见的骨骼和软组织影像，剩下的只是清晰的纯血管造影。

静脉内注入少量造影剂即可获得机体任何一个脏器或部位的减影血管造影。较之一般血管造影，具有简便、经济、合并症少等优点，但静脉数字减影所得的血管造影像空间分辨率差，血管影像相互重叠，影响观察。另外，在造影时限内身体稍有移动，或受呼吸、心跳、胃肠蠕动等因素影响，均可使血管影像模糊不清。由于导管插管技术的普及，静脉法数字减影造影已被动脉法代替。

血管造影术历史悠久，随着计算机技术的不断发展和完善，为血管造影的研究提供了广阔的前景。70 年代后期，美国的 Wisconsin 和 Arizona 大学的小组和西德 KeilKinder Klink 医学中心各自独立地对数字减影血管造影术研究，并对这一技术的发展作出了杰出的贡献。1977 年，Nudelman 教授获得了第一张数字减影血管造影影像。1981 年，布鲁塞尔国际放射学年会上数字减影血管造影得到了一致推崇。近 20 年来，由于计算机、电视系统、X 射线影像增强器和数字电子储存设备的改进，数字减影血管造影的影像质量日臻完善，使该技术广泛应用于临床的各方面。

2. 核医学与分子影像学

核医学又称原子医学，是指放射性同位素和由加速器产生的射线束及放射性同位素产生的核辐射在医学上的应用。在医疗上，放射性同位素及核辐射可以用于诊断、治疗和医学科学研究。在药学上，可用于药物作用原理的研究、药物活性的测定、药物分析和药物的辐射消毒等方面。

核医学是采用核技术来诊断、治疗和研究疾病的一门新兴学科。它是核技术、电子技术、计算机技术、化学、物理和生物学等现代科学技术与医学相结合的产物。核医学可分为两类，即临床核医学和基础核医学或称实验性核医学。前者又与临床各科紧密结合并互相渗透。核医学按器官或系统又可分为心血管核医学、神经核医学、消化系统核医学、内分泌核医学、儿科核医学和治疗核医学等。70 年代以来由于单光子发射计算机断层和正电子发射计算机断层技术的发展，以及放射性药物的创新和开发，使核医学显像技术取得突破性进展。它和 CT、MRI、超声技术等相互补充、彼此印证，极大地提高了对疾病的诊断和研究水平，故核医学显像是近代临床医学影像诊断领域中一个十分活跃的分支和重要组成部分。

实验核医学利用核技术探索生命现象的本质和物质变化规律，已广泛应用于医学基础理论研究，其内容主要包括核衰变测量、标记、示踪、体外放射分析、活化分析和放射自显影等。临床核医学是利用开放型放射性核素诊断和治疗疾病的临床医学学科，由诊断和治疗两部分组成。诊断核医学包括以脏器显像和功能测定为主要内容的体内诊断法和以体外放射分析为主要内容的体外诊断法。治疗核医学是利用放射性核素发射的核射线对病变进行高度集中照射治疗。

1）单光子发射计算机断层显像

单光子发射计算机断层显像（single photon emission computed tomography，SPECT）是目前核医学先进的设备和显像方式。它利用注入人体内的单光子放射性核素（如 99mTc、123I 等）发出的 γ 射线在计算机辅助下重建影像，构成断层影像。单光子发射计算机断层显像主要由探头、机架、断层床、计算机和光学照相系统组成。探头系统为一旋转型 γ 照相机，探头围绕轴心旋转 360°或 180°采集一系列平面投影像，利用滤波反投影方法，可以从一系列投影像重建横向断层影像。由横向断层影像的三维信息再经影像重新组合可以得到矢状、冠状断层和任意斜位方向的断层影像。因为应用普遍，通常所讲 ECT 不加说明时均指单光子型。它实际上是一种由计算机断层与核医学示踪原理相结合的高科技技术。

ECT 兼具 CT 和核医学两种优势，较 CT 的容积采集信息量大，是当前唯一的一种活体生理、生化、功能、代谢信息的四维显像方式。其示踪剂适应面广、特异性高、放射性小，不干扰体内环境的稳定，有独到的诊断价值。ECT 的问世明显提高了病变的检测率，原先肝脏占位性病变检出率为 80%左右，ECT 可达 90%以上，ECT 可以明确诊断在平面骨显像很难鉴别的椎体、椎旁病变。被称为 20 世纪病的早老痴呆，用 CT、脑血管造影等检查为假阳性的，用 ECT 检查准确性可接近 100%。现今又有了 PET，探测效率比 ECT 高数十倍，准确度较 ECT 高得多。甚至可以深入细胞水平和分子水平，起到生物显微镜的作用。

目前几乎所有的单光子发射计算机断层显像都属于旋转 γ 照相机型，即利用固定在精密环形滑轨上的高品质 γ 照相机探头，用计算机驱动围绕被测物体旋转并采集信息。再由计算机进行数据处理，重建出被检物的空间图像，并按躯体轴横断、矢状断、冠状断或任意断面方向显示出该物体的断层象。

2）PET-CT

PET-CT 将 CT 与 PET 融为一体，由 CT 提供病灶的精确解剖定位，而 PET 提供病灶详尽的功能与代谢等分子信息，具有灵敏、准确、特异及定位精确等特点，一次显像可获得全身各方位的断层图像，可一目了然地了解全身整体状况，达到早期发现病灶和诊断疾病的目的。PET-CT 的出现是医学影像学的又一次革命，受到了医学界的公认和广泛关注。

PET-CT 目前是全球最高端的医学影像诊断设备，堪称现代医学高科技之冠。PET 的全称为正电子发射计算机断层扫描。它是一种最先进的医学影像技术，目前唯一的用解剖形态方式进行功能、代谢和受体显像的技术，具有无创伤性的特点，是目前临床上用以诊断和指导治疗肿瘤最佳手段之一。

① PET-CT 能对肿瘤进行早期诊断和鉴别诊断，鉴别肿瘤有无复发，对肿瘤进行分期和再分期，寻找肿瘤原发和转移灶，指导和确定肿瘤的治疗方案、评价疗效。在肿瘤患者中，经 PET-CT 检查，有相当数量的患者因明确诊断，而改变了治疗方案；PET-CT 能准确评价疗效，及时调整治疗方案，避免无效治疗。总体上大大节省医疗费用，争取了宝贵的治疗时间。

② PET-CT 能对癫痫灶准确定位，也是诊断抑郁症、帕金森氏病、老年性痴呆等疾病的独特检查方法。癫痫的治疗是世界十大医疗难题之一，难就难在致痫灶的准确定位，PET-CT 使这一医学难题迎刃而解。经 PET-CT 的引导，采用 X 刀或 γ 刀治疗，收到很好的治疗效果。

③ PET-CT 能鉴别心肌是否存活，为是否需要手术提供客观依据。目前，PET-CT 心肌显像是公认的估价心肌活力的“金标准”，是心肌梗死再血管化（血运重建）等治疗前的必要检查，并为放疗评价提供依据。PET-CT 对早期冠心病的诊断也有重要价值。

④ PET-CT 也是健康查体的手段，它能一次显像完成全身检测，可早期发现严重危害人们身体健康的肿瘤及心、脑疾病，达到有病早治无病预防的目的。

现代医学认为，绝大多数疾病是体内生化过程失调的结果，PET-CT 可在生理状态下动态地定量观察体内分子水平的变化。随着人类基因的解密，对危害人类健康的肿瘤及心、脑疾病和各种遗传性疾病的产生、发展和治疗后转归，将从根本上得到认识，也可望从根本上找到有效的治疗方案。PET-CT 基因显像是连接临床与基础基因研究的“桥梁”。

(1) PET 显像的基本原理

PET 的临床显像是将发射正电子的放射性核素（如 F-18 等）标记到能够参与人体组织血流或代谢过程的化合物上，将标有带正电子化合物的放射性核素注射到受检者体内。让受检者在 PET 的有效视野范围内进行 PET 显像。放射核素发射出的正电子在体内移动大约 1mm 后与组织中的负电子结合发生湮灭辐射。产生两个能量相等（511keV）、方向相反的 γ 光子。由于两个光子在体内的路径不同，到达两个探测器的时间也有一定差别，如果在规定的时间窗内（一般为 0～15μs），探头系统探测到两个互成 180°（±0.25°）的光子时，即为一个符合事件，探测器便分别送出一个时间脉冲，脉冲处理器将脉冲变为方波，符合电路对其进行数据分类后，送入工作站进行图像重建。由此，便得到人体各部位横断面、冠状断面和矢状断面的影像。

PET 系统的主要部件包括机架、环形探测器、符合电路、检查床及工作站等。探测系统是整个正电子发射显像系统中的主要部分，它采用的块状探测结构有利于消除散射、提高计数率。许多块结构组成一个环，再由数十个环构成整个探测器。每个块结构由大约 36 个锗酸铋小晶体组成，晶体之后又带有 2 对(4 个)光电倍增管。锗酸铋晶体将高能光子转换为可见光。光电倍增管将光信号转换成电信号，电信号再被转换成时间脉冲信号，探头层间符合线路对每个探头信号的时间耦合性进行检验判定，排除其他来源射线的干扰，经运算给出正电子的位置，计算机采用散射、偶然符合信号校正及光子飞行时间计算等技术，完成图像重建。重建后的图像将 PET 的整体分辨率提高到 2mm 左右。

PET 采用符合探测技术进行电子准直校正，大大减少了随机符合事件和本底，电子准直器具有非常高的灵敏度(没有铅屏蔽的影响)和分辨率。另外，锗酸铋晶体的大小与灵敏度成正相关性，块状结构的 PET 探头能进行 2D 采集。PET 经历了三十余年时间的发展，有两次重大的原理突破，即局部显像到全身成像，从二维 PET 到三维 PET 的转变。初期 PET 数据采集方式为二维，使用的晶体主要是锗酸铋晶体，系统只接受来自同一个和相近数个环的湮没辐射数据，并形成有效符合线。临床实践证明，二维数据采集方式最适合于局部显像，如心脏和脑组织的扫描。人体 PET 成像很大程度上受限于晶体的限制，因此新晶体，尤其是(铈)硅酸镥及其相关的材料，如(钇、铈)硅酸镥就成了 PET 三维扫描突破的关键。

(2) PET-CT 的图像融合

PET 与 CT 两种不同成像原理的设备同机组合，不是功能的简单相加，而是在此基础上进行图像融合。融合后的图像既有精细的解剖结构又有丰富的生理、生化功能信息，能为确定和查找肿瘤及其他病灶的精确位置、定量定性诊断提供依据，并可用 X 射线对核医学图像进行衰减校正。

PET-CT 的核心是融合。图像融合是指将相同或不同成像方式的图像经过一定的变换处理，使它们的空间位置和坐标达到匹配，图像融合处理系统利用各自成像方式的特点对两种图像进行空间配准与结合，将影像数据注册后合成为一个单一的影像。PET-T 同机融合(硬件融合、非影像对位)具有相同的定位坐标系统，病人扫描时不必改变位置，即可进行 PET-CT 同机采集，避免了由于病人移位造成的误差。采集后两种图像不必进行对位、转换及配准，计算机图像融合软件便可方便地进行。

2D 和 3D 的精确融合，融合后的图像同时显示出人体解剖结构和器官的代谢活动，大大简化了整个图像融合过程中的技术难度、避免了复杂的标记方法和采集后的大量运算，并在一定程度上解决了时间、空间的配准问题，图像可靠性大大提高。

PET 在成像过程中由于受康普顿效应、散射、偶然符合事件、死时间等衰减因素的影响，采集的数据与实际情况并不一致，图像质量失真，必须采用有效措施进行校正才能得到更真实的医学影像。同位素校正得到的穿透图像系统分辨率一般为 12mm，而 X 射线方法的穿透图像系统分辨率为 1mm 左右，图像信息量远大于同位素方法。用 CT 图像对 PET 进行衰减校正，使 PET 图像的清晰度大为提高，图像质量明显优于同位素穿透源校正的效果，分辨率提高了 25%以上，校正效率提高了 30%，且易于操作。校正后的 PET 图像与 CT 图像进行融合，经信息互补后得到更多的解剖结构和生理功能关系的信息，对于肿瘤病人手术和放射治疗定位具有极其重要的临床意义。

3）分子影像

分子成像的出现，为新医学影像时代的到来带来曙光。基因表达、治疗则为彻底治愈某些疾病提供了可能，因此目前全世界都在致力于研究、开创分子影像与基因治疗，这就是 21 世纪的影像学。无疑，它将对放射诊断学提出新的挑战。

新的医学影像观察要超出目前解剖学、病理学的概念，要深入到组织的分子和原子中去。其关键是借助分子探针。其工作原理如下：分子探针→插入人体细胞内→遇到特定分子时或特定基因产物→发射信号→PET、MRI 或红外线记录其信号→显示其分子图像、代谢图像、基因转变图像。目前可以用病毒性的、非病毒性的或新的非毒性病毒载体以及重体组体进行基因表达。将 HSV-TK 酶(单纯疱疹病毒-胸腺脲嘧啶酶)→插入鼠肿瘤细胞(DNA 复合物)，并用磷(P+)标记，再用胸腺嘧啶脱氧核苷酸，编码为 FLAU→用放射核素碘标记→注入动物体内→ FLAU 能自由进出细胞→当遇到 HSV-TK 时→酶便附上 P+→该分子便沉积→产生 γ 射线→自体放射显像扫描→HSV-TK 基因被表达。另外，还可用示踪基因叠接在治疗基因展开的 DNA 上→当示踪基因显影时→治疗基因亦同时表达。基因进入到什么细胞中，就能在那里被表达。用这种方法可表达特定的 mRNA 分子，了解基因活性的上升或降低，以判断肿瘤治疗的疗效。目前，正在研究用 MRI 使信息核糖酸成像，然后绘出蛋白分布图。MRI 主要是检测出 H+，因此能显示含 H+ 的水分子，就能显示出人体水含量差别图像。为了使 MR 显示的分子不是在水上，可利用顺磁性离子，具有不成对的电子，能和水分子产生相互作用，并产生信号，而 Gd Ⅲ的周围有大的有机簇，防止 Gd Ⅲ与水产生相互作用，当有机簇中有一支通过一种糖分子可结合到 Gd，条件受 β-乳酸酶作用，当存在乳酸酶时，就会中断该连接，水分子便与 Gd 产生相互作用，产生信号。当无 β-乳酸酶时，信号便无改变。通过此方法能在活体上用 MR 显示有或无 β-乳酸酶的组织图像。同时，

Weisslede 也发明了一种特定技术，能产生 MR 信号和图像。方法是将鼠肿瘤细胞表达为一种改型的膜蛋白，持续将顺磁离子泵进细胞内，在 MRI 图像上，表达此种蛋白的细胞便亮起来。

3. 计算机辅助外科手术

（1）概述

随着医学图像设备的进步，疾病的诊断已数字化，而临床治疗仍依赖于外科医生的经验。为了有效地将这些设备提供的信息与外科医生的主动性结合起来，日本、美国和瑞士几乎同时开发了由交互式 CT 机组成的导航设备，这就是最初的计算机辅助外科手术。计算机辅助外科手术的出现要归功于立体定位技术和成像技术的发展，以及将二者结合的尝试。随着定位技术的不断发展和图像分辨率的不断提高，在今天商业化的计算机辅助外科手术设备已经越来越普遍了。

计算机辅助外科手术的英文是 computer assisted surgery 或 computer aided surgery，统称为计算机辅助外科手术系统。其中，assisted 倾向于描述一种主动的机器人设备，而 aided 更多的指一种用被动的定位器将导航和图像组合起来的系统。CAS 的含义是利用当今医学领域的先进成像设备，如 CT、MRI，得到的多模式图像数据，在计算机的帮助下，制定合理、定量的手术方案，进行手术模拟，并在适当的图像监视和立体定位系统下，利用一定的导引系统，进行手术干预。类似的名称还有 CIS(computer integrated surgery)、IGS(image guide dsurgery)。

（2）系统组成

系统结构如图 4-6 所示，其工作流程如下。

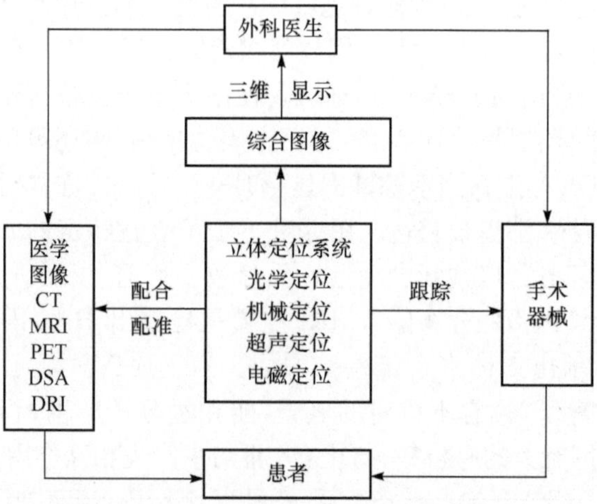

图 4-6　计算机辅助手术系统结构图

① 手术前通过 CT、MRI、DSA、PET 等获取人体组织器官的各种图像信息，并根据这些设备的参照系统、人体组织器官的特性建立数学模型，对图像进行分割、重建、融合等处理，使同一部位的不同模式图像能同时显示，并提供表面显示、体显示和任意剖面显示等多种显示方式，进而制定最佳手术方案，进行手术模拟。

② 手术中要不断获取术中数据，如多模图像数据、定位系统的定位坐标、组织器官的位置等，融合多模图像，配准手术器械相对病人的空间位置，进行三维显示，辅助外科医生执行预定的手术方案，进行手术干预。其中，立体定位系统是医学图像、手术部位和手术器械之间的桥梁，其意义尤为重要。

(3) 立体定位系统

① 光学定位法。光学定位法是目前最普遍和精确度最高的定位方法。其原理是用至少两个摄像机观察目标的自然表面或特征点，并对至少两幅图像上相同的目标点进行计算，然后重建这些点的三维形状，从而获得被测物的三维位置。

光学定位法按光源类型可以分为被动光学定位法和主动光学定位法；按摄像机类型可以分为二维面阵摄像机系统和一维线阵摄像机系统。

被动光学定位法将被动光学定位系统使用反射标志物作为目标点，目标点反射光线并成像到传感器，将几个此类标志物安装在手术器械上，便可推算出手术器械的位置和方向了。被动光学定位法使用的主要算法是模式识别算法。

这种系统典型的最好精度为 1mm，主要受限于光学镜头的成像质量和视频图像的分辨率。当透镜成像模糊或畸变较大时，处理算法就会变得比较复杂。由于使用模式识别，所以图像质量和模板匹配度都会影响系统精度。

主动光学定位法，即目标物附着有发光二极管，二极管的发光由相机控制，二极管只在相机指定的某一帧内发光，二极管发射的一组光点在图像上的相对关系和相对位置决定被测物体的空间位置。系统的主要算法是直接线性变换算法及其衍生的各种方法。主动光学定位系统的经典之作是 Northern Digital 公司的 Optotrak 3020 系统。该系统是一种非接触式运动测量系统，由三个一维相机追踪定位红外发光二极管位置，实时给出光点的三维位置。由于是主动控制方式，系统能区别光点发光和背景光，使系统精度能在 2.5m 处达到 0.1mm，分辨率为 0.01mm，这类系统精度最高可达 0.1mm，镜头质量同被动光学定位法时一样，仍是制约因素，但图像的分辨率由于是提取光点的位置信号，不再采用模式识别方法，所以有显著提高。CCD 像元的大小基本决定了系统的空间分辨率。这样的系统还有 Philips Medizin-Systeme 的 Easy Guide Neuro 系统（两个面阵相机）、united detector technology instrument group 的 Op-Eye 系统（两个面阵相机）、Log-Insrl. 的 COSTEL 系统（三个线阵相机）、SelcomAB 的 SELSPOT 系统等。

② 机械手定位法。机械方法是最早应用到 CAS 中的定位方法。从 1986 年至今，尽管有些过时，但多轴测量臂系统仍因其稳定性而得到广泛应用。这类系统

配备有至少6个电位测量计或光编码轴,与机械手相连的手术器械的位置和旋转能够通过机械手的几何模型和编码器的瞬时值实时计算出来。这是一种成熟、应用广泛的无源定位技术。以ISG公司Viewing Wand手术导航系统使用的Faro Arm最为著名。Faro Arm是Faro Technologies公司生产的一种可移动多轴机械臂,它有6个关节,组合完成x、y、z、θ、Φ和Ψ六个自由度的变化。机械臂前端有一个探头,探头上安装各种手术器械。机械臂是被动式的,由医生控制它到达一个需要的位置。安装在每个关节上的角度电位计记录这个位置的角度信息,从而计算探头的空间位置和方向。

该类系统的典型精度为2~3mm,Viewing Wand TM系统精度最高在2.4m范围内能达0.51mm。系统精度会受施加在机械手上的压力影响,同时存在固定装置和制动器的误差产生位移的问题。

类似系统还有Raidonics/RSA的OASTM-System、Fake Space Inc公司的BOOM3C和PUSH1280系统。

③ 超声波定位法。超声波定位法的原理就是超声测距,这类系统一般由发射器、接收器、手术器械和计算机组成,发射器和接收器分别安装在标架和手术器械上,两种结构都是记录声波在发生器和接收器之间不同的传播时间,以固定声速计算发射器和接收器的相对距离。以发射器为中心,相对距离为半径作球面,球面的交点就是接收器的空间位置。由霍斯曼等研制的系统很有代表性:三个超声发射器安装在与头固定环相连的支架上,顺序发射超声,头固定环上的接收器可用来术前校准,手术棒上间隔100mm有两个接收麦克风,经放大和24K高通滤波传回计算机,与发射器的信号进行时间匹配,计算手术棒位置。该系统精度在严格控制的实验室条件下,据称可达0.4mm,一般精度为5mm。类似的系统还有Science Accessories公司的Graf/BarGP-7SonicDigitizer系统、Infusion Systems公司的FarReach、Lipman公司的Vscope系统。

④ 电磁定位法。电磁定位系统早在20世纪80年代就出现了,系统由磁场发射器和检测器组成。在手术台下安置一个磁场发生器,磁场覆盖整个手术区域,检测器检测磁场的强度和相位,由此计算出空间位置和方向。磁场发射器有交流电系统和脉冲直流电系统,后者的适用性更广泛一些。电磁定位系统的精度一般为3mm,但系统对工作空间中任何金属物体的引入都很敏感,这在手术室中是不可回避的问题。

⑤ 混合定位系统。在以上四类定位跟踪技术的基础上,实际手术多采用混合定位方法,即使用两种或三种的基本方法组合定位。

早期的主被动光点结合系统是在手术器械上用被动反射标志点,外围标志点用发光二极管。新型系统的标志点就是LED,但LED不再由摄像机控制,其供电和控制都在手术器械端,这样就解决了医生操作不便的缺点。Norghern Digital公司的 PolarisTM、Image Guided Technologies 公司的 FlashpointTM 都是这样的系统。

这种系统集合了有源和无源系统的优点，其缺点是要改装手术器械，并保证手术中 LED 的供电。光学系统最大的问题就是遮挡问题，系统精度可能因为光点被遮挡而降低，这就要求手术时精心安排手术设备及手术方案。

由于电磁系统不受遮挡问题影响，所以出现了电磁和光学结合的系统。Sulzer Medical 公司的 NavitrackTM 就是这样的系统。手术器械上同时安装光点和磁检测器。在手术前，两个系统分别进行校准，然后将坐标统一在一个坐标系下。手术中，当光点被遮挡时，磁检测器可以提供参考信息，使导航过程不致间断。

(4) 配准

20 世纪 80 年代后期，医学图像的配准技术在世界范围内广泛展开。医学图像配准是用计算机图像处理技术将各种影像模式投影在一个坐标系下，并融合成一个新的医学模式显示在计算机屏幕上。在计算机辅助手术中，配准工作可分为术前、术中医学图像配准和术中医学图像、患者、手术器械之间的配准。前者是配准单模图像，如 fMRI 数据序列图像或多模图像、CT 图像和 DSA 图像，使高分辨率图像与反映人体代谢信息的图像结合起来，提供更全面的诊断信息。后者指通过立体定位系统，在手术中确定手术器械与患者的相对关系，并与医学图像整合显示在一起。

配准方法按操作可以分为基于图像外部特征的配准和基于内部特征的配准。

外部特征指成像时固定在患者身上(皮肤或骨骼表面)的标记物，标记物在所有模态图像中都能清晰可视和精确检测。这种方法中的标志物易于识别，算法简单，只要确定两个坐标系中至少三个不共线点的坐标就可以完成配准。但它无法实现图像的回溯式配准，如果成像后标记移动，则不可能将其替换，同时不能利用以前用于诊断的未作标记的图像，并且大多数标记物的安装都是有损的。

内部特征是人体图像自身的特征，这种方法对人体比较友好，配准通过对准不同图像的内部特征点集完成。具体方法包括以下三种。

① 点法。利用人体解剖标志点，如耳蜗尖端拐点，或图像几何点，如图像的质心，将多幅图像对准。一旦对准这些标志点，两幅图像配准就转化为刚体变换问题了。

② 曲线或表面轮廓法。在图像中找到同一组织器官的曲线，再将对应曲线做局部最佳拟合，从而配准图像。表面法与曲线法类似，最著名的“头帽法”是将一幅图像中提取的点为“帽”，一幅图像中提取的点为“头”，当“头”与“帽”最佳匹配时，即完成图像配准。

③ 图谱法。利用人体解剖结构的共性，建立标准图谱。图谱提供的先验知识可对患者图像自动识别和正确分割。

计算机辅助手术中，图像间的配准是根据图像特征选择不同的配准方法，而定位系统与图像的配准多采用外部特征法。

(5) 应用

计算机辅助外科手术系统从一出现，就不断得到临床应用的检验。许多报道描述了相关的各种应用步骤。最优到达病灶、确定切除程度、保证完成既定手术方案和保护非病态重要结构等，在任何手术中都是基本原则。这些原则是微创手术的重点，手术导航系统是这些原则的重要保障。下面是其在各种临床中的主要应用。

① 神经外科手术。切除颅内肿瘤可能是计算机辅助手术系统最普遍的应用。由于人脑的特殊性，颅内病灶是不能直接看到的。对于颅内肿瘤，首先要精确确定肿瘤位置，在图形工作站上计划最佳手术路径。预先在病人头部做出标记，一旦在手术室中的配准工作完成，立体定位系统可以准确指导开颅位置和深度，引导精密仪器通过头颅的一个小孔进入大脑组织。小孔切口的位置、形状和大小都被裁剪得最优。手术中尽可能避开大脑中的重要组织和器官，如主要血管和运动中枢。导航系统可以跟踪手术仪器的位置，使医生在显示器上监视仪器是否按最优路径到达病灶。病灶的切除基于同样的技术完成。

对于那些药物无法治疗的癫痫病人，术前图像的配准，如高分辨率 MRI 和 PET 等，可以帮助规划和定位侵入式记录电极的位置，进而确定发病区域。在切除发病区域并且保存正常的组织时，医生在显示器上看到的不再是跟正常脑组织一样的发病区，而是经过特殊标记的病灶，避免了手术中的"盲飞"。

② 血管畸形手术。由于血管解剖关系清楚，手术导航系统在血管手术中的应用(如动脉瘤切除)可能收获不多。但传统病理学无法反映血管畸形，像动静脉相连的畸形，考虑到它们特殊的血管结构，术中切除畸形血管有大出血的危险。通过 DSA 或 fMRI，建立血管及其周边组织的整合数据库，术前计划可用来确定畸形血管位置。在术中对已知标志点的识别会进一步增加医生的信心。对于深部的 AVM，优化手术路线，如同在神经外科手术中描述的那样，可指导医生以最小损伤周边组织到达畸形血管。在准确路线指引下，开口和手术通道都可以最优。手术导航可以起到减少手术失误的作用。

③ 脊椎手术。脊柱疾病通常的检测手段是 X 光片，但二维影像不能清楚显示其表面轮廓和空间解剖关系。脊柱手术，特别是腰椎穿钉固定手术，由于到达治疗区域异常困难，其难度可与颅内手术相比。在没暴露脊柱之前，对重要结构和解剖结构变异的理解都受到限制。计算机辅助外科手术应用在脊柱手术中的最大挑战是配准。由于无法固定外部基准和多个脊椎关节之间的不确定关系，配准工作很费时。

脊柱手术中导航的目的，首先是要对手术区域中不可见的结构定位和定向，最主要的应用是辅助放置固定螺丝。以前这个过程是由术中的放射图像和荧光图像完成的，但这些图像很花时间并且不能精确定位。手术导航系统可以利用患者术前的图像，并且显示三维图像。在脊柱暴露和配准后，调整一个被跟踪的探棒或钻孔导针与最佳手术路线一致。配合上深度估计，螺丝的最后位置就可以被预知了。

④ 内镜手术。90 年代，内镜手术取得了明显进展，其微创的优点被广泛接受，但内镜视野有限，医生不能观察到他所正在做的一切，并且不易获知内镜的精确位置。内镜与计算机辅助外科手术结合能产生很好的效果。通过立体定位，可将内镜得到的图像与标准的医学图像组合，完成对局部图像的定向。尽管内镜是微创的，由于深入人体内部，其错误定向的潜在风险很高。如果导航系统能提供一个简单的术前计划，沿某一路径能顺序到达所有的囊肿，就能使它们被分别开窗，那么错误定向和不完全治疗的担心就大大减小了。

⑤ 关节置换手术。在关节置换手术中，通过对关节 CT 图像的三维重建，能够准确定量地描述关节的几何形状，为患者专门研制一个最优的假体。美国 Carnegie Mellon University 的全髋关节置换手术导航系统 HipNav 系统最为著名。该系统包括术前计划、关节运动范围模拟、术中定位和引导系统。HipNav 的目的是减少由于植入错位引起的全髋关节置换后脱臼；确定和尽量增大安全运动范围；减少植入的股骨颈和髋骨之间的磨损；手术中实时跟踪骨盆和髋骨的位置。

⑥ 耳鼻喉科手术。在耳鼻喉科手术中，鼻窦区的手术空间十分狭小，视神经和动脉血管均属易损的危险结构。在大多数情况下，由于患者的头部不被头环固定，因此需要系统跟踪头部的运动。临床应用中最大的问题是配准。传统的方法是利用解剖标志点，而在耳鼻喉科手术中，这些标志点恰恰是病变区域。研究表明，使用一种配准方法难以达到要求，组合配准是发展的趋势。

⑦ 骨科手术。人体骨折情况复杂，骨折首先要复位，断骨必须完全接合，传统的办法是凭借 X 光片和医生经验，而手术导航系统可提供术前和术后的三维图像，显示断骨接合情况。目前，交锁髓内钉是骨折内固定中发展极为迅速的领域。将髓内钉由断口或骨的一端穿入，连接骨折近端和远端。用导航系统引导插入交锁髓内钉的锁钉，可以减少误钉，有效提高手术质量。

⑧ 教学。除了临床应用，计算机辅助外科手术系统还可以用来教学。配合虚拟现实和增强现实技术，外科医生或医学院学生可以进行模拟手术。在手术器械上加反馈装置，受训者不但可以从虚拟眼镜中看到手术部位，还可以感觉到虚拟患者的肢体和器官。通过训练，医生可以提高手术技巧，积累手术经验。医学院学生由于不害怕在手术中犯错误，可以对照手术记录反复操作直到熟练掌握。这些都降低了成本，提高了医务质量。

(6) 发展方向

① 立体定位系统要将其标志物改装到各种精制的手术器械上，并且要最优利用标志物，最小改变手术器械。这就要求立体定位系统生产厂家和手术器械制作

者很好地合作。

② 许多手术，如颅内手术，在手术开始后手术区域会产生整体位移，有些组织器官会变形。这种变化要求重新采集图像并配准。如何在术中迅速配准，并重新利用术前图像，是对生物医学工程师的挑战。

③ 计算机辅助外科手术目前的应用主要集中在刚体手术上，并使用刚体手术器械。对一些软组织器官的手术，或那些可变形器件（如纤维内镜）的定位，是其发展方向之一。

④ 目前计算机辅助外科手术主要使用CT、MR、PET等图像，而超声图像是医学中使用广泛的图像模式。对超声图像的配准，以及通过插值配准其他低分辨率图像，将有力推动计算机辅助外科手术发展。

4. 放射治疗系统

国内外统计数字表明，约有60％～70％的癌症患者需要不同程度（单纯或与手术、药物配合）地接受放射治疗。放射治疗与手术治疗同样是局部治疗手段，其追求的目标是提高放射治疗的治疗增益比，即最大限度地将剂量集中到病变（靶区）内，杀灭肿瘤细胞，而使周围正常组织和器官少受或免受不必要的照射。X(γ)线立体定向治疗和高能质子治疗的临床成功经验揭示与证明，采用物理手段改善病变（靶区）与周围正常组织和器官的剂量分布，能够有效地提高治疗增益。适形治疗是一种提高治疗增益的较为有效的物理措施，它使得高剂量区分布的形状在三维方向上与靶区的形状一致。从这个意义上讲，学术界将它称为三维适形放射治疗（3 diminsional conformal radiation therapy，3DCRT），为达到剂量分布的三维适形，必须满足下述条件，如图4-7所示。

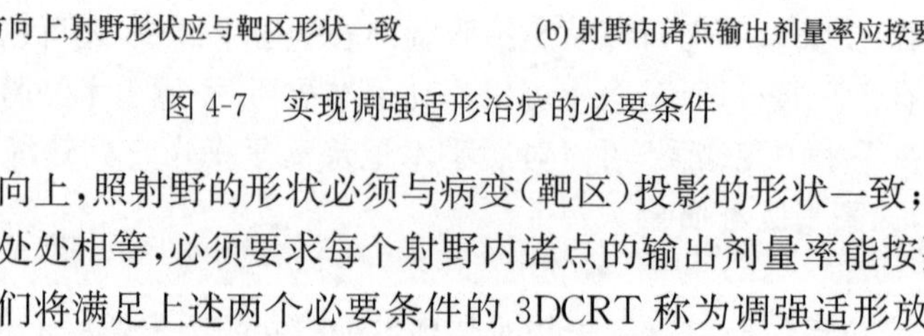

(a) 在照射方向上，射野形状应与靶区形状一致　　(b) 射野内诸点输出剂量率应按要求分布

图4-7　实现调强适形治疗的必要条件

在照射方向上，照射野的形状必须与病变（靶区）投影的形状一致；要使靶区内及表面的剂量处处相等，必须要求每个射野内诸点的输出剂量率能按要求的方式进行调整。我们将满足上述两个必要条件的3DCRT称为调强适形放射治疗（intensity modulation radiation therapy，IMRT）。美国同行将调强适形放疗评价为

放射肿瘤学史上的一次变革，是 21 世纪初放射治疗技术的主流。

(1) 适形治疗的临床价值

适形治疗概念的提出和进行临床研究始于 1959 年。适形治疗的结果是高剂量分布区与靶区三维形状的适合度较常规治疗大有提高。进一步减小了周围正常组织和器官卷入射野的范围。这已在鼻咽癌、前列腺癌、非小细胞肺癌等三维适形治疗与常规治疗的研究比较中得以证实。因靶区剂量分布的改善和靶周围正常组织受照范围的减小，可导致靶区处方剂量的进一步提高和周围正常组织并发症的减低，并且在上述几种癌瘤的临床增量计划研究中得以证实。理论认为，靶区剂量的提高，必然导致肿瘤局部控制率的提高，进而提高生存率。肿瘤对放射线的抗拒和肿瘤的个体差异，造成剂量响应曲线随剂量继续增加变得平坦，会减弱由于靶剂量增加带来的治疗增益的提高。由于三维适形治疗使靶区外周(边缘)剂量得到提高，靶剂量的提高总体上能提高局部控制率。同样，因肿瘤局部控制率的提高，也会因肿瘤的远处转移减少而提高生存率。因此，适形治疗不能使所有患者的生存率得到提高，只是对因局部控制失败占主要的或对因局控失败未控癌细胞的再生远处转移的肿瘤患者的治疗有意义。也就是说，具有上述特征的肿瘤患者，通过适形治疗，可能提高肿瘤的局部控制率，进而提高生存率，同时可减小放射合并症和提高患者治疗后的生存质量。

(2) 实现调强适形放疗的途径

射野内诸点输出剂量率按要求的方式进行调整是满足三维适形治疗的两个必要条件之一。调强的概念最早由瑞典的放射物理学家 Brahme 提出，受 X 射线横向断层 CT 成像的逆原理启发。当 CT 的 X 射线球管发出强度均匀的 X 射线束穿过人体后，其强度分布反比于组织厚度与组织密度的乘积，反向投影后形成组织的影像；反之，如果我们使用类似于 CTX 射线穿过人体后的强度分布的高能 X(γ)线束、电子束或质子束等，绕人体旋转(连续旋转或固定野集束)照射，在照射部位会得到类似 CT 断层影像的适形剂量分布。根据调强的概念，首先要根据病变(靶区)及周围重要器官和组织的三维解剖，利用计划系统计算出射野照射方向上应有的强度分布，它是常规治疗计划设计的逆过程，称为逆向计划设计。然后按照设计好的强度分布在治疗机上实施调强治疗。从原理上，可用四种方式实现。第一种，固定野物理方式调强，采用固定式楔形板、动态式楔形板(二维调强)、三维补偿器、IMRT 调制器等方式。第二种，断层(CT)式螺旋调强或治疗床步进式调强。第三种，固定野或旋转野照射过程中多叶准直器(MLC)叶片运动式调强。第四种，束流调制方式，控制击靶前电子束的击靶方向和束流强度，产生所需要的笔型束 X 射线强度。

第一种调强方式是在不规则射野下外加二维或三维物理补偿板实现对射野内剂量率的调整。显然，每个射野必须有一个相应的强度补偿器，给补偿器的制作和治疗摆位增加麻烦。第二种方式是循迹式扫描技术的发展,沿患者纵轴方向将病变(靶区)分成等厚度(2cm 或 4cm)的薄片,利用治疗床的步进和机架的旋转进行切片式动态治疗。美国 Normos 是首家在直线加速器上附加“MIMic”多拉片调强准直器实现这种步进式切片旋转调强治疗的公司。第三种方式克服了第二种方式治疗时间长、相邻切片野因床运动误差可能产生的超量或欠量照射的缺点,利用多叶准直器相对应的叶片在照射过程中运动的方式实现调强。第四种方式是在 Scanditronix MM50 电子回旋加速器上控制扫描磁铁电流,进而控制电子束击靶方向产生方向不同、强度各异的 X 射线笔型束;或采用电子束扫描方式产生强度各异的电子线笔型束。由于 X 射线和电子束的能量调制,可同时做 X 射线和电子束的三维适形治疗。因此,从功能上讲,MM50 电子回旋加速器代表了新一代三维适形放射治疗机。

(3) 三维适形放射治疗(3DCRT)对设备的要求

放射治疗全过程包括靶区的重要器官及组织的空间定位、治疗计划设计、治疗方案的模拟及治疗方案的实施四个阶段。

20 世纪 70 年代 CT 的出现给放射治疗的肿瘤定位提供了一种较有效、较精确的工具,特别是对轮廓的勾画和组织密度(通过 CT 值转换)为放疗医师、放射物理师提供了第一手资料。但因常规 CT 只能提供两维的信息,靶区、器官和组织的三维结构是在治疗计划系统中通过简单的坐标叠加和勾画形成,这样形成的三维轮廓的精确性随 CT 扫描层厚和间距的加大而变劣。改进的方法是利用现代的螺旋 CT 和三维重建技术,配有立体定位框架(与 X(γ)刀治疗时一样)的螺旋 CT 将是作 3DCRT 的一种必备的工具,因为它能提供直接准确的靶区及器官的三维信息。为放射治疗定位目的,MRI 是一种作为 CT 定位的辅佐工具。为此,需要发展 CT 与 MRI 图像的融合技术(软件技术)。

治疗计划设计是放射治疗过程中极其重要的一环,在治疗计划系统(一种专用电子计算机)中进行。治疗计划系统的主要功能是接受 CT/MRI 输出的图像(通过网络、中间介质等),靶区及重要器官和组织轮廓的勾画及重建,制订一个优化的治疗方案,输出治疗方案的细节以及为实施该治疗方案所需要的治疗辅助工具(如挡块、组织补偿等)制作的细节。目前国内外市场上销售的治疗计划系统名目繁多,但都是两维系统,加上三维图像处理和显示软件后称其为两维半系统。其主要缺点有三个方面。第一,由于 CT/MRI 信息是两维的,加上两维图像的简单坐标叠加,不能给出准确的三维影像,造成病变(靶区)定位的失真与畸变。第二,体内不均匀组织密度对剂量分布影响的处理较为简单,剂量计算的精度不高。第三,由于没有采用逆向算法,优化设计很困难,甚至变得不可能。

适合调强适形放疗用的治疗计划系统必须克服上述三大缺点,另外还必须具有如下几个特征。

① 不仅要采用较为精确的(正向)剂量算法(特别对散射线的处理),还必须有逆向算法。

② 必须具有三维数字图像重建功能。

③ 不仅有冠状、矢状、横断及任意斜切面图像及剂量分布显示的功能,还必须有射野方向观视和医生方向观视的功能。

④ 安排和设计射野时,必须具有模拟类似常规模拟定位机的射野选择功能,包括准直器种类(对称式、独立式、多叶准直器)和大小、放置射野挡块和楔形板等。

⑤ 治疗方案确认后,能够将射野条件传送到 CT 机上进行治疗模拟。此过程称之为 CT 模拟,包括 CT 机、专用模拟软件和定位系统。其特点是扫描孔必须很大,允许不同体位的患者作 CT 扫描,床面必须与治疗机的床面一样,同时附有安装治疗体位固定器的辅助装置,带有射野模拟的三维激光模拟系统,因此计划系统必须能实现与 CT 模拟的通信。专用模拟软件既可以单独成系统,也可以成为 3D 治疗计划系统的一部分。

⑥ 治疗方案确认后,治疗条件能够送到治疗机的计算机,包括机架、准直器、治疗床的转角与范围,射野大小、方向、多叶准直器的叶片位置,照射过程中叶片的运动范围及速度等。

⑦ 治疗方案确认后,治疗的辅助装置,如射野挡块、组织补偿等的参数能传送到相应的装置制作器上。

⑧ 能够接收和比较治疗机射野影像系统传送来的射野确认图像。

治疗机是实现精确治疗的关键设备。医用电子加速器主要有电子回旋加速器和电子直线加速器两种,它们既可产生治疗深部肿瘤的 MV 级 X 射线,也可产生治疗表浅肿瘤的 MeV 级电子束。医用电子回旋加速器以 MM50 为代表,成为 X 射线、电子束三维适形放射治疗的新一代治疗机。医用电子直线加速器在功能和技术上均有显著的进展,采用复合靶、复合均整块和电子扫描系统改善了 X 射线和电子束的剂量分布特性;采用能量开关或功率分配技术获得能谱相同的高低两档 X 射线和实现 X 射线能量的连续调节;采用独立运动准直器,实现非共面相邻野的剂量衔接和产生动态虚拟楔形板。适合调强适形放疗的电子加速器除具备上述先进功能外,还必须具备多叶准直器及控制 MLC 运动的计算机系统。MLC 运动包括在照射方向上射野大小和形状的自动设备和在照射过程中叶片能按预定要求调节射野内的输出剂量率。为配合动态治疗和非共面动态旋转,要求治疗机的机架、准直器和治疗床在照射过程中实现计算机控制的联合运动。

治疗证实是治疗准确执行的重要保证,包括治疗条件的验证与记录——验证记录系统,照射中射野及体位的监测——射野影像系统;患者体内剂量监测——活体剂量测量系统等。

在适形治疗的模式下,通过电子计算机构成的网络系统,将上述系统连成一体

(图 4-8),可实现高精度的靶区及器官的定位,高精度的计划设计(包括剂量计算)和高精度的治疗。整个治疗过程必须保证从 CT 定位到加速器治疗的整个过程中患者体位的一致,X(γ)射线立体定向治疗的经验值得借鉴。

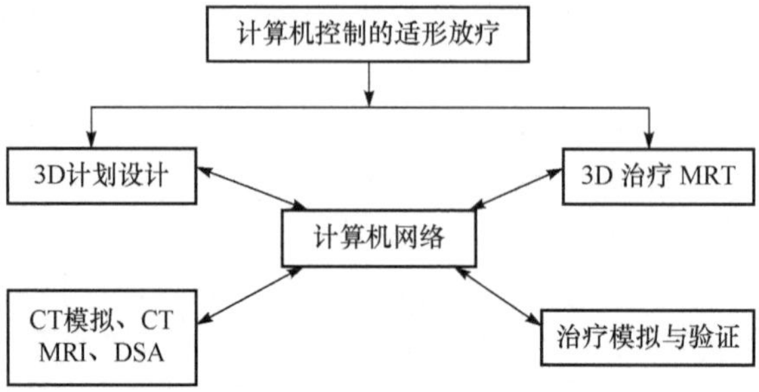

图 4-8　适形治疗

(4) 近距离治疗

近距离治疗可以得到较高的治疗增益。高活度微型步进源的使用给剂量优化提供了条件。超声引导或立体定向插植可大大改进传统的模板式插植,同时由于采用逆向设计布源的原理实现三维适形插植(包括永久性插植),进一步改善了靶区内剂量分布的均匀性,更好地将周围的正常组织和器官分割开来,也可避免常规插植因进针可能刺伤大血管或重要器官造成损伤。

(5) 高能重粒子治疗

高能重粒子指质子、中子、π 介子及低原子序数的高能重离子等,称为高 LET 射线。以质子为代表的高能重粒子(快中子除外),具有布拉格峰型剂量分布,即射线能量大部分损失在峰区,峰区前后的组织剂量很低。峰区位置和宽度可按治疗靶区的位置和大小进行调节。由于质子的这一特点,质子的单野照射可得到 X(γ)射线多野共面或非共面照射一样的剂量分布和治疗增益;质子束的单平面旋转可得到 X(γ)射线立体定向治疗一样的治疗增益很高的剂量分布。因此,质子治疗的适形效果要比 X(γ)射线好。过去 30 多年,质子、快中子的临床试验证明,质子不失为是肿瘤放射治疗的一种较好的放射源。特别是,专为医院设计的能量范围为 70～250MeV 的医用质子加速器,在今后 10～15 年内将会在大的肿瘤放射治疗中心立足。

(6) 立体定向放射治疗

立体定向放射治疗是利用立体定向技术(包括立体定位和立体摆位)进行放射治疗,目的是提高定位精度和摆位精度。开展 X(γ)射线、电子束及质子束的适形放疗,必须使用立体定向技术,不是目前 X(γ)刀治疗所特有的。X(γ)刀治疗只是适形放射治疗的一个特例,即当病变(靶区)体积变得很小,靶区几何形状变得不十分重要时,X(γ)刀治疗可认为是适形放射治疗。立体定向放射手术亦是利用立体定向技术进行放射治疗。立体定向放射手术与立体定向放射治疗的区别在于前者使用手术概念进行单次照射，后者使用放射治疗的概念，进行分次照射。当肿瘤或病变的体积相对较大时，无论从放射生物、放射物理角度看，还是从临床角度看，都必须使用立体定向放射治疗而不能使用立体定向放射手术。

适形放射治疗是放射治疗技术的必然发展，是20世纪最后20多年间先进科学与技术的结晶，体现了从事肿瘤放射治疗同道们一个世纪以来的不断努力。适形放射治疗技术的建立、发展和完善标志着肿瘤放射治疗进入了“精确定位、精确计划设计、精确治疗”为特征的时代。适形放射治疗也给我们的放射肿瘤学家、医学物理学家、放射生物学家筑起了新的高技术平台，提出了更高的技术要求。

（7）医学物理师的培养

由于放疗设备本身及使用中的技术成分比例不断提高，医用放射物理人员已成为医院不可缺少的组成部分。实践表明，一个放疗部门的医疗水平除与医护人员自身水平、设备档次有关外，很大程度上取决于放射物理人员的设置和素质。这是不同于其他科室的主要区别，之所以如此是因为医用放射物理在国外已形成一个专业，它涉及电离辐射、生物工程、计算机应用、电子学、红外、超声、核磁共振、激光等，在美国高等医学院校的物理专业毕业生要经过三年以上的培训、实践和考核才能成为合格的放射物理师。

怎样才能培养成为一个合格的、较全面的放射物理人员呢？

① 通晓各类放疗设备（如深部X射线机、Co-60、后装机和加速器）原理及各类射线物理特点，能协助放疗医生针对临床千差万别的情况选择机型和按放疗原则确定治疗技术。

② 了解并掌握各类辐射测量手段，主要是电离室、热释光、半导体、胶片计量学方法，在新设备安装验收后按规程准确刻度计量以及用3D或体模测量各种必要的临床数据（PDD、TMR、Sc、Sp、Profile），能借助人形体模或患者自身实测临床计量。

③ 与医生一起建立并不断完善临床计量学步骤，使患者疗前的全部准备工作及施治过程有条不紊地、各环节配合默契地进行。

④ 应熟悉治疗计划系统的操作，能指导或监督技术人员设计常规计划，并建立、完善诸如淋巴瘤、CNS、TBI、TSEI、乳腺癌等特殊照射技术和计量学方法。

⑤ 应不断关注放疗设备和技术的发展，不断更新知识层次和知识面，开展新照射技术，如3D非共面照射、立体放射手术（SRS）、立体放疗（SRT）、多叶光阑（MLC）、适形照射（CRT）和调强照射（IMRT）等。为单位设备更新换代提供论证意见，并在购置新设备后着手开展临床和剂量方面的科研工作。

⑥ 负责对临床医生和技术员放射物理学的教学工作。

⑦ 负责放疗部门各治疗机及工作人员的辐射防护事宜。

⑧ 建立严谨、实用的 QA-QC 规程。

⑨ 有较好的外语和计算机基础，对解剖学、放射生物学、核医学及影像诊断亦有一定的了解。

5. 虚拟现实技术在医学中的应用

(1) 基本概念

虚拟现实是一种计算机和电子技术创造的新世界，是一个看似真实的模拟环境，通过多种传感设备，用户可根据自身的感觉，对虚拟世界中的物体进行考察和操作，参与其中的事件；同时提供视、听、触等直观而又自然的实时感知，并使参与者“沉浸”于模拟环境中。虚拟现实是一门涉及众多学科的新实用技术，集先进的计算机技术、传感与测量技术、仿真技术、微电子技术于一体。在计算机技术中，它又特别依赖计算机图形学、人工智能、网络技术、人机接口技术以及计算机仿真技术。这些相关技术的发展带动了虚拟现实技术的进步，也推动了其在教育、医疗、娱乐、科技、工业制造、建筑和商业等一系列领域中的广泛应用。

1995 年 1 月，医学虚拟现实第三次会议首次提出了虚拟人的计划。虚拟人的开发者们计划建立一个人体肌肉骨骼结构系统的自动虚拟环境。这个系统可以用于生物机械学和计算机辅助教学。关节的运动是用“关节引擎”来进行可视化的，是一种简化的、带有开环的动力学参数限制的模型，可以交互式进行操作。虚拟人还能够以电影的形式将人体的各种生理事件显示出来。生物医学剧院也是虚拟人的一部分，它能显示一些动态的器官，如正在搏动的心脏。

虚拟人使用的是通用数据库，可以交互地对它进行处理和修改。与系统之间的交互是通过鼠标的追踪球来实现的。该项应用还使用了浸入式探针和一个 6 自由度的台式设备。

美国国家医学实验室已经推出了基于尸体数据库的标准可视人体。可视人体在线安放，供各个医院和大学的班级远程教学使用。动态的“可视的人”模型是一个更复杂的版本，能说明各个器官和系统在正常或疾病状态下怎样运动，它们怎样响应各种外加的力。学生可以看到正常或疾病状态的心脏，并观察胃怎样运动，目前已经开发出了几个演示基本解剖结构的虚拟模型。

一旦拥有整个人体全面而详细的模型，我们就能够以一种更为准确和彻底的方式来研究环境对于个体的影响：我们可以在同一个病人身上尝试各种不同的治疗方法和程序，并且预测每一种疗法的效果。该模型还可以作为病人的病历，记录病人过去的全部生物医学数据。在远程医疗条件下，曾经治疗过这个病人的每个医师都能够使用这一记录。使用这个模型，还可以预测病人将会出现的疾病。这项功能将为我们提供预防许多疾病的工具。

(2) 虚拟手术

虚拟手术是集医学、生物力学、机械学、材料学、计算机图形学、计算机视觉、数学分析、机械力学、材料学等诸多学科为一体的新型交叉研究领域。其目的是使用计算机技术(计算机图形学与虚拟现实)来模拟、指导医学手术所涉及的各种过程,在时间段上包括了术前、术中、术后,在实现的目的上有手术计划制定、手术排练演习、手术教学、手术技能训练、术中引导手术、术后康复等。

虚拟手术有很重要的作用。第一,虚拟手术系统可以预演手术的整个过程以便事先发现手术中问题,能够使得医生能在计算机建立的虚拟的环境中设计手术过程,提高手术的成功率。第二,可以用于手术教学训练,医生或学生可在虚拟手术系统上观察专家手术过程,也可重复实习。使得手术培训的时间大为缩短,减少了昂贵实验对象的费用。在虚拟环境中进行手术,不会发生严重的意外,能够提高医生的协作能力。第三,可方便应用术中导航与术中监护,介入治疗是在手术过程中进行荧光透视法、超声、MR 下,在图像的引导下进行定位。手术导航无需在介入环境下将计算机处理的三维模型与实际手术进行定位匹配,使医生看到的图像既有实际图像,又叠加了图形,属于计算机增强现实。如聚手术使用了第二种成像手段,如内镜,则将实时观测的图像与术前 CT 或 MRI 进行匹配定位融合,对齐两个坐标系并显示为图形,引导医生进行手术。

总之,虚拟手术利用图像数据,帮助医生合理、定量地制定手术方案,选择最佳手术路径、减小手术损伤、减少对临近组织损害、提高肿瘤定位精度等,对执行复杂外科手术和提高手术成功率等具有十分重要的意义。另外,还可以起到保护医生、降低手术费用、改善病人的预后等作用。

虚拟手术现实系统在软件方面的研究对象主要包括基于计算机图形学的虚拟环境几何建模和仿真;基于复杂对象物理特性的运动学和动力学建模及可视化仿真;基于人类感官的传感信息描述和仿真;基于虚拟现实技术的科学可视化;人机交互界面的智能化及自然化。

国际上第一个虚拟手术系统是 20 世纪 80 年代末由代尔普和罗森研制的用于观察关节移植手术过程和结果的仿真系统。我国自 90 年代中后期开始虚拟手术系统的探索研究,起步较晚,相对于欧美、日本等发达国家还相对落后。清华大学在计算机辅助立体定向神经外科手术研究方面取得成果;解放军总医院和国防科技大学计算机学院研制成功了通过视觉、触觉体验的国内第一套虚拟鼻腔内镜手术仿真系统,并对基于线弹性模型的有限元法的软组织形变面模型等有关技术进行了研究;北京航空航天大学虚拟现实技术与系统国家重点实验室在软组织实时切割领域提出了新的方法;上海交通大学在虚拟现实软件和交互硬件方面开展了研究,但对欧美和日本等发达国家还相对落后。国外已经商业化的产品,我们仍然处于基础研发阶段,在手术虚拟仿真和手术评价技术上国内还有很长的路要走。

(3) 虚拟康复

人的肢体康复治疗也许正是这样一个有待于引入虚拟现实技术的适宜领域。因为肢体康复是利用一些器械对肢体进行主动或被动牵引的过程，目前的康复治疗过程过于单调、枯燥，患者很难产生兴趣，因此效果不理想。如果将虚拟现实技术引入到康复治疗中来，则有可能实现三个结合：一是游戏和治疗相结合，也就是由屏幕提供一种人工景物，使患者如同置身于游戏或旅游的环境中，使治疗过程充满乐趣，提高患者的乐观情绪；二是心理引导和生理治疗相结合，利用屏幕技术，可以用语言和文字对患者进行种种心理提示和诱导，充分调动患者的精神作用，反过来强化生理治疗的作用；三是可以使康复器械产生被动牵引和主动训练相结合的治疗作用。因为器械本身已经是一种和电脑屏幕结合成一体的智能系统，可以很方便地实现主动和被动互相转换的效果。

6. 康复与物理治疗

物理治疗简称理疗，是利用自然界和人工物理因子治疗和预防疾病。前者包括日光、气候、海水、温泉等，例如不同性质的温泉，有不同的适应症，如关节病、皮肤病、心血管病等。人工物理因子的理疗包括声、光、电、磁、热、水和机械等。各有其适应症，以至特效病症，例如紫外线可以防治佝偻病、软骨病、化脓性疾病。而各种激光疗法更有独特的治疗效果，有的对表浅赘生物，手到病除。超声波疗法更能美容、去脂肪、碎石、节育，高强度聚焦超声疗法可以准确地一次性消除某些癌瘤，此项研究我国处于国际前列。微波疗法等多种电疗也具有独特的适应症，众多的理疗种类，主要用于治病防病。

理疗和仪器设备密切相关，随着电子技术、计算机技术、图像分析技术等在医学领域日益广泛的应用，促使理疗康复仪器向着门类齐全、品种多样、数字化、微机化、自动化、高质量和高精度的方向发展，运动器械也向高精度检测、训练、评定一体化的方向发展。

(1) 电疗设备

① 低、中频电疗。发展趋势是精密化、电脑化、微型化、家庭化，主要产品有用于镇痛的经皮神经电刺激仪(TENS)和用于功能训练的功能电刺激仪(FES)。近年相继出现电脑控制的各类综合电疗机，如电脑立体动态干扰电疗仪和电脑调制中频治疗仪等，前者将二维交叉的干扰电流变为三维立体干扰，使电流的方向、角度、形状均可改变，产生进一步的低频动态刺激效应，可获得多部位、不同形式的干扰最大值。

② 高频和超高频电疗。20 世纪 60 年代初国外开始采用返波管毫米波发生装置进行了毫米波生物学效应实验研究，80 年代苏联先后研制和生产了多种中小型

毫米波治疗仪，我国 80 年代中期开始毫米波生物效应研究，并有体效应器件的 8mm 辐射源出现，此后研制出毫米波治疗仪。目前，市场上主要有苏联生产的波长为 4.96mm、5.60mm、7.11mm 的治疗仪，我国十几个单位生产的波长为 8.0mm 等不同型号的毫米波治疗仪。高频电疗仪脉冲化是多年来的重要进展。日本、德国等生产的脉冲式-连续式微波治疗装置具有脉冲方式输出，瞬间的峰值功率高，可用于某些急性病症的治疗。美国 DIMEQ 公司的脉冲式短波电疗机，其脉冲式输出可保证精确输出低剂量，所以特别适用于禁用热疗的急性疾病。

（2）光疗设备

① 红外。20 世纪 80 年代以来，红外技术在我国得到了空前的发展，由于其在家庭保健和某些疾病治疗的明显效果，受到国内外医学界和民间的普遍关注。比较有代表性的产品有各类“频谱”治疗仪，与早期的红外治疗仪相比，它们的共同特点是红外辐射效率较高、辐射能量的分布偏向远红外。

② 紫外。计算机技术应用到紫外线照射自血回输治疗仪中，使工作智能化，操作更简便。采用最有效的紫外线波段和精确的照射剂量是今后发展的方向。

③ 激光。医用激光器的研制和生产在我国的发展很快，He-Ne 激光器、CO_2 激光器、红宝石激光器、Nd-YAG 激光器、氩离子激光器和染料激光器在我国医学领域的应用比较广泛。由于开发较早，这几种治疗机已较完善，表现在提高自动化程度、稳定仪器性能、简化操作手续、齐全服务功能等方面。近年研制出短脉冲、高能量 CO_2 激光治疗机，在进行手术切割时对周围组织损伤小，特别是平整皮肤等美容手术有独到之处，引起了国内激光医务工作者和厂商的重视。Nd-YAG 激光治疗机发展的关键是期待着半导体泵浦 Nd-YAG 激光治疗机的研制，这将大大加速 Nd-YAG 激光治疗机的普及。20 世纪 90 年代，高功率激光器有了新的突破，准分子激光器具有波长短、功率大的特点，在医疗中具有很好的应用前景。掺钛宝石激光器是近十年来各国争相研究的热点。钛宝石激光是一种可调固体激光器，可在较大的应用范围内替代染料激光器。钬激光（Ho-YAG）的热损伤小的特点有可能替代 Nd-YAG 激光器。铒激光（Er-YAG）的高效切割、利于光纤传输的性能，有望替代 CO_2 激光器。自由电子激光是当代高技术之一，其最大特点是输出光的波长有很宽的调节范围，在医学应用方面能覆盖相当一部分波长的激光器。半导体激光器将成为医用激光仪器的主要光源。半导体激光器体积很小、价格较低、效率高、寿命长、电源结构简单，这些优点用作改进激光医用仪器的主要措施。半导体激光的发展将为医用激光器的微型化开辟更广阔的应用前景。在低功率激光器应用方面，除 He-Ne 激光外，国外研制出毫瓦级的袖珍型半导体激光用于激光刺激治疗，另外，国内也有采用脉冲 YAG 激光作为弱激光进行穴位照射的报道。弱激光血管内照射循环血以其治疗病种广泛和疗效较佳的特点已引起国内外的广泛重视。但对弱激光照射循环血治疗的机理研究，其远期疗效的观察和相应治疗仪

的自动化和智能化等，尚有大量的理论和技术问题有待探讨和完善。

(3) 磁疗设备

除日常使用的磁疗机，如交变磁、旋磁、脉冲磁治疗仪外，磁疗仪器向着大型化、具有综合保健性方向发展。此外，应用高强度磁场治疗恶性肿瘤的设备研究，也更加受到重视。由于磁场与磁性材料物理学的新发展，将使高强度脉冲磁场在医学上应用获得新发展。高温超导体产生磁场的磁力装置可以长时间放置在某些部位，其变化的磁场可以控制受作用者的情绪，从而抑郁症会大大地受到控制。脉冲磁场可能对毒瘾有疗效，磁场的这种潜在的重要应用是取代心理药物，而无副作用。

(4) 超声波治疗设备

利用超声波的一些特殊性能，可以研制出各种治疗仪器。国外推出的超声手术刀，已用于临床。它是依靠超声波产生的强大瞬时冲击速度和声微流的共同作用，使组织分离，达到切割的目的。它不同于高频电刀、微波刀、激光刀的冷切割，不产生焦痂、烟雾和焦味。利用一定强度超声波具有"空化效应"的特点，1992 年意大利的米歇尔·佐茨教授首次发表了超声去脂的新方法，并已成功地应用于临床。国外推出一种高功率超声聚焦热疗仪，把超声波聚焦于体内所需的治疗部位，克服了射频、微波热疗难以对局部深层组织升温，以及干扰测温的缺点。国内近年来也开展这类产品的研制，将超声波与各种低、中频电流相叠加，如超声-直流电、超声-音频电、超声-调制中频电等，其特点是具有综合、协同作用，这类设备国内应用已较广泛。

(5) 生物反馈治疗设备

近年来，国内外不少学者进行了多种生物反馈实验，常用的生物反馈信号有脑电、心率、脉博、肌电、皮肤温度、皮肤电阻等。科技工作者还在不断探索新的反馈源，使用阻抗血流图及心率变异性等并取得一定进展。国内近年研究生产的双通道温度生物反馈仪全部采用先进的 IC 电路，检测灵敏度高、数据准确，视觉反馈为双重显示，听觉反馈音色多变。大型的生物反馈仪将屏幕显示与声相结合，精度和灵敏度较高，具有储存、打印功能。随着科学技术的进步，反馈信号也由简单的声、光、图形等对视觉、听觉反馈，发展为多层次反馈，甚至用反馈信号直接影响人的自主神经系统，从而更好地达到治疗目的。同时，进行多参数生物反馈，将有助于进一步提高疗效和深入探讨生物反馈治疗的机理。

(6) 运动医疗设备

运动医疗器械发展的趋势，表现为精确定量化、微机化，评价和训练功能结合。当今，利用机械变速器、钢丝牵引的传统牵引推拿床已被淘汰，新型的微电脑控制的牵引床可对牵引力、牵引时间、放松时间、牵引方式等功能实时控制和任意设置，同时具有双重安全保护，设备质量轻，噪声小等特点。德国产的电脑控制牵引加脉冲式微波透热组合治疗床，在牵引的同时，结合微波辐射起到放松人体关键部位肌肉组织的作用，通过协同作用可提高疗效。除用于上下肢训练、平衡训练、站立训练及增强肌力的一般运动疗法器械外，运动疗法器械研究的一个突破进展，就是美国 CYBEX 公司研制和推广应用的四肢和腰背功能评定和康复训练设备，又称 CYBEX 系列。早在 20 世纪 60 年代初，美国的生物力学家詹姆斯·佩弗就提出了等动阻力的概念，之后应用等动阻力的原理发明的等动功能测试仪，使得人们对运动能力、工作能力和肌肉、骨骼、关节、神经等的功能障碍有了一个客观的定量评定标准，这种训练可以提供多功能的、高效能的、封闭式动力学训练。这种等动系列装置，目前已作为一种用于人体运动功能的观察分析、康复训练、疗效评估的较高精度的检测、训练系统。

7. 健康管理与健康监测

(1) 健康管理简介

健康管理是 20 世纪 50 年代末最先在美国提出的概念，其核心内容医疗保险机构通过对其医疗保险客户(包括疾病患者或高危人群)开展系统的健康管理，达到有效控制疾病的发生或发展，显著降低出险概率和实际医疗支出，从而减少医疗保险赔付损失的目的。美国最初的健康管理概念还包括医疗保险机构和医疗机构之间签订最经济适用处方协议，以保证医疗保险客户可以享受到较低的医疗费用，从而减轻医疗保险公司的赔付负担。

随着业务内容的不断充实和发展，健康管理逐步发展成为一套专门的系统方案和营运业务，开始出现区别于医院等传统医疗机构的专业健康管理公司，并作为第三方服务机构与医疗保险机构或直接面向个体需求，提供系统专业的健康管理服务。

目前相对狭义的健康管理是指基于健康体检结果，建立健康档案，给出健康状况评估，并有针对性地提出个性化健康管理方案(处方)，据此，由专业人士提供一对一咨询指导和跟踪辅导服务，使客户从社会、心理、环境、营养、运动等多个角度得到全面的健康维护和保障服务。

健康管理是以预防和控制疾病发生与发展，降低医疗费用，提高生命质量为目的，针对个体及群体生活方式相关的健康危险因素，通过系统的检测、评估、干预等手段持续加以改善的过程和方法。

健康管理是对个人或人群的健康危险因素进行全面管理的过程。其宗旨是调动个人、集体和社会的积极性，有效地利用有限的资源来达到最大的健康效果。健康风险评估是健康管理过程中关键的专业技术部分，并且只有通过健康管理才能实现，是慢性病预防的第一步，也称为危险预测模型。它是通过所收集的大量的个人健康信息，分析建立生活方式、环境、遗传等危险因素与健康状态之间的量化关系，预测个人在一定时间内发生某种特定疾病或因为某种特定疾病导致死亡的可能性，并据此按人群的需求提供有针对性的控制与干预，以帮助政府、企业、保险公司和个人，用最少的成本达到最大的健康效果。

健康风险评估最常用的方法是多因素模型法，它建立在多因素数理分析基础上，即采用统计学概率理论的方法得出患病危险性与危险因素之间的关系模型，能同时包括多种危险因素，常用的有多元回归(logistic 回归 和 Cox 回归)。

(2) 健康监测简介

健康管理的第一步就是对人体进行健康评估。健康评估的基础办法就是健康问卷调查和健康体检。体检一般都在医院体检中心和专业化的健康管理中心进行，体检有一个周期，一般对于 40 岁以上的人群一年进行一次健康体检很有必要。但是，平时的健康如何进行监测呢？健康监测在国外很普及，有基于家庭的健康监测系统，可以监测个人的体重、心率、体温、心电、呼吸、血压等指标，并进行动态分析评估，作趋势分析，从而获得个人的健康变化。针对不同的人群特点做出重点指标的监测。例如，对糖尿病人的动态血糖监测，对高血压病人的动态血压监测，以及老年人的跌倒监测等。特别是，随着物联网技术的发展，以及人体传感器网络技术的推广，健康监测逐渐形成一门学科，从医院走向家庭。

8. 生物医学工程专业转到临床医技类

生物医学工程专业学生兼具医学和工程学双重基础，所以在医院的适应面较广，有很多生物医学工程专业的毕业生都转行到医技科室从事相关的工作，最多的是放射科、放疗科、核医学科、健康管理中心等。这些科室对工程学的要求较高，生物医学工程专业学生动手能力强，能适应这方面的工作，取得了良好的效果。很多大医院的医技科室都有生物医学工程专业毕业生参与工作，从事工程师、物理师、技师等工作，有的还走上领导岗位担任学科带头人。

4.7 医院管理及其他

1. 生物医学工程专业从事医院管理的内容

国内生物医学工程专业已经有近 30 年的历史，不少毕业生走上了医院的管理岗位，有的从事医务管理，有的从事科研管理，有的从事医院的营销策划，有的担任院领导，从事医院的运营管理等。

医院管理是按照医院工作的客观规律，运用现代管理理论和方法，对人、财、物、信息、时间等资源，进行计划、组织、协调、控制。充分发挥整体运行功能，以取得最佳综合效益的管理活动过程。

医院管理学是运用现代管理理论和方法研究并阐明医院管理活动的本质和规

律的科学。医院管理学既与医学科学相联系，又与其他自然学和社会科学相联系。它是管理学的一个分支学科，是一门应用科学，又是一门边缘科学。

生物医学工程专业也是一门交叉边缘学科，其中也有管理学的内涵，因此生物医学工程专业毕业生从事医院管理有一定的基础条件，凭借对医学基础的掌握和对工程学的领悟，能对医院管理有独特的看法，特别是随着医院现代化的发展，医疗设备逐渐成为医院发展的推动力与核心竞争力之一，医学工程专业人员从事医院管理也成为一种趋势。

2. 医院管理的基本理论

医院管理学的学科体系，可分为综合理论和应用管理两大部分。综合理论部分主要研究医院管理的原理、职能、方法及医院概论等，即医院管理学的总论。应用管理部分主要研究医院系统中相互联系又有区别的各专业管理，即医院管理学各论。

下面介绍一下医院"3M+3S"人本经营体系。3M是对内突出人力资源、经营战略、医院文化的三种管理；3S是对外强调医患关系、医院营销、品牌战略三个系统。

医院"3M+3S"人本经营体系包括医院内部经营体系和医院外部经营体系两大部分：

(1) 医院内部经营体系

以员工为中心的内部经营体系，包括：

① 医院文化体系(culture management，CM)。

所谓医院文化是指医院具有自身特色和时代特征的精神财富，是医院管理者和员工共同认同并遵守的价值观。

医院文化是医院经营的灵魂。

② 医院经营战略(strategy management，SM)。

所谓医院经营战略是对医院经营决策中有关全局性、长远性和根本性问题的规划。它要解决的是医院未来发展的方向问题和途径问题，也是新医改后中国各类医院目前最迫切需要重视并解决的问题。

医院经营战略是医院经营的方向。

③ 医院人力资源管理体系(human resource management，HRM)。

所谓医院人力资源管理是依据医院和个人发展的需要，对医院人力这一特殊资源进行有效开发、合理利用与科学管理的机制、制度、流程、技术和方法的总和。其关键在于兼顾医院短期绩效与长期战略，以战略为导向。其最核心的职能有人力资源3P管理，即岗位管理，如组织结构与部门职责设计，定岗定员定编与岗位说明编制，岗位评价等；绩效管理，如医院战略梳理与指标设计，绩效考核体系设计等;薪酬管理,如设计具有外部公平、内部公平与自我公平的岗位结构工资体系。

医院人力资源管理是医院内部经营的中心。

(2) 医院外部经营体系

① 医院顾客满意服务体系(customer satisfaction,CS)。

以提高病友满意度和开展关系营销为目标,导入国际先进的顾客满意服务系统新观念,进行服务流程再造。

医院顾客满意服务体系是医院外部经营的基础。

② 医院营销体系(marketing system,MS)。

以确定医院业务定位和专科业务营销组合,改善和提高经营业绩为目标,导入新的品牌营销策略、竞争策略和一系列业务市场开发策略。

医院营销体系是医院外部经营的重点。

③ 医院品牌形象体系(hospital image system,HIS)。

以改善和塑造现代化有特色的良好的医院品牌形象为目标,导入品牌形象系统。

医院品牌形象体系是医院外部经营的目标。唯有品牌才能驱动市场,并推动医院发展。

3. 生物医学工程专业在管理方面的发展

生物医学工程专业的学生既懂得医学的科学规律,又懂得如何采用工程学、信息学的方法进行管理和统筹。因此,很多生物医学工程专业的毕业生从事医院管理取得了良好的成绩。

多年以来,生物医学工程专业毕业生在医院从事管理专业涉及医院管理的多个方面:有负责医院医务管理的人员,在医院的医务科、医务处、医务部等部门;有负责医院科研管理的人员,在医院的医教处、科训科、科研部等部门;有从事医院后勤管理的人员,在医院的总务处、院务部;还有从事医院全面管理和运营的人员,担任医院的副院长、院长等。

管理是一门综合学科,生物医学工程专业转行从事管理需要加强管理学的学习,提高自我的管理能力和管理水平。医院管理是一门综合性很强的学科,医院既有企业的性质,又有社会公益的性质,医院的运营不同于其他行业,既有技术层面的内涵管理,又有对外营销的企业管理,还有着眼社会民生的公益管理。随着现代化医院的发展,医院管理的内涵和外延都在扩展,有内部的传统管理,例如医疗质量监督管理、医院感染控制等;也有适应时代发展的新兴管理部门,如医院品牌服务管理、客户服务管理、人力资源管理、医患沟通管理等。这些部门的管理生物医学工程专业毕业生都有发展的空间。管理的核心是处理人与人之间的关系,良好的沟通是手段。因此,在学习期间既要注重书本知识的积累和学习,更要重视德育教育学习,提高自身的沟通能力,对今后从事管理工作大有裨益。

参考文献

范咀华,张绍学,杨明亨. 1989. 现代管理基本理论和方法. 成都:四川大学出版社

傅征,任连仲. 2002. 医院信息系统建设与应用. 北京:人民军医出版社

郝和平. 2003. 我国的医疗器械监督管理如何面对入世. 医疗设备信息,1(18):1～4

姜远海. 2003. 必须高度重视医院在用医疗仪器设备质量保证的管理. 医疗设备信息,18(2):1～3

金桂秋,张可经,崔大祥. 2001. 远程医疗的现状及未来应用方向分析. 西南国防医药,11(3):211～213

秦银河. 2005. 建设研究型医院的探索与实践. 中国医院,9(10):1～4

庆堃,白净. 2008. 基于 ARM 的便携式心电监护仪. 北京生物医学工程,1:72～74

沈翀. 2010. 美国临床工程学会临床工程师认证体系概述. 中国医疗设备,11:147,148

孙念军. 2008. 医学信息交互集成 IHE 的现状和发展. 中国医学设备,5(12):3～6

熊宇,段会龙,吕维雪. 2000. 图像归档和通信系统(PACS)的发展与应用. 国外医学生物医学工程分册,23(2):70～75

徐志兵,王国民. 2000. 远程医学及其研究现状. 中国临床医学,7(3):349～351

杨轶璐,胡英,刘纪红,等. 2003. 虚拟现实技术及其在现代医学中的应用. 信息与控制,3:251～255

Ball M J, ODesky R I, Douglas J V. 1991. Status and progress of hospital information systems (HIS). International Journal of Bio-Medical Computing, 29(3):161-168

Damasco N, Abe C. 2010. A natural fit: home healthcare and biomedical engineering. Servicing Home healthcare equipment: 60～63

Kenneth E. Maddock. 2008. Getting the nost out of your clinical engineering department. Nurse Leader, 6(1): 48～56

Thrall T H. 2000. E-health goes to the doctor. Affordable technology opens portals for physician practices. Hosp Health Net, 74(7):58～62

Zou Y N, Guo Z Y. 2000. A palm pilot based pocket ECGrecorder//Proc. IEEE Symp.: 1110-1120

第五章　特种生物医学工程

生物医学工程是一个大跨度、大范围的前沿交叉学科，在各个技术领域都有专业特色的交叉结合，可以产生多个分支，如生物医学信号采集与处理、生物医学电子、生物医学材料、生物医学光学等。从应用领域的角度，我们已经介绍了临床医学工程——生物医学工程的一般物化成果（医疗器械和器材）在各类各级医疗机构中应用而产生的一个分支。而从行业角度，对行业发展同样起到重要支撑作用的还有特种生物医学工程。本章从行业特点介绍军事生物医学工程、航空航天生物医学工程、航海潜水生物医学工程、人类健康系统生物医学工程等特种生物医学工程。所谓特种主要是针对某一专门行业的特殊需求而展开的生物医学工程研究。

5.1　军事生物医学工程

1. 军事生物医学工程的定义

(1) 新形势下军事医学的发展

军队中早有卫生组织和医生为官兵医伤治病，但在很长时期内军队的医学处于经验医学阶段，19 世纪以后才上升为科学的军事医学。

军事医学是针对军事单位医学问题需求的知识体系。军事医学研究的目的在于遴选健康的部队成员，培养军人的自我保健意识，增强其防止损伤、抵御疾病、耐受陌生或灾难环境，保持心理健康，提高军事作业工效的能力。军事医学的目标是努力成为战时有效的卫生保健系统，并一直延续到军人退伍以至他们的余生。军事理论、战略、武器系统和组织的变化，战斗与非战斗行动本质的快速变化，会导致对军事医学新的需求。

进入 21 世纪，科技革命的浪潮蓬勃兴起，正在引发新一轮世界范围的重大军事变革，不少国家已逐渐从依赖军事技术驱动，转而更加主动地发展和吸纳高新技术成就。其中，加速新概念武器的研制和发展，是其确立军事高技术优势的重要举措。预计 21 世纪初的 20～30 年内，将会有一大批新概念武器诞生。新概念武器在各方面都具有显著的突破与创新，它是创新思维和高新技术相结合的产物。

为适应 21 世纪信息战的需要，许多国家都在研究高科技和新概念信息战武器，主要有电磁脉冲武器、高功率微波武器、石墨炸弹、空间战武器、失能武器、纳米武器、基因武器等。在研究高技术武器的同时，一方面必须研究高技术和新概念武器对操纵人员的生理、心理的影响和耐受能力，提出对操纵人员特殊的体格和心理上的要求，同时从医学上研究选拔这类兵员的特殊条件，以便更好地掌握新式武器和装备；另一方面要研究如何预防这些高科技和新概念武器的损伤，如何治疗高科技和新概念武器造成的损伤，如何康复等。军队任务的扩展、体制编制的变化、技术装备的发展、社会环境的变化和医学模式的转换等都对军事卫勤保障和军事医学提出新的挑战，因此要求军事医学不断发展，与时俱进，迎接未来的挑战。

总之，在新的形势下军队的首要任务是必须坚持以军事斗争准备为龙头，应对各种规模、各种类型的战争，同时要参与各种非战争(军事)行动。为完成军队的历史使命，必须为推进国防和军队建设科学发展提供学科保障。

我国已建立的军事医学学科有卫生勤务学、战伤外科学、军队卫生学、军队流行病学、军队药材供应管理学、核武器伤防护医学、化学武器伤防护医学、生物武器伤防护医学、军事航空医学、军事航海及潜水医学等。

近几十年诞生的生物医学工程已经成为现代医学的重要支柱，同样为了适应现代化高科技战争，军事医学不能仅仅依靠原来的技术基础，而要更多依靠理、工、医相结合的生物医学工程。

如前所述，生物医学工程是结合物理学、化学、数学和计算机科学与工程学原理，从事生物学、医学、行为学或卫生学的研究；提出基本概念，产生从分子水平到器官水平的知识，开发创新生物学制品、材料、加工方法、植入物、器械和信息学方法，达到疾病预防、诊断和治疗，病人康复和改善卫生状况等目的。

生物医学工程与生物技术是现代医学科学的两大支柱，军事领域历来对新技术的采用最为敏感，军事医学也不例外。生物医学工程技术本身并不能保证军事医学的“保障有力”，但该技术的发展及其在军事医学保障能力上的最终体现是军队卫生装备及系统，而生物医学工程是这些技术发展的重要基础，也是技术转化成装备的唯一桥梁。因此，加强军事医学应用研究应把相关的生物医学工程研究提升到重要的地位。

(2) 军事生物医学工程的定义

军事生物医学工程是面向军队这个特殊功能群体，针对其战时和非战时的特殊状态，运用生物医学工程的原理和技术，研究医学救援、卫勤保障中的问题，解决军事卫勤保障中特殊问题的新兴学科；是新军事变革时期，为应对高新技术武器伤救治、挑战多样化军事任务，在努力解决传统军事医学所面临难题的过程中，逐步形成并发展起来的一门年轻学科；是生物医学工程技术在军事医学的应用，属于生物医学工程学科的一个分支。其成果主要通过卫生装备与卫生勤务相关技术平台来体现，其主要特点是在技术上具有前瞻性、实用性，在学科上具有先导作用。

现代高技术条件下军队在作战和训练中常常遇到传统军事医学不能解决的问题，需要专门研究解决，这就促进了生物医学工程在军事医学的应用，形成军事生物医学工程的雏形。从学科角度讲它是生物医学工程为军事医学应用的一个分支,从应用角度讲它也是军事医学的一个分支。

目前战争已经是高技术条件下的战争,军事医学面对的已经不是传统的战伤,需要研究新型战伤的战场快速救治以及后送救治的新方法、新技术与装备,以提高救治率。例如,高速弹伤、集束弹导致多处伤、普遍使用燃烧弹造成大批严重烧伤、核武器产生的辐射损伤和复合伤、生物武器使用出现的强毒性神经毒剂伤和生物战剂传染病等。尤其是高新技术条件下的局部战争,大量高能爆炸武器得到广泛应用,同时各种防护装备(装甲车辆、防弹衣、头盔等)的防弹性能也有很大提高。致伤因素中"冲击波"已经取代了"弹片"的位置,跃居首位。其中代表性的美军阿富汗战争和伊拉克战争,67%是冲击波导致的闭合性伤。其他高技术武器(电磁炮、次声武器等)主要是损伤体内脏器。这使得战伤救治更加复杂和困难,必须研究新的救治方法、技术与设备。

现代高技术新概念武器的研究对军事医学也提出了更高的要求,要研究不同种类的高技术武器的致伤机理、治疗方法和防护措施等。由于高技术武器无一不是应用最前沿的科学技术原理,因此对其致伤机理、治疗方法和防护措施的研究不能单纯依靠传统的医学知识而必须发展军事生物医学工程这一军事、理、工、医交叉的学科。

根据新时期军事战略,打赢一场未来技术,尤其是高技术条件下的局部战争的需要,我军军事医学保障水平还存在较大的差距。在国防经费有限而技术革新速度飞快的今天,要尽快缩小差距,必须继续贯彻"有所为、有所不为","瞄准前沿","有限目标","重点突破"的指导思想,重视军事生物医学工程这一新的学科分支,选择影响军事医学保障能力的关键技术开展研究,并将这些技术转化为经济上可承受、高质量、高性能的军事医学装备和系统。

目前和军事医学密切相关的生物医学工程主要包括军事医学信息工程、军事医学电子工程、军事医学材料工程、军事医学装备工程、军事医学人机工程、军事医学临床工程等。

2. 军事生物医学工程主要内容

1) 军事医学信息工程

现代战争已由人力密集型向技术密集型转化,由常规武器作战向高新武器作战转化,由三军独立作战向联合作战、协同作战转化。战争更加激烈残酷,呈现出高强度、高投入、高毁损的特点。战伤的伤情更加复杂,新的伤类和伤型增多,给医疗卫勤保障工作提出了更高的要求。为此,必须建立与之相协调的医疗卫勤保障模式。现代战争的特点之一是信息化,具有武器系统信息化、智能化,作战力量数字化、知识化,指挥控制一体化、实时化等新特征,给卫勤保障工作带来了新的问题。随着战争模式的变化,后勤保障的发展已向着智能化、自动化、实时化、可视化和零误差转变,向着三军联勤、一体化统保转变。

注重战时或突发情况下的卫勤保障现代化、信息化和网络化建设。在卫勤管理信息化建设方面,主要是通过战区卫生管理信息系统、医疗通信系统和卫生 C4I(指挥、控制、通信、计算机以及情报)系统等来实现的,建立比较完善的自动化指挥系统和战区卫生管理信息系统。

要适合我军战区卫生管理信息系统、医疗通信系统和卫生 C4I 系统,仅靠原来的卫勤知识和卫勤人员是远远不够的,必须将军事生物医学工程知识引入卫勤管理,使军事生物医学工程技术人员和卫勤专业人员密切结合,才能完成并保障现代化卫勤信息系统的建立和正常使用。

(1) 现代战争的特点——信息战成分显著提升

随着科学技术的迅速发展,特别是先进的信息技术、电子技术在武器装备和战场指挥中的应用日益广泛,“制信息权”、“制电子权”已成为常规战争中“制空权”、“制海权”之后决定战争胜负的重要因素。1991 年,美国军事力量在海湾战争中挥舞这一信息化武器,使伊拉克军事指挥部丧失判断能力,部队一片混乱,现代化信息战初露端倪。何谓“信息战”,1993 年美国国防部参谋长联席会议第 30 号训令对信息战的作战基本原则作了阐述,并将信息战定义为:“从国家战略利益出发,以取得信息优越地位为目的,并以破坏敌方信息和信息系统、保护本国信息和信息系统的方式所采取的行动”。简而言之,信息战已没有前线和后方之分,凡是信息系统联网所及之处都有可能成为战场,再也没有能够躲避外来进攻的庇护所。信息战与常规战一样需给部队装备各种各样的武器,不同的是这类武器是信息和电子武器。据悉美国军方已研制并装备其部队的信息、电子武器有以下三类。第一类是用来破坏敌方政府、军队和重要经济部门赖以发挥作用的信息系统的各种软件,它们包括形形色色特制的计算机病毒、“逻辑炸弹”、“间谍程序”及其变种“特洛伊木马”等。这些软件可以由国际互联网络进入,并埋设在敌国战略要害机构的信息系统或信息网络里,一旦需要便可遥控这些软件实施毁灭性打击。第二类是用来引起敌方强烈的心理反应而对其行为加以控制的各种信息手段。例如,一种被称之为“666”的病毒,它对计算机操作人员的心理、生理会产生严重的影响。第三类是用来使敌方电子设备、信息系统失灵的无线电电子镇压手段。例如,通过发射或辐射电磁波、强声波、红外光、激光等无线电信号破坏或干扰敌方电子、信息装备正常工作等。美国国防部正在研制一种电脑病毒枪,此枪可对飞机、坦克、舰艇、导弹等军事装备发射带病毒的电磁波信号,使其内部的电脑程序错乱或自行删除,从而无法正常工作而丧失战斗力。

战争的电子化、信息化,使未来战争变得更加危险、更加激烈。不费一枪一弹的战争威胁,已成为现实,在数字化的战场上,信息技术将如同第一次世界大战中的坦克和第二次世界大战中的原子弹一样,彻底改变战争的面貌。“道高一尺,魔高一丈”,高科技的“达摩克利斯剑”能不能彻底抑制信息战的发生,世人正拭目以待。

在信息时代,信息技术的应用是新军事革命的核心,同样也是军事医学发展的核心问题。21 世纪以来,信息化远程医疗系统已成为外军野战卫生装备研发的重点,卫星遥感技术已成为军队流行病学宏观监测的重要手段。从 21 世纪单兵计算机系统(集定位、通信、伤员寻找、生命监测等功能于一身)到远程医疗系统(可实现远程通信、图像传输、远程会诊、远程手术、远程医学指导等功能),将无不体现信息化的特征。美军正在研制的生理监视器系统,不仅可以监视每个士兵的心血管系统、警觉与疲劳、生理应激等指标,还可以适时提醒其进食、进水满足营养需要,适当休息预防疲劳,还可在受伤的即刻,将其所处的地理位置、生命体征等信息发送回指挥部,以利救治,更重要的是指挥官在发出打击命令时,根据系统提供的信息,可以准确地确定自己部队和友邻部队的位置,避免误伤,不仅最大限度地提高了单个士兵的作战能力,也提高了部队整体作战水平。

(2) 军事医学信息工程的主要内容

军事医学信息工程知识体系包括电子技术、计算机技术、信息处理技术、各种医学数据库等。

① 卫勤医疗信息系统。系统主要由若干个子系统组成,即医用血液制品管理信息系统、伤病员统计和报告信息系统、医疗调度系统、卫生补给信息系统、卫生装备保养信息系统、战区卫生资源管理系统、核生化信息系统和其他系统。

② 卫勤 C4I 系统。系统包括所有医疗单位的计算机网络化管理系统,各种大型辅助分析、处理、决策系统,伤员后送的指挥和控制系统,医疗后送质量评估系统,自动救护质量评价系统,医疗信息系统(包括平战时的 HIS 系统、平战时 PACS 系统、战场急救专家系统、各类医学卫生资源多媒体数据库的建立、远程医疗系统)。

③ 远程医疗系统。远程医学作为一个融医学科学、信息与通信技术为一体的新兴科学,其所发挥的实际作用与意义已逐渐被世人所认知,而军事远程医学的建设与发展对军队卫勤保障工作的价值,随着美军在世界各地历次军事行动中的成功应用,已受到各国军队的高度关注。但是美国军队在这方面一直处于领先地位,并使远程医疗进入了实用阶段。其远程医疗的最终目标是“在任何时间和任何地点,可使伤病员和医务人员获得世界上最先进的医疗技术。”在军队远程医疗中他们更加突出战时远程医疗的建设。战时远程医疗是指在战场上为作战部队提供卫勤保障的远程医疗。现代战场可能会更加广阔,负伤的士兵和卫生支援单位也将随之散布得更宽、更广,战场上的军医和卫生人员将很难应付。在某些情况下,伤病员需要这些救护人员专业技能之外的治疗,这些情况使得战场医疗救护受到了时间和距离的限制,严重影响了战时卫勤保障的质量和效率。为了解决这些问

题，美军率先提出了建设和应用远程医疗野战化系统的设想和规划。就是在整个作战过程中，通过运用通信、计算机和医学技术以及医疗设备，安全有效地将战场上各个救治阶梯上的所有信息系统、医学数据库、通信系统、管理系统、医疗诊断和监视系统、伤病员治疗系统和后送平台连接起来，为伤病员提供优质医疗服务。战时远程医疗系统应基本包括以下几个部分。首先是单兵生命信息系统。它是远程医疗信息系统的前端，也是整个卫勤医疗信息系统的前端。士兵系统是外军21世纪发展的重点领域之一，“理想单兵作战武器平台系统”的发展格外引人注目。新理念、新原理、新结构、新功能、新工艺等交相辉映；夜视技术、激光技术、计算机技术、光学技术、新材料技术等广泛运用，使得传统士兵作战单元概念产生了质的飞跃，一个士兵就相当于一个作战平台。当今，世界一些发达国家都在紧锣密鼓地制定和组织实施“士兵作战系统”发展计划。士兵系统中生命支持模块是军事生物医学工程的研究内容。近期美国陆军的新一代单兵作战系统——21世纪的地面勇士已经推出。美军士兵系统（医学部分）的使用将与其他配套装备一样提高指挥控制能力、杀伤能力、生存能力、持续作战能力和机动能力。该系统将红外传感器、昼夜摄像机和生化探测器都整合到新型头盔之中。该头盔在士兵眼睛前方还设有一个类似于飞机“抬头显示器”的显示屏，其面积约为2×17平方英寸。通过一个战术局域网，物理传感设备可以让指挥人员和邻近的军医了解该士兵的血压、心律、服装的内外体温等。一旦士兵在战场上受伤，军医们在找到他之前就可以设计医疗方案，在战场上将赢得时间。系统内部有一个微型空调系统，提供的冷、热空气能在士兵作战服内部流通。第二部分是区域性远程医疗网络系统。该网络可以覆盖定义的区域，使三军人员（甚至地方人员）受益。最典型的如美军建成的“阿卡迈”的三军电子诊断与会诊系统，它由夏威夷岛的特里普里陆军医疗中心领导，整个系统跨越了太平洋，能实时传送数字式透视、CT图像并进行会诊。特里普里还将此网扩大，组建成一个太平洋远程医疗联合体，它将网络扩展到所有驻日、驻韩美军，以及联邦政府机构和某些私人机构，使该区域内的军民都能受益。第三部分是数字化野战医院。这是战时远程医疗的重要连接前后方的救治、信息中转站。该医院既能与单兵信息系统双向信息交互，又能接受后方基地医学专家的指导和会诊。它是一所无底片的医学影像、无纸化、病历、资料、处方的手持无线通信系统。最后是救护指挥中心。军队远程医学中包括远程战伤会诊、特殊战伤（核化生、高技术新概念武器伤等）、危重伤员会诊、影像会诊、心电会诊、病情监护、手术指导、战伤救护和临床救护培训等。特别是专家数据库应覆盖所有可能的战伤与相关临床救护类别的专家。

④ 虚拟现实技术。虚拟现实，又称“灵境”，是近年出现的一种新的人机界面技术。它是利用计算机构造一个形象逼真的模型，从而生成一种具有三维世界效果的模拟环境（如飞机驾驶舱、操作现场等）。同时，还可以通过各种传感设备使用

户沉浸于该环境中，实现用户与该环境进行直接交互操作，并产生与现实世界中相同的反馈信息，使人们得到与在现实世界中同样的感受。它实际上就是一种先进的人机接口，为用户同时提供诸如视、听、触等各种直观而又自然的实时感知交互手段，最大限度地方便用户的操作。当人们需要构造当前不存在的环境和人类不可能到达的环境或构造虚拟环境代替耗资巨大的现实环境时，虚拟现实技术是必不可少的。虚拟现实技术具有沉浸性、交互性、构想性等特点，具有以下功能。

虚拟战场环境的救治。通过相应的三维战场环境图形图像库，包括作战背景、战地场景、各种武器装备和作战人员等，为使用者创造一种险象环生、逼近真实的立体战场环境，以增强其临场感觉，提高训练质量。

进行单兵自救互救模拟训练。让士兵穿上数据服，戴上头盔显示器和数据手套，通过操作传感装置选择不同的战场背景，输入不同的处置方案，体验不同的作战效果，从而像参加实战一样，锻炼和提高战术水平、快速反应能力和心理承受能力。

虚拟救治训练。现代战场救护已呈现出了许多新特点，高技术条件下的局部战争，空袭的地位、作用日益突出，并且随着战争目的的需要逐步升级，不断改变战法，使战场变的不固定，空袭的破坏作用和地面杀伤力异常巨大，人员伤亡呈扩大化趋势；不仅有精确制导武器和巡航导弹，还有不算精确的大面积杀伤武器，如集束炸弹、石墨炸弹、贫铀炸弹、油气炸弹等。由于武器的多样化，对人体造成的伤害也十分复杂，这给战场救护和急救带来很大困难。核化武器的变相使用致使战救环境险恶化。战争空间压缩使伤员急救艰难化，首先是现场抢救十分危险，其次是缺乏安全的救治场所，三是救治环境恶化，四是精神恐慌、心理影响大。因此，我们要加强战伤救治训练，虚拟现实技术显然是最好的手段。

实施诸军兵种联合的卫勤演习。建立一个“虚拟战场”，使参战双方共处其中，根据虚拟环境中的各种情况及其变化，“调兵遣将”、“斗智斗勇”，实施“真实的”对抗演习。利用虚拟现实技术，根据侦察情况资料合成出战场全景图，让受训指挥员通过传感装置观察双方兵力部署和战场情况，以便判断敌情，制定正确决策。

虚拟现实在远程医疗救治上的应用。远程医疗利用多媒体计算机通信网络、电视会议系统、现代医学等技术，把大的医疗中心、综合医院、专科医院同中小医院等联系起来，使病人的资料通过通信线路，传送给远方的医生、专家。远方的医生根据这些资料，返回诊断意见和治疗建议。这种虚拟的远程医疗环境可以让位于不同地点的多位专家相互合作，对手术过程进行计划和预演，甚至对病人进行实际的手术治疗。远程医疗可以为病人、医生和医护工作者之间的合作创造一个虚拟环境。在远程医疗应用上，VMD 主要包括病人端的数据接口（PIO）、网络服务器处理环节和医生端的显示环境。VMD 允许对同一数据进行不同的观察。他们研制的 MMViewer 能显示脑电活动的标准脑电波形及其 3D 拓扑动画图像。医疗专家可以通过虚拟的医疗手术治疗系统，对战场上受伤较重或者病情较为复杂的官兵进行远程救治的训练与实践。用我们已经掌握的人体数据在计算机中重构人体或某一器官的几何模型，并赋予一定的物理特征（如密度、韧度、组织比例等），通过机械手或数据手套等高精度的交互工具在计算机中模拟手术过程和操作"虚拟"手术器械，以达到训练、研究和医疗的目的。

⑤ 卫星遥感技术的军事医学应用技术研究。地形、地貌、地质、气温、气湿、降雨量、生物量、植被、河流、湖泊、沼泽、滩涂、岛礁、大气污染、水土流失等许多的自然和经济地理因素与军队流行病学、军队卫生学、军队卫生勤务学等军事医学的关系非常紧密，实时、客观、动态地了解这些因素的变化情况，对于制订军事医学防疫保障方案具有极其重要的意义。卫星遥感技术可以实现这一目的，能够客观、连续地监测自然和社会环境的变化，并可提供指示性流行病学信息，指导流行病学调查研究，具有快速、方便、安全、廉价、可靠等优点。

我军六七十年代采取军内外大协作，数千名研究人员花费 10 年时间完成了我国自然地理与流行病本底调查报告，但随着人类社会、生产、经济活动的发展，自然和社会环境都发生了巨大的变化，过去的调查结果已远不能满足目前军事医学研究与军事医学卫生保障工作的基本需求和适应未来高技术条件下局部战争的卫勤保障的需要。

卫星遥感技术作为一种高新空间技术已趋于成熟，其应用领域不断拓宽，在军事医学领域的应用也将是必然，其快速、客观、实时、覆盖面广、信息量大、可重复等优点是其他技术无法比拟的，对于观测重要战略地区，尤其是大范围的、人员难以进入的和有争议地区的自然、经济地理因素，制订军事医学保障方案，具有重要价值。

为了维护国家安全，应付未来突发事变，需要军队卫生部门及时提供目标地区可靠的流行病学资料及卫生防疫保障方案，卫星遥感技术是行之有效的宏观手段。

我国幅员辽阔，地形多样，地貌复杂，虫媒病种类繁多，对许多虫媒病的研究还不够深入，许多地区的医学地理学和疾病媒介生态学调查受自然因素和经济因素的限制难以实现。卫星遥感技术有助于实现这一目的。

随着我国社会经济的发展，自然和经济环境发生了较大变化，如水系变化、环境污染、水土流失等。为了军事斗争和卫勤保障的需要，需要不断更新相关资料，常规地面调查不仅浪费大量人力、物力，且费时较长，难以满足全面、系统、动态观测的需要，卫星遥感技术可以满足这种要求。

对周边地区、重要战略目标地区、有争议的地区及人员无法到达的海屿、岛礁、滩涂、丛林、沼泽等进行自然、社会地理与流行病调查，卫星遥感还是目前唯一可行的措施。此外，卫星遥感技术还是补充和完善军队流行病学地理信息系统的重要工具。

卫星遥感技术已广泛用于农、林、牧、渔、海洋、地质、水文、地理、气象、测绘、环保、地球科学、军事等诸多领域，发挥了重大作用。它所获得的大量信息可用于军事医学是毋庸置疑的，在军事医学领域的应用已是必然趋势，尤其是重要的流行病学宏观方法。

理论上，卫星遥感的可见光、红外、多谱扫描及微波等传感系统，可对地形、地貌、气温、气湿、气压、降雨量、酸碱度、植被、地面水、地下水、矿物质以及空气、水和土壤中的一些生物、物理和化学物质等参数中的绝大多数进行准确测量和反演。随着卫星遥感传感技术的发展，传感的全天候能力已经实现，传感的分辨率逐步精细（现已<0.8m），获取的参数更加丰富，应用潜能也越来越大。

该应用只是卫星遥感技术许多应用领域的一个分支，因而无需专用卫星，费用也较低。

卫星遥感技术在军事医学领域的应用发展方向是：用于补充和完善军队流行病学地理信息系统；用于预测预报重要的传染病，尤其是虫媒病，提供军队流行病学批示性信息；提供重要目标地区的自然、环境参数，供制订军事医学卫生防疫保障方案参考。

2）军事医学电子工程

现代战争特点和模式的发展与变化使军事医学中高技术含量不断加大。大量的高新技术，特别是现代电子技术应用到军事医学的各个领域，促进并支持着军事医学的发展，满足和适应着各种新的卫勤保障需要。之所以形成军事医学电子工程这一新兴学科分支，是因为其不仅是电子技术与医学的交叉，而且是与军事医学的交叉，它所服务的对象、应用的领域和环境都具有特殊性。军事医学电子工程以传感器技术、微电子技术、计算机技术和现代通信技术等为主要技术支柱，应用到战时的伤员生理监测、急救、监护、检验、核生化侦检、卫勤信息指挥系统等各个方面。下面以这些技术为主要线索分类，讨论其在军事医学电子工程的几个主要领域中的应用研究方向与发展。

（1）生物医学传感器技术

传感器技术历来都是军事医学电子工程领域研究的前沿，与平常临床所使用的各种医用传感器相比，用于战场卫生支援的各类传感器有其特殊性。由于它的使用环境复杂、条件恶劣、运动频繁，所以高可靠、高抗干扰、最大限度降低使用条件要求、非接触式的生物医学传感器，一直是研究者所追求的目标。各类物理、化学和生物传感器在军事医学领域都具有广泛的应用。

① 物理传感器。在军事医学中，主要用来监测士兵的生命体征（脉搏、血压、体温等），以准确掌握作战士兵的生理状态。这些指标在临床上的监测虽已非常成熟，但在战场上长期监测运动中的士兵，仍需克服一些技术上的难点。首先，传感

器与士兵的直接或间接接触，必须非常可靠，在不影响战士作战的前提下，不能因为脱落或错位等影响监测效果。其次，传感器必须能适应复杂的环境条件（高温、低温、防水、汗渍、灰尘、电磁干扰等）。再次，能提供直接性被监测指标，以减轻后续处理的硬件开销。正因为如此，柔性阵列传感器技术，非接触式光电传感器技术，智能化、数字化传感器技术是人们关注的焦点。例如，美军使用高灵敏度震动传感器，获取心跳引起的微弱振动，从而提取心率指标，以从战场上大量的伤亡战士中探测存活者。其生命支持及后送系统（LSTAT），使用皮肤传感器持续监测伤员的各项关键生理指标。美国 Adelphi. Md 军事研究实验室研制了一种简单的充满液体的声学传感器垫，放在伤员的胸部或担架下层，以监测伤员后送过程中的呼吸和脉搏。

②生化传感器技术。这是一项重要的高新技术，在军事医学中主要用于野战救治中快速检验伤员的生化指标，探测生物和化学毒剂，是世界各国军事医学领域集中研究的焦点之一。野战救治的临床检验，追求实时、快速，同时对检验设备要求小巧、灵活、方便，因此一些平时临床检验的方法和设备，在野战时显得不能适应，这就对生物传感器提出了更高的要求。酶传感器作为生物传感器的先驱，发展到现在的光寻址电位传感器，生物传感器继续向微型化、多参数、可重复使用、可重复生产的方向发展。在生化战剂侦检方面，响应时间比高灵敏度更为重要，是减少伤亡的关键，因此受体生物传感器是研究重点。美军佩戴在士兵作战服上的环境传感器，可提高单兵检测化学和生物战剂的能力，同时可避免中暑、冻伤等环境条件所致的病伤。其生命支持及后送系统同样具备生化战剂及环境状况监测功能，并能及时调节系统内部空气，隔离外部环境，确保伤员安全。美军研制的各类生化战剂探测仪，大多采用多路生化传感器，并配备有生化战剂图示及辅助决策系统。

(2) 微电子技术和微机电系统。

① 微电子技术。20 世纪 90 年代以来，微电子技术迅猛发展，特别是超大规模集成电路技术的发展，使原来需几块，甚至几十块集成电路芯片来共同完成某项功能的系统，只需一块微小芯片即可完成，从而大大缩小了系统的体积、降低了功耗、提高了系统的可靠性。这正是军事医学领域中，野战医用电子装备所追求的目标，由于战时和战场的特殊性，野战医用电子装备追求微型化、智能化，又由于整体较强的卫生力量，难以靠近前沿，因此前线的战伤救治，大多以单兵自救和互救来完成，这就需要研制一些能单兵使用的电子卫生装备。因此，缩小体积、降低功耗是该领域科研人员永无止境的追求。选用市场上的大规模集成电路，经系统优化设计，研制野战医用电子装备，仍是投资少、周期短、深受欢迎的一种方式。专用集成电路技术的发展和实用，使研制者能够自己设计，并制作某种专用集成电路，从而使以前需一台整机完成的功能，现在只需一块芯片即可完

成，因而备受关注。

② 微机电系统（microelectro-mechanical systems，MEMS）。微机电系统是在20世纪80年代借助半导体微细加工技术和微机械加工技术发展起来的一个多学科交叉的高新技术领域。它在国民经济、国防和科学技术等许多方面显示出十分诱人的应用前景，已受到许多国家的高度重视。

微机电系统的概念，可以归纳描述如下：在外形尺寸上，包含从数厘米（10^{-2}米）到数微米（10^{-6}米）尺寸范围的系统。对于做成细长的导管，其长度尺寸不受限制。这里也包括了一种外形尺寸未必很小，但操作尺度极小且精度很高（可达纳米级，$1nm=10^{-9}m$）的微动系统。在整体组成上，包括微驱动器、微传感器、微处理器、微控制器、微执行器和微能源等部件组成的微小化、集成化、智能化系统。系统的能源供给及信息传输可分为有线型和无线型。在系统功能上，对自身及外部作业环境的信息，有感知、处理、决策和控制的能力，可用于常规系统难于或无法工作的场所或环境。多数微机电系统具有移动功能。

集机、电、磁、光、化学、计算机、传感器与信息处理一体化的微型电子机械系统，是当今世界普遍关注的技术之一。它集微型化与智能化于一体，可将一台复杂的野战医用电子装备，制作成一个香烟盒、一块军表，甚至一支钢笔大小。美军利用微电子技术研制的微型血样分析器，可在战争条件下即刻进行血液分析，其体积小于手持电话；心电图机体积小于巧克力盒；佩戴于手腕或手指上的脉搏监测仪；像平装书一样大小的自动去颤器；轻便数字X射线机，可用于战场查明肌肉、骨骼、神经、血管等损伤情况；小型B超以及正在研制的手持磁共振成像扫描仪等都大量采用了微电子技术和微机电技术。

美国佛罗里达州一家庭3名成员于2002年5月10日分别在体内植入名为Verichip的计算机芯片，成为美国首批“电子人”。植入人体的芯片实际上是一个集中了各种芯片的合成体，包括一个用以监测人体温度和心跳速度的生物医学传感器，一个用以接收来自卫星的信息及向监测中心发送数据资料的微型无线电接收发送装置。而维持这块芯片正常运作所消耗的能量将通过高科技获得，例如从人体内的热量转化而来。美国应用数字方案公司下决心做第一个吃螃蟹者，因为它看中了芯片植入技术的广阔应用前景，如果把这项技术运用到军事中，那么指挥官们绝对能做到调兵遣将于千里之外。

随着微机电和纳米技术的不断进展，各国军方正设想研制全机械式的类似臭虫一样大小的微型飞行器，可以搜索伤员，也可以进行信息的侦察与传递。

3) 野战医用计算机技术

计算机技术作为现代高新技术的一种标志，也迅速渗透到卫勤保障的各个领域和环节中。它主要体现在卫勤指挥自动化系统和各类野战医用电子装备这两个方面，前者以台式机和便携机为主要形式，后者以手持机或单片机为主要形式。以计算机网络为主要技术特征的卫勤指挥自动化系统，是保障应付突发军事行动卫勤保障的重要支撑条件。它负责提供可靠的饮食、饮水保障方案；血液及血制品、战救药品药材保障方案；伤员后送方案；可动用潜在卫生资源方案；战救卫生资源配备与药材流动协调等。齐全的各类医学、卫生资源多媒体数据库的建立，各种大型辅助分析、处理、决策软件是研究的主要内容和方向。美军已经建立了卫勤 C3I 系统，医疗后送质量评估系统，自动救护质量评价系统，战区卫生资源管理系统，战场急救、药房及牙科专家系统，核生化信息系统等。丹麦也研制出核生化预警计算机系统。各类微控制器(单片机)是智能野战医用电子装备的处理中心，该技术的使用使装备的智能化程度大大提高，现代单片机功能齐全，几乎不需外围配置。利用单片机技术，自动监测士兵的生理状况，自动请求救援，为伤员提供早期自救方案指导以及进一步的紧急救护措施，研制可用于医疗信息支援、远程医疗系统前端接口的手持计算机设备等，是当前各军卫生部队的主要研究内容。美军研制的单兵计算机装备，是一个功能卓越的“电子医生”，它不但能够求救，而且能为士兵提供救护指导方案，还能自动接通基地大型计算机的专家系统及医学信息库，为伤员提供更可靠的救护服务。其为战地军医研制的手持计算机设备，可使军医通过战术互联网络或医疗通信接口实时了解战地情况，可与其他野战卫生单位取得联系，可提供全球定位导航帮助，可与美军各兵种配备的多技术自动阅读卡和新的数字化医疗鉴定卡等兼容使用，可采集战伤信息，可实现战伤电子病历，可提供远程医疗服务。

4) 军事医学材料工程

(1) 战伤救治用的生物材料

① 人造血技术。

血源缺乏和输血安全问题长期困扰着世界各国医院，特别是战争时期由于伤病员急剧增加血源极缺，研究人造血代替人体血液是军事医学工程的一个重要课题。人造血液是替代人的血液的各种人造物的总称，包括运输氧的红血球、止血的血小板和清除病毒等异物的免疫抗体(球蛋白)。血液代用品的研究大致分为两类。

第一类是氟碳类化合物(perfluorocarbon compounds，PFC)。这类化合物是一类直链或环状碳氢化合物的氟取代物，其特点是能有效地溶解气体(02、CO_2等)，不能直接溶于水，需经表面活性剂乳化后才能输入体内。高氟碳乳胶液在血液中的半衰期取决于其相对分子质量，一般数小时至数天不等，通过体循环到达各个组织和器官，最终通过网状内皮系统以原形由肺排出。第一代氟碳类化合物，如20%全氟萘烷已获 FDA 批准，但副作用强，应用有限。第二代氟碳类化合物，如全氟辛溴含有卵磷脂作为表面活性剂，具有更高携氧能力和保存期，应用于静脉营养输入，但其氧含量有限和体内半衰期短影响其广泛应用。全氟类化合物会产生明显的流感样症候群副作用。从严格意义上说，全氟碳化合物还不等于血液代用品，其作用只能是在血液极稀释情况下维持组织的氧合作用，延缓自体血的回输时间。

第二类来源于血红蛋白(hemoglobin，Hb)的血红蛋白类载氧液类制品。血红蛋白类制品属于生物制品。哺乳动物红细胞之所以能携氧带和二氧化碳是因其有血红蛋白。早期研究将从红细胞中游离出来的血红蛋白作为红细胞代用品直接输入人体，但发现其有很强的肾毒性，进一步研究发现，这是由于血红蛋白的游离过程夹杂了红细胞膜基质的污染。此后，虽然研究改进，但无基质血红蛋白大量输注后由于产生明显的增压效应，会削弱巨噬细胞吞噬微生物的能力，血红蛋白在变成空泡状后被过氧化氢降解导致自由基和超氧阴离子的形成，而且释放铁离子将使细菌快速生长可能造成败血症，这些缺点限制了其临床的应用。很多研究者对血红蛋白进行化学修饰方面做了大量的工作，包括表面修饰血红蛋白、分子内交联血红蛋白、聚合血红蛋白、脂质体包裹血红蛋白、微囊化血红蛋白、基因重组血红蛋白等。通过交联剂稳定血红蛋白结构是其方法之一，由于四聚体共价交联而不再解聚，因而一度成为血液代用品的首选对象，通过表面多位点试剂进行聚合，循环半衰期得以延长。

人造血的发展趋势是生物技术人体血红蛋白。

目前市售的人工血是全氟碳乳剂，缺点是对巨噬细胞有造反性细胞毒性，而且在网状内皮系统停留时间过长。近年来，逐渐转向 DNA 重组人体血红蛋白研究，与以往的血红蛋白相比，优点是可通过蛋白质工程手段进行改构；可进行化学修饰；可降低成本；无人体病原体污染；来源有保障。目前有几种可能研制途径：用大肠杆菌作表达宿主；用酵母菌作表达宿主；用转基因动物产生；用蛋白质工程产生人体血红蛋白。

据国外媒体 2010 年报道，美国科学家已成功研制出“人造血”，最快能在 5 年内用于救治在战场上受伤的美军士兵。他们采用基因工程技术，从脐带中提取细胞，利用机器模拟骨髓造血机制，产生大量可用红血球，由此造出人造血。这个项目名为“血液嫁接”，由五角大楼下属研究机构——国防高级研究计划局(DARPA)于 2008 年发起，旨在造血用以治疗偏远战场上的美军士兵。因“人造血”项目而获得 195 万美元研究经费的 Arteriocyte 公司已将其制造的首批 O 型阴性血样本送至美国食品药品管理局鉴定。

② 人造皮肤技术(皮肤代用品)。

人工皮肤由于不需绷带包扎、抗原性小、不影响表皮细胞和真皮组织生长，因此是野战外科急救的重要材料。目前已发展了多种暂时性皮肤代用品。一种是生物性敷料，如胎膜、羊膜、头皮组织、再生胶原、胶原膜等；另一种是合成性敷料，如薄膜型、泡沫型、复合型、喷雾型及凝胶型。其共同特点是具有防干燥和感染、减少创面表面菌落密度、预防新生肉芽组织物理损伤等优点，因此在战伤，特别是烧伤领域有广阔的应用前景。

后来，甲壳素材料受到越来越多的重视。它从虾皮、蟹壳等提取，化学结构为直键 N-2 酰葡驰糖胺，对机体无毒，无副作用，组织相容性好，可被机体吸收，参与创伤胶原的连接和定位。实验证明，甲壳素可增加创伤组织的网状组织，增加成纤维细胞聚集以及胶原合成，从而加速伤口愈合及抗拉力强度。也有实验发现甲壳素能激活巨噬细胞，这可能是甲壳素促进伤口愈合的重要因素。甲壳素用途很广，随其链长度不同有不同拉丝度，链越长拉丝度越大，可根据拉丝度不同将甲壳素制成人工皮肤、手术缝线等。

近年来，以组织工程人工皮肤为主要研究方向。1975 年，莱伍德和格林提出的上皮细胞的培养技术，解决了上皮细胞体外的传代扩增难题，使体外培养的人工皮片成为可能。从患者取得小块皮肤，体外培养上皮细胞，经体外 2～3 周培养，就可以形成复层上皮，再植回患者，解决了皮肤缺损的修复。波尔克和亚南斯等设计了一种真皮替代品，目的是让其在创面上充当支架，便于真皮层的再生，已成为商品。理想的皮肤代用品应该能够将缺失的真皮和表皮层同时修复，因为这两种成分不仅影响皮肤的功能和外形，而且这两种成分具有相互影响的机制，促进彼此的分化。复合皮肤包括两种细胞成分，即位于表层的上皮细胞和位于真皮层的成纤维细胞。其中真皮层的支架可由牛型胶原构建，该型复合皮已获美国 FDA 批准应用于临床治疗皮肤松解大疱，获得了较为满意的效果。目前最成熟的人工皮肤是 Apligraf。它是一种包含异体上皮细胞和成纤维细胞的双层组织工程皮肤，其细胞成分均来源于新生儿包皮，经体外培养所得，移植后受体接受率达 100%。移植后 28 天，收缩率为 39%，表皮细胞分化良好，移植后 14 天可见连续的基底膜形成。该代用品 1997 年在加拿大已获准进入市场，正在向 FDA 申请进入美国市场。

美国一直重视人工皮肤的研究，从 1989 年起资助硅橡胶用作暂时取代皮肤的烧伤覆盖膜的研究。甲壳素和甲壳胺都能加速伤口愈合，因此以甲壳素为材料的人工皮肤曾经受到重视。但是现在愈加重视组织工程人工皮肤研究。2010 年美国军方斥资 1800 多万美元，推动隆察公司生物技术公司研制人造皮肤。隆察公司下沃克斯维尔分公司收到美国武装部队再生医学研究院 150 万美元拨款，并且与五角大楼签订总价值 1690 万美元的合同，用于研制名叫层压塑料真皮（PermaDerm）的产品并推向市场。这种产品是利用烧伤患者自身细胞培育的皮肤替代品，用于治疗重度烧伤患者，产品研制成功后可军民两用。美研究人员一直在竭力模仿人类皮肤的卓越性能，如皮肤的触感（发送给大脑的关于压力和温度的精确信息）以及高效的自愈能力。2013 年斯坦福大学化学工程系鲍哲南教授及其团队成功地将上述两项性能集成在单个合成材料中，该材料对下压和屈曲都非常敏感，因此未来的假肢在关节处将有更好的弯曲度。

我国高度重视人工皮肤的研究，被列入国家 863 高科技计划、由山东绿叶制药股份有限公司承担的人工皮肤项目，经过科研人员的两年攻关和临床实验获得成功。该人工皮肤是以现代生物技术从海洋生物材料中提取的海藻多糖为主要原料，配以含氟橡胶乳液，按特殊配比制备成的一种分子分布非常均匀的膜性材料，可用于治疗烧伤、烫伤及各种创伤、褥疮等。第三军医大学于 1992 年在国内开展了人工皮肤研究，通过组织工程方法在体外重建毛囊，建立了毛囊器官型培养模型。此后，在胶原凝胶中利用毛囊真皮细胞首次在体外培养条件下诱导了毛囊上段角质形成细胞，形成了毛囊结构。在此基础上，成功建立了活性皮肤替代物的培养模型及动物移植模型。第四军医大学组织工程研发中心采用新生儿包皮作为细胞成分来源，经体外培养所得，移植后受体，目前已经可以进行规模化生产。

近年来组织工程皮肤已取得可喜的进步并初步应用于临床，移植后并不引发临床可见的排斥反应。但一般认为它将最终为受体自己的组织所取代。另一方面，目前的体外培养过程周期仍较长，难以及时满足临床需要。移植中也发现由于组织工程皮肤没有血管系统供给营养，表面的上皮容易坏死脱落。另外，目前组织工程皮肤的韧性及机械性能同天然皮肤仍有较大的差距。

③ 野战外科用生物黏合剂。生物黏合剂对于野战外伤救治具有重要意义。良好的生物黏合剂应具备以下条件：无毒、低免疫原性；在湿的条件下有黏结作用；不干扰正常的愈合过程；黏结力强。

第一个医用蛋白黏合剂是纤维蛋白，来源于血液，是自然凝血过程中的重要部分。第一次世界大战时被用于战伤救治。第二次世界大战时又用于黏结切断的神经。缺点是黏结强度小，有可能造成感染，因此使用范围有限。目前美军有小规模自体血纤维蛋白生产，但费时、昂贵，不适于推广。

此外，还有贻贝黏蛋白黏合剂，贻贝和藤壶类甲壳海生动物能产生一种抗水黏合剂，其中蓝贻贝合成一种多酚黏合蛋白用于临床角膜穿孔修补和其他外伤黏结实验，证明效果很好，适用于战伤组织和牙科外伤的黏结。美国 Genex 公司对该黏合蛋白的基酸序列进行了分析研究，开发出生产黏蛋白的表达系统，以酵母菌为表达系统生产天然贻贝黏蛋白的衍生物，并羟基化和醌化改建。实验证明，用这种遗传工程方法生产的黏蛋白在体外环境下可形成持久而有力的黏结，几小时后黏结力更强，对伤口愈合没有任何副作用，适用于战伤救治。

生物黏合剂的发展方向是筛选天然蛋白类黏合剂，血浆纤维蛋白黏合剂、动物胶原与明胶类黏合剂、贻贝类生物黏性蛋白剂是今后研究的主流，用基因工程技术生产和改育新的蛋白类黏合剂。

④ 生物膜与膜工程材料。膜材料是野战制液、制水、制氧的重要材料，也是生

物传感器研制的重要材料。目前的野战制液、制水过滤膜材、制氧的超微分子筛、生物传感器的固化膜材等均属于膜材料的范畴。

美国海湾战争中使用的反渗透净水装置每小时可淡化海水3000加仑。

高分子有机合成材料制成的高效分离膜可用于野战制液和供水设备，含固相消毒剂和酶的膜可使制液与消毒、灭菌、除沾染同时进行。

⑤ 野战外科手术防粘剂。野战外科手术防粘可减少手术粘连及并发后遗症。生物橡胶是一种重要的机敏材料(模仿有生命物体的生物过程的材料)，是一种柔软而驯服的透明基质，可与组织间水分处于平衡状态，逐渐降解，无毒性，压力灵敏度高。美军90年代中期用于防止外科手术粘连。

⑥ 基因工程人体骨形成蛋白(bone morphogenetic protein，BMP)骨修补材料。骨形成蛋白是一种广泛存在于各种动物骨组织中的低分子糖蛋白多肽，能诱导未分化的间充质细胞或骨髓基质细胞不可逆地分化为软骨和骨，从而导致新骨形成。

1988～1990年，骨形成蛋白合成成功，为临床应用提供了可能。但尚有许多问题需研究解决，如选择抗原性小、具有机体亲和性的载体，使其在缺损部位滞留、诱生骨形成(胶原可能成为有效的骨形成蛋白载体，但不理想，合成聚合物可能更好)；骨形成蛋白的大量生产问题；人的在体实验也需进一步研究。

经长期实验及临床观察发现，对于相对较小的骨缺损，单独植入骨形成蛋白可以达到较好的修复效果，但由于骨形成蛋白产量低、植入体内吸收快，不能在有效的时间内作用于更多的靶细胞，对较大的骨缺损不能提供支架作用。为解决这些问题，国内外学者积极研究以寻找充当骨形成蛋白缓解载体并能发挥支架作用的材料。

国内也有不少单位开展了这方面的研究，中科院长春光机所、第四军医大学等在骨形成蛋白材料研究上有一定水平和基础。

⑦ 医用纳米材料。纳米材料学主要研究纳米材料的制备、纳米材料的结构、纳米材料的性能和效应等内容。纳米材料是指晶粒和晶界等显微构造能达到纳米级尺度水平的材料。它可以是尺寸处于纳米范围的金属、金属化合物、无机物、聚合物的颗粒料(1～15nm)经压制、烧结或溅射而制成的人工凝聚态固体。由于纳米材料的特殊性质，其在军事医学上具有广泛的应用前景。

纳米陶瓷的问世将使陶瓷材料在强度、硬度、韧性和超塑性上都得到提高，因此在战伤救治、康复中是制造人工器官、人工骨、人工足关节、肘关节、肩关节、骨螺钉、人工齿以及牙种植体、耳听骨修复体的理想材料。

纳米碳纤维除了具有微米级碳纤维的低密度、高比模量、高比强度、高导电性之外，还具有缺陷数量极少、比表面积大、结构致密等特点。这些超常特性和良好的生物相容性，使它在医学领域中有广泛的应用前景，包括使人工器官、人工骨、人工齿、人工肌腱在强度、硬度、韧性等多方面的性能显著提高。此外，利用纳米碳材料的高效吸附特性，还可以将它用于血液的净化系统，清除某些特定的病毒或成分。

纳米高分子材料也可以称为高分子纳米微粒或高分子超微粒，在药物控制释放方面，纳米聚合物粒子有重要的应用价值。于是人们用某些生物可降解的高分子材料对药物进行保护并控制药物的释放速度，这些高分子材料通常以微球或微囊的形式存在。药物经过载体运送后，药效损伤很小，而且还可以有效控制释放，延长了药物的作用时间。作为药物载体纳米高分子粒子还可以用于某些疑难病的介入性诊断和治疗。纳米粒子的直径比红血球（6～9μm）小得多，可以在血液中自由运动，因此可以注入各种对机体无害的纳米粒子到人体的各部位，检查病变、进行治疗。

（2）战时卫生装备用的材料

① 金属及氧化物纳米材料。已经证明多种金属及其氧化物的纳米材料，以及它们与其他有机、无机材料的复合材料具有杀菌、消毒功能。我们可以将这些材料制作手术器械、医用仪器的镀层或器械的关键部件。特别对于战伤急救的师以下救护所，由于要求机动性高，且环境相对后方医院恶劣，使用这些纳米材料处理急救所的内部布置，会有效地降低伤员感染率，甚至降低伤亡率。总之，对现有的卫生装备进行上述技术处理会极大地提升现有卫生装备的功效。

② 陶瓷纳米材料。陶瓷材料在通常情况下呈脆性，然而由纳米超微颗粒压制成的纳米陶瓷材料却具有良好的韧性。金属—陶瓷等复合纳米固体材料也是一个重要的应用领域。例如，金属铝中掺进少量的陶瓷超微颗粒，可制成质量轻、强度高、韧性好、耐热性强的新型结构材料。现有的很多卫生装备由于要符合战场恶劣环境的高强度要求，因此有的制造得相当笨重，牺牲了一定的机动性。这些新型结构材料的应用可使现有大型卫生装备质量更轻、体积更小、结构更坚固，使其既能满足装备的机动性要求，又能最大限度地延长其使用寿命。另外，由于这些新型结构材料的应用，将使得一部分原来体积庞大、质量极重，只能用于固定医院的设备，应用于野战卫生装备，拓宽了军队卫生装备的外延，使军队卫生装备进入一个新的发展阶段。

③ 碳纳米材料。纳米碳管具有良好的表面、机械和电学特性。不同结构碳纳米管的导电性可能呈现良导体、半导体，甚至绝缘体。因此，它可能成为纳米级印刷电路的材料，成为构建未来智能化、微型化救护和侦检仪器的核心部件。

5）军事医学人机工程学

人机工程学研究在设计人机系统时如何考虑人的特性和能力，以及人受机器、作业和环境条件的限制。人机工程学还研究人的训练、人机系统设计和开发，以及同人机系统有关的生物学或医学问题。对于这些研究,有人称之为人类工程学、人因(素)工程学、人机工效学、人体工程学、人机控制学等。该学科就是人体科学、环境科学不断向工程科学渗透和交叉的产物,它是以人体科学中的人类学、生物学、心理学、卫生学、解剖学、生物力学、人体测量学等为“一支”;以环境科学中的环境保护学、环境医学、环境卫生学、环境心理学、环境监测技术学等为“另一支”,而以技术科学中的工业设计、工业经济、系统工程、交通工程、企业管理等学科为“躯干”,形象地构成了本学科的体系。

人机工程技术是21世纪信息领域需要解决的重大课题。美国21世纪信息技术计划中的基础研究内容包括软件、人机交互、网络、高性能计算机。其中,人机建模研究在信息技术中被列为与软件技术和计算机技术等并列的国家关键技术之一,并被认为“对于计算机工业有着突出的重要性,对其他工业也很重要”。

在我国,人机工程学的研究在改革开放后有了较大进展,标志就是1980年4月,国家标准局成立了全国人类工效学标准化技术委员会,统一规划、研究和审议全国有关人类工效学的基础标准的制定。1984年,国防科工委成立了国家军用人机环境系统工程标准化技术委员会。

军事医学人机工程学就是人机工程学在军事医学领域中的应用,也属于军事生物医学工程的内容。

随着新军事革命的发展,未来战场将是由高素质的人使用高技术武器,在体现未来战争形态的战场上进行作战。新军事革命的物质基础是先进的武器装备,只要科学技术发展,武器装备就可以无限发展,但人的生理和心理潜能是有限的。毛泽东主席说过“武器是战争的重要因素,但不是决定的因素,决定的因素是人不是物。”军事技术史和战争史都表明,军事技术越先进,对人依赖性越强,人仍然是军事系统中最重要的因素,但同时人也是整个军事系统中最脆弱的因素,20世纪90年代以来发展的新一代武器装备系统在某种程度上表现出人对武器装备系统的适应能力已成为部分高性能武器装备战斗效能发挥的主要制约因素。面对世界战略格局的变化和战争样式的改变,江泽民提出“要实现武器装备与人的最佳结合”,这不仅意味着人在体能、技能乃至心理等方面对武器装备的适应,同时也意味着人在自我防护、救治能力等方面与高技术武器装备的匹配。

简而言之,军事人机工程学以人体科学中的人类学、生物学、解剖学、生物力学、军事心理学、军事卫生学、人体测量学等为“一支”;以环境医学、环境卫生学、环境心理学等为“另一支”;以军事应用中的战争效益、各种工程、指挥系统、信息工程、军事医学救护防护等各种设计为应用载体的一个学科分支。

(1) 装备研制中的人机工程学

战争和特种环境需要在研究大型装备(如载人航天器、战斗机、坦克、装甲车、舰船、潜艇等)、高新技术和新概念武器时考虑驾驶座舱,视觉信息的获取方式,噪声、振动、电磁辐射、各种非常规环境(高温、低温、低氧、高湿等)对驾驶员战斗员的生理、心理、操纵装备器械和武器功能的影响。

必须在武器装备尚处于研制阶段就考虑其对人体的影响,尽量设计合理,不能待装备到部队再寻求补助措施。美陆军环境医学研究所人体工效学室主要研究了人体耗能的各种影响因素,如行军速度、地形特点、负重和负重部位对耗能的影响等。提出了预测士兵行军和负重行军时代谢耗能的公式,用铜人评价日照热负荷,提出了日照对肛温影响的预测公式及热环境下劳动时人体耐受限度。该研究室还研究了人-服装-环境系统中的热量交换,为改善军服保暖透气性,改善军事车辆及其小环境提供科学依据。美陆军人体工程研究所的研究任务与特种兵有密切关系,其内容多属人体工效学研究范畴。

(2) 高技术、新概念武器医学防护中的人机工程学

如前所述,高技术新概念武器是相对于传统武器而言的,即与传统武器在武器原理、形态结构、杀伤机理、作战方式和作战效能上有明显不同,在技术上有重大突破与创新的全新型武器。

高技术新概念武器从全新杀伤理论出发,对人员的伤害无论是在作用机理上还是在杀伤效果上都与传统武器有明显不同,使未来战争杀伤向多因素、多途径、多处杀伤方向发展,杀伤从表面和脏器向细胞分子损伤发展;损伤范围更广,损伤程度更重;机体损伤与精神损伤同时存在。与传统武器相比,新概念武器的医学防护有以下几个特点:首先,新概念武器医学防护困难。新概念武器防护难度大,一是非致命武器中的绝大部分武器杀伤手段,仅用肉眼和一般观察设备很难及时发现,对敌人使用非致命武器的作战行动难以及早作好防范准备。二是新概念武器种类多,每一种武器都有各种不同的杀伤破坏因素,对不同的杀伤因素又需采取不同的防护方法,这给防护器材的准备、防护方法的使用和防护行动的组织带来了新的问题和难度。三是面临软硬杀伤的双重打击,特别是软硬打击手段的配合使用,更加增大了硬打击的杀伤效果,给战场部队进行有效防护带来许多困难。其次,心理防护地位重要。武器系统的发展是无限的,但作为人的心理潜能是有限的。新机理武器、核生化武器,威力十分巨大;非致命武器虽然不造成战场人员的大量死亡,但可以造成战场人员的眼睛失明、神经错乱、行为失控、心肺功能衰竭等,还有专门用于心理作战的心理战武器。这些武器的使用对作战人员构成了强大的心理压力。因此,加强心理防护技术和应急反应、精神障碍的治疗及药物研究是新概念武器医学防护的重要内容。最后,高技术依赖性。新概念武器的发展是高新技术运用于武器系统的结果,其医学防护也离不开高新技术,包括高新生物技术、新能源、新材料技术等。

根据上述特点我们除了要对武器致伤因素、生物学效应、暴露环境安全性、有

效的侦检技术、防护药物(疫苗、抗体、抗生素、抗毒剂)、消毒工具与消毒剂、生物技术、信息技术、基因武器的医学防护、纳米技术在医学防护中的作用等进行研究外，还应该使用人机工程的知识系统统筹防护研究。

(3) 重大传染病防护工效学

人为失误是工效学研究的重要内容。工效学认为，人为失误是指操作人员不能按规定的精度、时间和顺序完成规定的操作，导致机器、设备和系统的损坏或运行过程的中断。也就是说，人为失误是操作人员的错误决策和行为导致系统出现故障、效率降低或性能受损。例如，面对 SARS，医务人员感染率很高，除对 SARS 这种疾病不甚了解外，这里还有个工效学问题。医护人员和 SARS 防护装备设计的人为失误，可能直接导致医护人员被 SARS 感染。

工效学将人看成是与世界有多种界面的系统。SHEL 模型是描述飞行中人的概念的模型。最初是由爱德华于 1992 年提出，几年后霍金斯对其进行修改，并在一份欧洲共同体论文中发表。SHEL 是由软件、硬件、环境和人首写字母所组成。这四个界面是人—人、人—硬件、人—软件、人—环境。每种界面都可以导致人为失误，这可能是人为失误的原因。

6) 军队卫生装备工程

(1) 军队卫生装备地位与作用

① 卫生装备定义与分类。

军队卫生装备是军队实施卫勤保障所编配的伤病员救治、医疗保健、运输和卫生防护的设备、器材的总称。根据应用范围分为平时卫生装备和战时卫生装备。战时卫生装备也称野战卫生装备，指能伴随部队机动和执行战时卫勤保障任务的卫生装备。一般包括部队卫生装备和机动力量卫生装备。

卫生装备分类方法很多，既可按装备功能、用途、运输、包装形式分类，也可按装备使用、卫勤建制、供应或保管方法分类。例如，按野战卫生装备功能和用途划分，通常可分为如下几类。

寻找、搬运伤员工具。包括火线或现场搜索寻找负伤人员的电子寻找仪、夜视仪以及搬运负伤人员迅速撤离火线或现场的抢运带、吊篮和担架等。

战伤急救、复苏器材。包括供火线抢救负伤人员用的包扎、止血、固定、镇痛等急救器材，包括急救包、敷料包、止血带、夹板以及抗休克的复苏器材，如呼吸器、抗休克裤、输血输液供氧器材等。

野战诊检仪器设备。主要用于战伤诊断和检测，包括便携式 X 射线机、心电图机、离心机、比色计、监护器等。

野战手术器械及设备。包括基础手术器械、专科手术器械、麻醉器材、照明器材、消毒设备、手术台等。

伤员后送工具。分地面后送工具、水上后送工具和空运后运工具，主要有救护车、装甲救护车、卫生列车、卫生艇、卫生直升机和卫生运输机等，供运输伤病员使用。

卫生防疫装备。供平战时卫生防疫与反生物战使用，包括侦察采样器材、检验器材、消毒杀虫灭鼠器材以及防护用品，主要有报警器、采样箱、检水检毒箱、喷雾器、消毒杀虫车、防疫服等。

卫生防护装备。用于防护核、化学、生物武器的杀伤和救治其致伤的伤员，包括侦检器材、防护用品和洗消设备，主要有防护盒、个人剂量笔、乙丙射线探测仪、侦毒器、洗消车、淋浴装备等。

技术保障装备。保障野战条件下伤病防治工作顺利进行的器材设备，包括制液、制氧、供血技术装备和改善工作环境的器材，主要有蒸馏水器、制水配液设备、制氧机、制氧车、运血箱、运血车以及发电机组、帐篷等。

此外，按包装或组合形式野战卫生装备又可分为医用箱和机动医疗单元两大类。医用箱包括卫生盒、急救盒、卫生包、敷料包、携运行医疗箱等。机动医疗单元包括医用车辆、医院船、医用飞机及医用方舱等。

② 卫生装备特点。

组装配套，便于使用。军队卫生装备主要是供战时特定条件下使用的，必须根据卫勤保障要求，按各级救治机构的任务、救治范围、人员编组、医疗技术水平和战伤救治原则进行配备，达到功能配套、装备一致、主次分明、能分能合，既可以全部展开，又可以部分展开，满足各级救治机构在任何复杂的作战环境中开展医疗救治工作的需要。这个特点说明，军队卫生装备不同于一般既没有军用系列，也没有统一管理体制的医疗卫生器材装备，它是平战时各级救治机构开展医疗救治工作的成套医疗救治装备。

坚固轻便，机动性高。军队卫生装备通过研究、选型、统一、简化和配套，使其达到结构简单、体积较小、重量较轻、机动性好、展收迅速、使用方便、坚固实用、性能稳定、便于维护和安全可靠，适于战时条件下的搬运、装卸和运输，既能做到开得动、展得开、用得上，又能充分发挥装备的效能，提高战伤救治效果。这个特点说明，军队卫生装备不是一种属于基本建设范围内的固定设备，而是战时对伤病员实施快抢、快救、快送的必须装备。

通用性强，适应性好。军队卫生装备根据平战时卫勤保障任务，采取统一、通用与因地制宜相结合的方法，尽可能使组装配套的装备品与国家生产、市场供应产品相吻合。在具体选型上，立足国内定型产品，在配套时，尽量采用标准件、通用件，以便战时组织生产、补充和供应，有利于周围轮换、互换，整套装备通用性强，适应性好，具有较广泛的综合保障能力。这个特点说明，军队卫生装备不仅要在研究、设计、加工试制、生产等过程，尽量做到军民结合，达到标准化、系列化、通用化的要求，保证装备质量，使之与其他后勤装备、武器装备的发展相适应，而且程度越高，这个特点就越突出，装备的质量就越可靠，装备的更新换代也更方便。

综合性强，功能较多。军队卫生装备是机械、电子、化工等各种工业的综合性产品，涉及国民经济的许多部门，它的研究、生产、使用与社会各个方面都有广泛的联系。如通常使用的卫生员包，内容物就达 32 个品种，37 件；77 型两种手术器械包涉及的器械有 38 个品种，64 种规格，130 件，二者可以分别完成战伤急救与穿刺引流、切除、缝合等各种救命手术。至于成套的医疗箱和机动医疗单元，则涉及更多的品种和规格，甚至一些专用的卫生装备，由于受到作战环境、使用条件等的限制，有的需要专门设计加工，而且一般生产批量相对比较小，质量要求高，生产成本也较高，但这些不同品种、规格、型号的器材设备所组成的卫生装备，具有民用医疗设备少有的特殊功能，不仅能有效地保证战时各种伤病急救的需要，同时也能满足平时军民的一般急救使用。这个特点说明，军队卫生装备除应尽可能就便取材，广泛采用民用产品外，对专用性强的卫生装备品的研制，必须力求通用、多功能，与民用相结合，尽快向民用转移，提高经济效益和社会效益。

③ 卫生装备发展过程。

卫生装备的产生。军队卫生装备的产生和发展，有着悠久的历史，但对它的认识，却是随着工程技术与军事医学科学的不断发展而日益加深与提高的。自古以来，人们在防病救治、消毒、敷裹上使用的卫生器材，都不断地有所创造和发展。我国最早使用卫生器材救治伤病人员，是在渔猎、畜牧和制造工具的劳动实践中产生的，开始是用砭石“刺病”，伴之有荆棘刺、骨针、竹针等。进入青铜时代，发展到使用金属医疗器具，如针、圆针、缝针、铍针、圆利针、毫针、长针和大针等“九针”，以及镰状“刀镰”、“针镰”等。

随着社会的发展，国家及正规军队的出现，用于战伤救护的器材也就正式开始产生并发展起来。那时虽然无军用、民用之分，但到春秋战国时期，扁鹊等对当时十分普及的医疗器具与中草药等进行了大量的研究，并以砭石、针灸、按摩、汤液、熨帖、手术、吹耳和导引等方法有效地治疗伤病。在秦、汉时期，外科技术有了进一步的发展，如华佗运用精巧的外科器具刳骨除毒，其影响十分深远。在宋、元朝代。已开始应用与近代的外科手术器械相似的刀、剪、钳、凿、烙等医疗器具。到明、清两代，又有了新的发展，采用银篦、磁烽、火罐、通脓管、喉针、舌压、钩、沾管等 30 余种器具治疗伤病。在西方国家，公元前 4 世纪刚形成雇佣军时，古希腊就开始形成了军事医疗机构。公元前 3 世纪希腊军队的医官就用装在衣兜里的一套简易器材来救护伤员。罗马帝国的士兵则每人配有个人裹伤包，重伤员由轻装的步兵和轻骑兵送到“病院”进行医疗救治。他们广泛应用盾牌或临时以木材、树枝制成手提担架作为短距离的伤员运送工具，常用的长距离运输工具则是双马担架、大车(夏季)或雪橇(冬季),可能时还利用船舶沿江河运输。

11 世纪,由于火药武器的出现,滑膛火器逐步取代冷兵器,使战时伤病员的数量增加,伤类、伤势均有所发展,同时也使人们对战伤救治的认识有了提高,开始采用烙铁烧灼或沸油浇烫的办法来消毒止血。15 世纪西班牙出现了装备简陋的军医院,16 世纪已研制出粗糙的发热体温计和测定脉率的简陋装置,1579 年,法国在军队中正式设立机动和固定式两类战地医院,利用已有的卫生器材装备救治伤员。至此,军队卫生装备正式产生了。

18 世纪随着工业的发展,医疗卫生器材也得到迅速发展,在解决止血、缝合、麻醉、灭菌和无菌输血等技术后,采用各种简易的手术器械对伤病员进行清创、截肢等手术治疗。

19 世纪战伤救治器材有了进一步发展。开始采用听诊器诊断、乙醚和氯仿全身麻醉,石膏绷带固定骨折,急救包和止血带包扎、止血,以及铁路运输后送伤病员等。

在两次世界大战中,从战伤急救到伤员后送治疗的整个医疗后送过程,越来越多地应用各种工业产品以及机械、电气和运输等工程技术,如新型敷料、夹板、新型医疗器械、医用车辆、医院船只和卫生飞机,使战时伤病员的救治和后送工作得到不断的改善,军队卫生装备得到全面的发展,日益走向高级阶段。

20 世纪初,“医药卫生器材”这个名词正式出现,用以概括应用于战时卫勤保障中的各种医药器材、卫生总务器材、洗澡洗衣器材和卫生技术装备。一些军事医学院校正式开设药工专业,举办医疗器械使用维修训练班,培养管理、使用和研究战时卫生装备方面的技术人才。与此同时,研究军队卫生装备的专门机构也相继出现,如 1921 年美国正式成立的美陆军卫生装备研究所;1930 年苏联在苏军中央军事医学实验研究所正式设立了野战医学装备研究室、卫生运输装备研究室和卫生技术研究室,专门从事军队卫生装备的研制、鉴定和评价。在各项工程技术推广应用于战伤救治各个环节的实践过程中,有力地促进了工程技术和军事医学科学之间相互关系的研究,并随之不断地深入和系统化,使人们逐渐认识到它们之间存在一些共同的规律,有着必然的内在联系,像各类战伤救治器材,由于医疗技术的不断提高、诊断方法的发展,促使战伤救治器材不断改进和发展。这样,人们除了引进更多的工程技术成就来改善军队卫生装备外,而且广泛应用工程技术的观点、方法和设备来研究和解决军事医学问题,使军队卫生装备完全超出了“药材”的概念,逐渐形成一门介乎工程学科和军事医学科学之间的边缘学科。特别是 60 年代以后,为适应现代科学技术的发展和新式武器给救治带来的问题,先进的技术、工艺和新材料、新设备大量地应用到军事医学科学领域中来,许多新的医疗救治器材装备应运而生,军队卫生装备的许多基础理论和有关技术的综合效果的研究,获得很大的进展,有力地推动和影响军队卫生装备的更新和改进,为平时和战时卫勤保障提供和创造了越来越有利的物质条件。例如,激光技术、红外技术、遥测技术,以及计算机技术的引进,对提高战伤救治效率,改善医疗工作条件和加速军队卫生装备现代化,起着巨大的促进作用。

卫生装备发展的几个阶段。从卫生装备发展历程看,军队卫生装备是为战争服务的,因而从冷兵器时代开始就诞生了野战卫生装备的萌芽,但真正具有目前意义上的野战卫生装备还是从19世纪末期开始的,20世纪初期开始逐步走向正规。大致可分为如下几个阶段。

简易分散阶段(19世纪末期～20世纪初期)。这一时期的卫生装备基本上是根据当时的需要和技术水平,临时采用一些民品或改装一些保障平台,如1856年第一艘完全符合医学要求的医用船在中英战争时就服务于英国舰队,第一次世界大战前期,美军开始应用二轮马车等当时的运输工具进行伤员后送。这一阶段的特点是简单、拼凑、分散。

功能提高阶段(20世纪初中期)。第一、二次世界大战期间,武器装备的性能得到大幅度提高,机动性增强,对卫生装备的保障要求也相应提高。1912年,德国第一台流动手术车出现,随后法国、英国、日本等也先后将野战卫生技术车辆服务于战争,使具有固定医院规模的车载式医院推向野战空间。1920年,俄军开始采用制式化的担架,标志着卫生装备标准化、正规化的开端。20世纪三四十年代,法国、苏联、南斯拉夫等国开始大规模使用帐篷与医疗箱组合式医院,救护车、医疗箱等开始向系列化方向发展。我军也于这个时期开始了以医疗箱为代表的装备初始建设,并于50年代末期开始了卫生装备的科研工作。这个时期的野战卫生装备发展出现了质的改变,特点是机动化、标准化、系列化水平的提高。

综合完善阶段(20世纪中末期)。侵越战争时,美军首次将集装箱式医院投放战场,标志着机动能力的进一步提高。60年代后,随着NBC武器的发展,进入了热核兵器阶段,各种“三防”卫生装备成为各国军队尤其是发达国家的又一重要装备。尤其是1982年英阿马岛战争以后,高技术战争开始出现,与之配套的各种高技术卫生装备也应运而生,包括新型战伤急救材料、血氧液等技术保障装备、治送结合装备等,应用技术水平也密集,如分子筛制氧技术、野战制液技术、微电子技术等。此间正是我军卫生装备研究的“六五”～“八五”期间,也是我军从人背马驮向机动卫生装备的发展提高阶段,也是各国卫生装备发展的主要技术综合的阶段,特点是注重装备整体保障能力和高技术应用力度。

集约优化阶段(20世纪末期)。海湾战争和科索沃战争的爆发,信息化战争形态开始初露端倪,主要是系统对抗性强、远程打击特点突出,使卫生装备的发展出现了整体效能综合、集约保障的发展格局,高技术卫生装备进一步推向前沿,出现了野战CT等高技术装备。信息化卫生装备、远程医疗等发展迅猛,部分已在战场使用。卫勤指挥自动化装备成为野战卫生装备的重要组成部分。这一时期正是我军“九五”规划的实施阶段，以 S95-100 野战机动医疗系统为代表的骨干机动卫生装备的出现，标志着我军机动卫生装备已跻身世界前列，整体保障水平上了一个新台阶。这一阶段的特点是野战卫生装备的概念拓宽，以信息技术为主体的各种高新技术的含量增大，综合、远程保障能力增强。

④ 卫生装备研究地位与作用。

卫生装备是后勤装备重要组成部分。现代战争在某种意义上讲是后勤战争，战争推动了后勤的发展，同时后勤又制约着战争。后勤是战争直接现实的物质基础。这一物质基础就是由后勤装备提供。军事后勤装备主要指供、修、救、运后勤保障装备，后勤指挥装备以及其他为后勤保障活动。为后勤指挥活动提供保障的辅助性后勤活动所使用的装备。按照职能，可区分为后勤指挥装备、后勤保障装备和后勤辅助装备，其中后勤保障装备是军事后勤装备的主体成分，是直接用于后勤保障的基本工具。卫生装备作为“救”的一大内容与军需装备、救生装备相对其他后勤装备说，它具有品种繁多、军民通用性强、人机交互性要求高的特点，因此大力发展提高卫生装备研究水平，对增强后勤装备整体质量建设，实现保障有力起到关键作用。

卫生装备是卫勤保障物质基础。卫勤保障是以医学科学技术为手段，以维护军队战斗力为目的的功能系统。其构成要素主要包括人员、技术与装备，其中卫生装备作为构成卫勤保障物质基础，是卫勤保障现代化的主要客观标志。由于新概念武器全新杀伤机理和高新技术武器巨大杀伤破坏力，现代战争使传统的卫勤保障在内容上发生了深刻变化，在保障任务上将急剧增大。因此，现代战争中的卫勤保障必须具有高速度、高效率、高质量和高适应能力，不仅要大力加强卫勤组织指挥和提高医疗技术，而且必须不断地改进、提高和完善军队卫生装备，形成各类装备系列，才能有效地及时对伤病员实施快抢、快救、快送，顺利完成常规武器和核、化、生等大规模杀伤武器所致各种伤病员的救治任务，达到提高治愈率、归队率，减少伤死率和伤残率的目的。显而易见，卫生装备对鼓舞士气，维护部队健康水平，恢复和巩固部队战斗力，保障战斗任务的胜利完成，具有极为重要的意义。

卫生装备研究是卫生装备建设的核心。卫生装备建设涉及装备的研究、购置、培训、管理、维修等方面，在诸多环节中，装备研究占有重要地位，起主导作用，只有一流的装备研究水平，才能有一流的卫生装备，进而形成一流的卫勤保障能力。要研究好卫生装备，就必须掌握了解部队需求，以需求带动研究。随着新战争理论发展，新技术条件下战争形态各异，新的卫勤保障需求不断出现，只有跟踪了解、及时掌握，才能使装备研究有的放矢。

卫生装备研究是军事医学完成救治任务的必要条件。军事医学研究是运用和发展一般医学及相关学科的理论和技能，研究并实施防治武装部队以及有关范围内与军事有关的创伤和疾病的特种医学研究。目的在于确保人员和其他有生力量的身心健康,维护和提高战斗力。其研究成果一是以技术提高实施卫勤保障人员的水平,二是以实物装备部队。卫生装备研究就担负着通过医学与工程结合,将技术、成果物化装备的重任。可以说,军队卫生装备是工程技术与军事医学互相渗透、互相作用的产物,是军事医学研究的重要内容之一。

随着信息技术、材料技术、遥测技术的发展和应用,高效、实用、可靠的新型军队卫生装备不断出现,大大提高了战伤救治能力和效率,促进了军事医学的发展。随着军事医学研究的不断深入,现代战伤救治水平的不断提高,反过来又向工程技术提出更多、更广泛的要求,迫使军队卫生装备的研究不断深化。从这个意义上来说,没有军事医学,也就无所谓军队卫生装备的研究;而无军队卫生装备的发展,战伤救治技术就难以提高,必然影响和限制军事医学向纵深发展。

⑤ 卫生装备与其他学科的关系。

卫生装备与工程学科关系。军队卫生装备的研究是在一般工程学科基础上发展起来的,它不能脱离一般工程技术而独立存在。相反,在总体上体现了对一般工程学科广泛的依赖性和从属性,但又不是简单地重复和照搬一般工程学科的成果,它有自己特定的研究对象和研究内容,需要研究有关技术的综合效果,具有一般工程学科所没有的特点。

卫生装备与军事医学关系。军队卫生装备是伴随军事医学的形成和发展而产生、发展起来的,根据卫勤保障的需要与要求,为提供有效的医疗救治手段,各种工程技术的新成果不断地被应用到军事医学的各个领域,推动军队卫生装备的研究的发展。随着军事医学研究的不断深入,现代战伤救治水平的不断提高,反过来又向工程技术提出更多、更广泛的要求,迫使军队卫生装备的研究不断深化。

卫生装备与卫生勤务关系。军队卫生装备是实施军队卫勤保障的物质基础。卫生勤务学的理论及其卫勤保障的原则、方针、方法等要求,则是研究和解决适合部队保健和伤病防治技术装备的基本依据。尤其是在未来战争中,卫勤保障必须具有高度的应变能力,因此从各种不同的角度,都必然对卫生装备的研制、改进、更新等方面提出新的研究课题,使军队卫生装备的研究有比以往任何时期更为丰富的内容,直接对卫生装备的发展产生深刻的影响。

卫生装备与军事生物医学工程关系。军事生物医学工程研究本身并不能直接体现卫勤保障战斗力,卫生装备却是军队卫勤保障战斗力的直接体现,正是这种原因,容易使人们首先想到的是卫生装备研究,而忽略生物医学工程研究。我们认为生物医学工程研究和装备研究是一个研究体系的两个不同阶段,生物医学工程的发展及其在军事医学上的保障作用最终的体现是军队卫生装备及系统,生物医学工程研究是装备研究的重要基础,也是技术向装备转化的桥梁。从这个意义上讲,生物医学工程研究是“源”,卫生装备研究是“果”。因此,我军应加强与卫生装备相关的生物医学工程研究,并促进研究成果的物化。

(2) 军队卫生装备研究内容与重点

① 卫生装备研究原则。

卫勤保障需求原则。现代战争由于武器杀伤力的增加,短时伤员会成批发生,火线抢救时间紧、任务重,要求尽快发展轻便、耐用、配套的急救器材、伤员寻呼与寻找器材;三军联勤保障要求野战卫生装备模块化组合、配套程度高,既要三军通用装备配套,又要战术、战役、战略配套,既要功能配套,又要组装配套;新概念武器及致伤因素的产生,要求把维护生命与健康的重点放在防护上,必须优先发展单兵防护器材;快速机动保障要求尽快研制出新一代卫勤机动保障平台,包括空中、海上、地面运输工具和与之配套的机动野战卫生装备;高效的卫勤指挥,要求研制出战场自动化卫勤指挥硬件和与之相适应的软件系统。

卫生装备研究必须依据现代战争对卫勤保障的新要求,遵循高技术条件下局部战争的一般规律,结合我国特定的国情、军情和战场环境条件,把握方向,不断地满足部队需求。

与后勤装备同步发展原则。后勤保障装备是军事后勤装备的主体,是直接用于后勤保障的基本工具。卫生装备是后勤保障装备的一个重要组成部分。它与其他后勤装备具有同等发展的关系,相互之间是一个密切相关的有机整体,在现代高技术战争中,要充分发挥后勤装备的保障能力,就必须发挥好卫生装备的保障能力,将卫生装备建设纳入后勤装备的发展轨道,使其与后勤装备有机结合,协调发展。当前特别要注意职能交叉的装备协调发展,如制水制液装备要与军需装备中的水质检查装备、取水装备、净化装备和运储水装备同步发展;研制卫生帐篷及野战照明装备,应与野营装备中的野营住房装备同步发展;研制伤病员后送工具与机动医疗单元时,应与军交运输装备中的地面运输装备、水上运输装备、空中运输装备同步发展。

平战结合原则。卫生装备具有平战通用性和军民通用性,战时良好的装备状况,有赖于平时充分的战备建设,而无论平时还是战时卫勤保障又都离不开地方的支援与协同。因此,坚持平战结合、军民结合是我军发展卫生装备应坚持的又一个重要原则。

平战结合主要包括三个方面内容。一是要求卫生装备的功能既能适应战场和救灾的需要,又能满足平时伤病员救治和保健工作的需要。二是要按战时标准配发快速机动部队的卫生装备,使这些部队在平时就能熟练地使用战时装备,以适应紧急情况下的机动、展开和救治伤病员的需要。三是要以战时需要为主,重点研制部队急需的阵地急救装备、伤员寻找装备、早期救治装备、特殊环境装备和信息化卫生装备等。

军民结合主要是充分利用民品,发挥地方部门的作用,做好寓军于民,满足平时,保障战时需要。一是制订在紧急情况下将民用卫生设备转为军用的方案,如民用公共汽车、火车、直升机转为卫生汽车、卫生列车、卫生直升机的设计方案和技术、材料储备等。二是加强军地联合、协作研究，使发展的高新技术装备，既满足地方需要，又符合军用标准，便于民转军用；同时，拓宽部队某些卫生装备的使用功能，使之适合民用，充分发挥军地两方面的积极性，避免重复研究，提高卫生装备的发展速度。

标准化原则。坚持卫生装备标准化建设，对促进我军卫生装备发展，加强科学管理，提高经济效益，实现卫生装备现代化具有重要意义。卫生装备标准化建设主要包括系列化、通用化和组合化。

系列化是通过同一类产品发展规律的分析研究，国内外发展趋势的预测，结合我国的生产技术条件，经过全面的技术经济比较，将产品的主要参数、尺寸、形式、基本结构等作出合理的安排与规划，以协调同类产品和配套产品之间的关系。系列化有品种规格系列化和结构系列化两种。卫生装备系列化主要有制订装备品基本参数系列、编制系列型谱和开展系列设计等三方面内容。其目的在于以最少的品种规格，满足卫勤保障工作的最大需求。同时，扩大产量，降低成本，有计划地发展新品种，更好地实现零部件的通用化，获取良好的经济效益。

通用化就是在互相独立的系统中，选择和确定具有功能互换性或尺寸互换性的子系统或功能单元的标准化形式，它是扩大产品零部件的技术文件使用范围的一项技术措施。卫生装备通用化指的是同一类型不同规格或不同类型的装备品中用途相同而结构近似的零部件，经过分析比较、合理归并、统一简化，消除它们原来的差别，使其在装配和维修时不需经过维修就能任意替换。实行装备通用化，既可简化技术工作、缩短研制周期、降低成本、增强效益，又有利于部队的采购、使用、保管与维修，提高保障力。

组合化是指将不同功能的零部件按一定的方式组合成新功能装备。开展卫生装备组合化研究，不是对各种单件、组件杂乱无章地简单堆积和拼组，而是按照一定的规律科学有序地组织，在组合中创新。通常组合化主要表现为属性组合、数量组合、空间组合和时间组合。

② 卫生装备研究特点。

医学与工程相结合，以工程研究为主。卫生装备研究涉及工程、勤务、医学、管理等多学科理论与知识，属于杂交学科，但其中一个较显著特点是医学与工程技术相结合，以工程研究为主。各种工程新成果不断应用到医学各个领域，大大地提高了医疗诊断救治水平，反之新的医学理论救治技术又向新的工程研究提出新的课题。按研究性质说，卫生装备研究是将医学基础理论、成果，通过工程技术手段运用到卫勤保障实践中解决伤病防治问题，具有应用发展研究性质，这类研究的不确定性小，时间、进度控制较严格，所需周期较短，研究费用一般较大，研究方式以集体协作方式为主，成果的形式是设计图纸、样品（机）、专利或专门知识等，保密性较强。

装备与卫勤相结合，以卫勤需求为目标。军队卫生装备是实施军队卫勤保障的物质基础。卫生勤务学的理论及其卫勤保障的原则、方针、方法等要求，则是研制和解决适合部队保健和伤病防治技术装备的基本依据。尤其在未来战争中，卫勤保障必须具有高度应变能力，因此从各种不同角度，都必然对卫生装备的研制、改进、更新等方面提出新的研究课题，使军队卫生装备的研究有了比以往任何时期更为丰富的内容，直接对卫生装备的发展产生深刻的影响。显然，为了赢得战争的胜利，在卫勤保障方面，应尽可能地创造优良的医疗救治条件，这就要求军队卫生装备的研究以现代战争卫勤保障需要为导向，着眼于补缺配套、更新换代和发展系列产品，不断提高战伤救治器材设备的使用性能，填补卫勤保障器材装备的空白，适应未来战争特点的需要。

通用技术与高新技术相结合，以新技术为着眼点。卫生装备研究是在一般工程学科基础上发展起来的，以机械学、电学、光学、化工学等一般工程学科为基础，大量应用通用技术、成熟技术、组合技术和移植技术，随着科学技术的发展，一些高新技术又是最早运用于这一领域，促进了这一领域的发展，如计算机扫描技术、远程医疗技术、计算机辅助设计与制造技术等。高新技术的运用大大提高了卫生装备技术水平，诞生了一批新装备，如美军 20 世纪 90 年代以来就先后推出了伤员寻找仪、野战 CT 车、便携式远程医疗系统等。由于技术复杂，涉及部门多，研究系统庞大，因此在卫生装备研究实施过程中，它是以系统工程作为主要手段，对工程设计、施工、试验、进度、质量控制等阶段实施管理，使研究系统始终处于最佳功能状态，提高效率。

军用与民用相结合，以军用为导向。卫生装备是供军事武装力量使用的一种后勤保障装备，主要用于伤病员的救、治、运，在装备作业功能上与地方医疗器械设备基本相同，因此开展军队卫生装备研究，必须立足于对民品的选型、改造，广泛借助民间资源和力量，逐步实现装备的系列化、通用化、模块化。在此基础上，为部队提供质量高、性能佳、可靠性好的卫生装备，从而极大地提高军事效益和经济效益。

③ 卫生装备研究重点。

卫生装备研究重点主要包括品种重点、技术性能重点和战术性能研究重点。

装备品种研究重点如下。

战伤急救装备是在野战条件下抢救负伤人员所需的医疗器具和材料，重点研究能在高新技术战争条件下，尤其是在新概念武器投放战场的条件下，确保一线伤员抢救的装备，如伤员寻找装备、包扎材料、止血、骨折固定器材、复苏器材等。

伤员后送工具是用于运送伤病员的各种器具，重点研究能形成陆、海、空立体后送体系的后送装备，如伤员搬运及换乘工具、地面后送工具、水上后送工具、空运后送工具等。

机动医疗单元是具有一定卫勤保障功能和野战快速机动能力的卫生装备模块或模块组合体。重点研究能形成快速诊治且具有一定专科水平的机动救治平台，如急救诊疗单元、卫生侦检单元、药材供应单元、卫生技术车辆、综合救治单元（医院船、卫生飞机）等。

血液氧保障装备是战场伤员急救工作中必不可少的医疗技术保障装备，直接影响伤病员的救治率。重点研究适于高原、热区、寒区、海岛使用的医疗技术保障装备，如机动和便式采血运血装备、液氧及气体氧气制备装备和压充氧机动装备、小型及大型机动医药用水、注射用水、输注液体制备装备。

NBC卫生装备运用医学防护学的理论和技术，能预防与救治核、化学、生物武器损伤的卫生装备。重点研究快速侦、检、防、治装备，如战场NBC侦检网络系统、NBC毒剂计算机预测评估系统、单兵侦检报警装备、双室或多室自动注射针、个人防护盒、“三防”急救包、核生化急救箱等。

信息化卫生装备是运用电子计算机技术、医疗技术、通信技术组合而成的新兴卫生装备。重点研究战场机动医疗通信系统，卫勤保障与指挥辅助决策系统，战场卫材供应管理系统，战场医疗质量评估系统，士兵系统，远程医学指导、远程会诊、远程手术医疗系统等。

技术性能研究重点。卫生装备技术性能是对其战术技术指标的实现程度，主要包括以下几个方面。

作业能力是卫生装备对伤病员最基本的保障功能，在规定的时间、地点、环境等使用条件下，最大限度发挥装备效能的指标之一，分为通用卫生装备作业能力和专用卫生装备作业能力。通用卫生装备主要指平战时伤病员的救治能力、运送能力、诊断能力等。例如，救护车主要是研究伤病员的一次性运送量和车内救护装置的救护范围及效果；机动手术车、手术方舱、手术帐篷主要是研究其手术量、手术范围，如紧急救命手术、早期外科处理、专科治疗；机动诊断车辆和方舱的X射线诊断份额、临床生物化学、血液学、细菌学的检验能力和携带试剂的人分量；成套机动卫生装备的伤员通过量、手术率、急救护理率、术后观察率、重伤留治率、X射线诊断率、输血输液率等。专用卫生装备主要是海、空军和二炮专用装备，除上述通用作业能力外，海军专用卫生装备，如救护艇、医院船等主要研究海上作业时的手术操作难易程度，开展手术的范围，舰和船之间伤病员的换乘、落水伤员的救捞、寒冷条件下伤病员的复温等情况。空军专用卫生装备，如卫生飞机、救护直升机等装备运输伤病员时的最高飞行高度、机内气压、伤病员适应症状及机内电子性卫生装备（人工呼吸器、电动吸引器、心电监护装置、除颤器等）与飞机本身电子设备有无电磁干扰性，卫生装备的易观察性、易操作性、噪声的分辨性以及飞机起飞、上升、飞行、盘旋、下降、着陆时机内装置的救护能力。

环境适应能力。卫生装备，尤其是大型骨干装备必须满足气候适应性，即环境温度、相对湿度、风压、砂尘、淋雨、日晒、盐雾、温热等气候条件；地区地域适应性，即沙漠、草原、高原、海岛、山岳、丛林等各种地理环境的适应能力和机动轮式装备的通过能力、越野能力等。

可靠性。卫生装备的可靠性是从装备工程角度出发，无故障完成任务的能力。从应用角度出发，可靠性分为固有可靠性和使用可靠性；从设计角度出发，可靠性分为基本可靠性和任务可靠性。前者度量装备品无须保障的能力，通常用平均故障间隔时间（MTBF）来度量，后者是考虑造成任务失败的故障影响，是装备品完成任务的能力，通常用任务可靠度（MR）和致命性故障间隔任务时间（MTBCF）来度量。可靠性是装备品的先天属性，是设计出来的、生产出来的、管理出来的。其中设计最重要，只有在设计阶段把可靠性设计到装备品中，才能真正提高可靠性。一个装备可以设计得较为完美，如果在研制、实验、生产过程中不采取相应措施，再好的设计也难以实施。质量得不到保证，装备的固有特性也不能在使用中发挥。所以，装备的可靠性必须统一纳入装备研制、生产、实验、使用等计划，与其他各项工作密切协调进行，同步设计。

卫生装备的机动能力是指卫生装备转移阵地和行军运输的方便灵活程度，主要有自行能力、适运能力。自行能力主要指本身装备有动力系统的机动自行装备，如车辆、船舶、飞机、热气球等。适运能力主要指适合人力、铁路、公路、水上、空中运输的装备，如各种医用方舱、医用箱组和帐篷等。机动能力是衡量机动卫生装备卫勤保障能力的主要依据之一，除了战术机动能力外，还有战略机动能力。战术机动能力就是自行装备的通过性和越野性。战略机动能力指适运性和可空投性。其中机动速度（自行性卫生装备的机动速度快慢是衡量机动能力高低的一个重要指标。确定一项卫生装备机动速度的主要依据是某项卫生装备所保障对象的机动速度。卫生装备的机动速度必须与其他后勤装备，乃至武器装备的机动速度相适应，只有这样才能实施伴随保障，才能适应高技术战争战场广阔、情况多变、部队机动频繁的特点）、越野性能（衡量机动卫生装备越野性能的主要指标第一为动力指标，凡是有自行能力的卫生装备，特别是在野战条件下实施保障的卫生装备，发动机功率大小必须考虑野外机动的需要，要具有一定的爬坡能力；第二为防震指标，自行卫生装备要具有良好的减震系统，保证在野外条件下，机动保障时，能保证装备上安置的仪器、设备各项性能完好，乘行人员舒适）。

维修性是卫生装备产品的一种质量特性，是产品设计赋予的使其维修简便、迅速和经济的固有特性。我们在研制卫生装备时，必须使装备具有良好的维修可达性、零配件的标准化和可互换性；完善的防差错措施及识别标记；能保证维修安全，检测诊断准确、快速、简便；重视贵重零部件的可修复性；装备要符合维修中的人机工程要求。所以研制卫生装备需要从论证开始，进行装备品的维修性分析、设计、试验、评定等各种工程活动。重点是装备品的研制（或改进、改型）过程和设计、分析与验证，确保良好的维修性。提高卫生装备破坏后易维修能力，尤其是一线装备一旦损坏往往需要在紧迫时间内、恶劣环境下修复，装备本身应具备就地、就便、就人修理的能力，使其恢复作业能力。

卫生装备的自我保护自生存能力，主要有防弹毁伤能力、NBC 战剂污染环境下的防护能力及环境适应能力。也就是说卫生装备能够预防、承受或减轻敌方及特殊环境的影响和破坏，保持和恢复其完成卫勤保障规定任务的能力。广义上讲，生存能力影响卫生装备的设计，即在设计时要考虑装备在未来战争中影响生存能力的因素并提出解决办法。狭义上讲，就是现有卫生装备在战时卫勤保障中采取什么措施提高生存能力。提高防弹毁伤能力，一线装甲救护车和战术轮式救护车等，要提高其防弹毁伤能力，使其能在战斗中继续完成后送救护任务。提高 NBC 战剂污染下的防护能力，卫生技术车辆、方舱式机动医疗单元、医院船等装备，应加强密封性，增装空气过滤器和能洗消的能力，使其能在 NBC 战剂污染环境下继续开展救治工作。

人—机—环境功效性以人的生理、心理特性为依据，运用系统工程的观点，分析研究人与卫生装备、人与环境以及卫生装备与环境之间的相互作用，使卫生装备操作简便省力，安全舒适，人—机—环境的配合达到最佳状态。重点解决卫生装备、作业场所以及各种用具和用品的设计如何与人的生理、心理特点相适应，从而才有可能为使用者创造安全、舒适、健康、高效的工作条件。处理好人机系统总体设计，在整体上使“机”与人体相适应。重点解决人与装备之间的分工以及人与装备之间如何有效地交流信息等问题。开展工作场所和信息传递装备的设计，工作场所设计的合理与否，将对人的工作效率产生直接的影响。工作场所设计一般包括工作空间设计、座位设计、工作或操纵台设计以及作业场所的总体布置等。

④ 军队卫生装备综合论证与评估。

卫生装备综合论证与评估研究是指对卫生装备系统的综合分析、预测和评价。论证研究质量的好坏，直接关系到装备研究成果和平战卫勤保障的水平。根据涉及的空间和时间范围，通常分为战略型论证和战术型论证，前者从战略高度分析研究卫生装备系统，具有全面性、长远性和在一定历史时期内相对稳定性的特点。后者从属于战略决策，是局部的、具体的，既从战术必要性方面进行论证，又侧重于技术可行性的研究。

⑤ 军队卫生装备信息与标准化技术。

军队卫生装备信息与标准化研究是军队卫生装备的技术基础研究。卫生装备信息研究是指在为卫生装备宏观管理决策和装备建设全寿命周期的各个方面提供科技信息服务与保障，并促进卫生装备信息交流和有效使用的工作。它包括外军卫生装备的研究动态和发展趋势；我军卫生装备发展动态；中外卫生装备样品（照片、录像、光盘等)展示、交流;国内外卫生装备、医疗设备新理论、新技术、新工艺、新材料的发展动态;卫生装备信息资源建设等。开展军队卫生装备标准化研究目的在于简化装备品种、规格、加快研制和生产准备过程,提高装备质量及其可靠性,扩大零部件的互换性,节省人力、物力、降低成本,提高生产力。卫生装备标准化研究包括卫生装备标准体系研究、卫生装备管理标准研究和卫生装备技术标准研究。

⑥ 军队卫生装备管理。

军队卫生装备管理是指对军队卫生装备的发展、供应、使用和技术保障进行的计划、组织、协调、控制等工作。它包括卫生装备研制(立项论证、方案设计、样机试制、定型试验与评审等)管理研究;野战卫生装备生产、扩试与购置管理研究;野战卫生装备使用、培训与维修管理研究;野战卫生装备技术状态的分级与定级管理研究;野战卫生装备的全寿命与退役管理研究等。

(3) 外军卫生装备发展概况

① 外军卫生装备发展特点。

近年,尤其是 20 世纪 80 年代以来发生的几场具有高技术特征的局部战争和海湾战争以后,各国卫勤保障的变革及卫生装备的分析和研究表明,高技术条件下卫生装备的发展有以下几种发展特点。

特点一,以现行卫勤模式为依托,以优势带动劣势,调整定位,重点突出,集中把握卫生装备发展的整体优势。

卫勤模式是不同时期、不同国家对卫勤保障的界定方式,对卫生装备系统的各个环节起着重要影响。高技术条件下,由于武器精度及自动化程度的提高,对人员的技术要求提高了,而对数量的要求则有所降低。同时,军事格局的变革使各国的卫勤任务也随之发生变化,总体发展走势是由传统模式向实用性模式转变,不同国家根据本国的国情、军情对卫勤模式进行调控,目的是适应新的时空环境,应对局部战争或突发事件、参与国际事务。例如,冷战结束后,德国由原来的“前线国家”变成欧洲中心,为此德国把重点放在了应付周边危机及参与国际维和行动上来,并于 1992 年成立了所谓的“危机反应力量”。德军认为,其传统的卫勤模式是以应付大量伤员救治为目的,并按部队建制组建的,模式单一,且装备自身不适应快反力量的高质量救治需求。为此,德军在应付突发事件时采取二区四阶段的保障模式,二区是指临床前区和临床区,四阶段是指自救互救阶段、初步医生救护阶段、临床紧急医疗救护阶段及确定性医疗与康复阶段。按这种模式需求,德军配备了由方舱组成的急救站和急救野战医院。法军根据现代战争伤员伤情的变化,除了对原来的四级卫勤阶梯进行微调外,又根据伤员类型配备各类野战医院,如绝对紧急类伤员配备机动野战医院、机动外科医院等;相对紧急类伤员配备加强的机动野战医院等。

在卫生装备自身发展方面,无论是发达国家还是发展中国家,无不把重点放在自己的缺项、弱项上，以提高整体保障能力，以优势带动劣势，并在长期演练、实战等实际操作中，对各类装备在本国卫生装备系统中所起的作用有了比较明确的定位。在补缺配套的前提下，根据各国的具体情况有所侧重，并成为21世纪初期现行军事格局比较稳定情况下的一种卫生装备发展主态势。就目前而言，各国普遍把院前急救、伤员后送装备放在核心位置来研究和发展。在机动医疗单元组合装备方面，各国一般都把帐篷与医疗箱的组合作为一种常规模式，同时又根据本国的国情及不同时期的特殊情况确立各自的定位。西欧诸国是卫生技术车辆发展较早的国家，并在卫生车辆发展史中起到了主导作用，但从目前的态势看，方舱式机动医院已成为骨干装备之一，与卫生技术车辆并驾齐驱。美军自越南战争使用方舱式医院以来，一直将其作为核心装备来发展，卫生车辆所占比重不大，但是美军近年来也有不同规模的车辆式医院出台。而苏联、日本及印度等国家的军队则仍把卫生技术车辆作为一种骨干机动卫生装备来发展，并在性能上有很大突破。出现这种格局的主要原因是各国各个时期的国情不同、重点不同，但主要目的是通过弥补弱项使整体保障能力得到全面提高。同时，外军还在其他装备领域弥补弱项，如美军为了弥补其在三防及连续救治方面的不足，20世纪90年代初中期从法国引进了装甲急救车，从德国引进了三防侦察车，并于近期同德国的一家公司签订高压洗消泵的生产合同。俄罗斯军队为了弥补其机动能力差及现代化专业技术装备不足的缺陷，准备将原来的卢阿斯—967M型救护车换为BTP—80型装甲救护车，同时大量装备了各种新型卫生器材和新车种。

特点二，以多维连续保障为基础，快反性与机动性相结合，形成卫生装备的动态空间系统支援能力。

高技术局部战争条件下，高技术武器装备的应用使作战的决战性增强，立体性突出，机动性和快反性明显，实施多方向、全纵深进攻，这就使伤员流不稳定，需院前急救的伤员增多，地点多发，伤情复杂。为了适应这种多变的保障态势，外军主要从以下几个方面解决供需冲突。

重视伤员救治的连续性。急救——后送监护——确定性治疗等救护链各个环节都有相应装备与之配套，单功能装备减少，复合功能装备增多，尤其是救护车功能已从单一后送向集中后送、监护及救治于一身的急救车过渡，且普遍重视各种作战系统，如驱逐舰、护卫舰等内部卫生装备的配套。

强化网络化保障措施，形成立体多维保障空间，适应不同流向及流距的伤员流，使物质流与伤员流之间达到一种稳定的平衡状态。体现在卫生装备上，主要是采取多种灵活手段，使卫生装备的快反性与机动性相结合，展收迅速，模块组合，待机而动，可靠实用。快反性主要表现在各种大、中、小型卫生装备既可快速投入使用，又能灵活反应，达到招之即来、来之能动的目的。各种卫勤保障系统装备具有组合配套性、一物多用性、技术可行性及与之相适应的科学合理的卫勤保障预案。

机动性主要表现在两个方面，一是战术机动性，卫生装备无论在品种上、技术上还是在具体运作上都具有较强的可移植性，装备接口界面优化，单元化医疗装备成为骨干机动力量；二是战略机动性，预有组织，一旦战争或突发性事件爆发，可快速出动，确保战斗编队的卫勤梯次支援力度。目前，外军已将这两方面紧密地融为一体，将装备的快反性和机动性作为一项核心战术技术论证指标。例如，挪威军队的新型机动野战医院，由帐篷及医疗箱组成，虽然仍采用传统的装备模式，但在组合方式上采用了模块化技术，机动性与快反性很强，整套医院由 8 个大箱包组成，包括手术模块、护理模块、水电支援模块、门诊模块、药房模块等，每个大箱包内又包含数个小箱包，战时可迅速出动，最低限度能组成具有 50 张床位的野战救治机构，该医院系统已在维和行动中使用，效果较好。

以现代战争多元需求为目标，加大技术和装备储备力度，构建长远的卫生装备战略与战术结构框架。现代战争是一种系统与系统的对抗，卫勤保障装备作为重要的子系统，其在大系统中的作用和地位已越来越重要，同时卫生装备本身在卫勤支援方面又是一个独立的系统。因此，其内涵需求也势必体现出整体性和多元性，任何环节的不连续都会影响整体保障能力的提高。目前，外军尤其是发达国家在这方面的主要做法是针对本国的装备发展情况及高技术战争本身的卫勤需求特点，加大技术和装备储备力度，从跨世纪的角度调整卫生装备发展战略，使本国的装备能应付 21 世纪初期的局部战争或突发事件，形成一种长远的卫生装备结构框架，预有准备，有备无患。主要体现在以下几个方面：一是针对核生化武器尤其是化学武器的潜在威胁，加大卫生装备防护性能及三防装备的发展力度，如土耳其、加拿大等国的军队在原有基础上，又与德国的卡奇公司签订了最新研制出的新型三防侦察车辆。法军为了在未来战争中强化保障能力及在北约各国中显示其威慑力量，装备了一种具有化学毒剂防护功能的新型帐篷式医院，帐篷的材料为一种三层结构，中间夹层为聚酯纤维，外层对化学毒剂具有防护作用，防护时间达 8 小时以上，材料之间的结合采用高频焊接方式，坚固防水，密封性强。二是针对现代战争的“数字化”要求，积极建立数字化保障体系，除卫勤 C3I 系统外，近期外军主要把远程医疗系统作为提高卫生装备效能的重要手段提到议事日程，有的已经得到成功的应用。目前，美军、德军、法军等都已建立起军队远程医疗网络体系，如美军准备在 21 世纪采用由单兵状态监视器、远程手术系统、工作站及远程会诊系统等组成的远程医疗系统，并建立起远程医疗实验室和研究基地。三是针对单兵作战时系统对抗的特点，研制一体化士兵系统，整个系统包括武器模块、防护模块、计算机模块、军需模块及卫生模块等组成，使单兵能在未来战争中以系统方式与敌对抗。目前，外军对此很热衷，并均有不同规模的研究计划，有的业已出台，如美军的 SIPE 计划、加拿大军队的 GAO 计划等。四是根据本国装备发展情况，积极进行更新换代或技术上的先期储备，如法军快反部队原来使用的是 ACP80 型帐篷式医院，但结构和配套方式单一，为此 20 世纪 90 年代初期，法军又研制了一种 ACA86 型帐篷式医院，整套医院装在 85 个箱包中，体积 12.4m^3，帐篷之间连续采用模块组合技术，随机性强。帐篷本身为一种骨架式结构，各个支柱为充气结构，可与各种车辆连接，一昼夜可实施 12～15 例手术，已在海湾战争中试用了 6 套，此系统将成为法军 21 世纪的骨干机动力量。

以装备外延伸缩为指导，充分利用民间卫生资源，建立了日趋成熟的军民兼容性装备体系。卫生装备是整个后勤系统中的较复杂的子系统，内容庞杂，小到器械、器具，大到车辆、方舱，包罗万象，而且综合了医疗、通信及水电支援等各种装备，因此不可能完全由军方自己研制。外军目前的主要做法是积极利用民间资源，多数装备以民间采购为主。例如，科索沃战争中，南联盟军队就充分利用了地方卫生资源展开卫勤保障，取得了一定效果；美军的"可部署医疗系统"内的 CT、生化分析仪等装备，都是从美国 GE、欧米达等公司采购的。美军的一般做法是先制定采购标准，然后按军用勤务标准对所采购的装备进行各种实验、测试，达标后采用并制定一系列明确规定，要求通用性装备尽量向商业化标准靠拢，目的是使装备能在战时便于市购和配套。德军为了加强采购工作，于 20 世纪 80 年代就建立了"卫生物资研制及采购工作组"，其成员来自三军卫生部门、卫生保健监察部、卫生局及有关物资机关，负责协调卫生装备的采购工作，并分阶段进行。德军近年来一直与民间的急救及灾害医学组织关系密切，积极参加军民一体化训练，目的是利用通用装备的相关性，对其自身的野战卫生装备进行演练，同时为未来战争的民间资源利用打下牢固的基础。日军卫生器材的采购分为中央采购和地方采购两类，品种包括各种医药品、治疗器材、X 射线装置、消毒器材等通用性装备。目前，这种方式已被许多国家采纳，其优点是有利于卫生装备的标准化。由于军民间在卫生装备方面的标准差异，可能使装备在战时难以得到充足的地方供应，为此外军一直致力于将通用装备的采购标准与本国或国际标准接轨，并以此推动军民兼容的进程。这有利于军方在纯野战卫生装备的研究方面集中优势力量，重点攻关，把有限的人力和物力投入到急需装备之中；有利于卫生装备的系统化发展，使军用卫生装备既具有民用卫生装备的特点，又有其自身的勤务特色，可在战时保证装备效能的辐散效应。

以调控合理的管理机制为先导，确保质量，交互牵动，达到卫生装备管理诸要素的正迁移效应。外军尤其是发达国家的军队之所以在卫生装备方面具有较高的保障力度，除经济基础、工业基础等客观因素外，主要是他们在管理和保障机制方面科学合理，管理层次通畅，各个管理要素之间很少发生冲撞，交互牵动，避免发生一种要素阻碍另一种要素的负迁移效应，形成既独立又相关的正迁移管理系统。首先，管理机制科学，目前外军在卫生装备研制方面，大部分采用承包商或供应商制，只有少数装备自研。例如，德军 1986 年由地方研制的合同项目共有 72 个，军内单独研制的项目只有18个；到1991年，其所有课题均以合同方式交地方完成。法军也是如此，ACA86帐篷式医院及具有三防能力的帐篷式医院，分别由其承包商Cofras公司及Brochir公司生产，质量一流、技术先进、投资少、见效大。其次，管理方式完善。外军在卫生装备研究方面，对于军方自己研制的品类有明确的规定，与其签订合同的承包商或供应商都有严格的质量管理体系。例如，德军规定，军内研制的项目只包括：需要了解军方军事及部队勤务情况才能解决的项目；由于保密或劳动保护条件的原因，地方单位不能承担的研究项目；研究成果必须经过勤务实验才能确立其卫勤意义及通用性的研究项目。再如，卡奇公司及Zarges公司是德军在三防洗消及医疗箱方面的主要承包商，这两家公司的生产流水线完全自动化，供需完善，工人在上岗前一般要经过1～2年的技术培训，在固定岗位上再培训1～2周后方可正式上岗。工人在加工零部件时，每完成一道工序都要按标准对其进行检测，不合格的重新加工，使装备出台后质量可靠。最后，人员素质较高。外军专门从事军队卫生装备的研究人员素质较高，知识结构合理，能做到医、工的有机结合。例如，美军的原"生物医学工程研究与发展所"，其科研人员一般都具有医学博士、哲学博士及工程硕士等多种学历，使装备出台后有较强的技术密集性。

② 外军卫生装备的发展趋势。

未来战争主要是信息战。信息战是以信息技术为主的高技术群用于战争而形成的新的作战形态。它主要包含两层含义：一是对立双方或其中一方为争夺信息的获取权、控制权和使用权而展开斗争，如电子对抗、侦察探测；二是投放战场的武器装备主要是信息技术与高技术武器装备相结合的信息化武器系统，如C3I系统、隐形武器和精确制导武器。英阿马岛战争使信息战初露端倪，而海湾战争拉开了信息战的序幕，标志着人类战争已从冷兵器时代、热兵器时代、热核兵器时代进入信息武器时代。在这种作战形态下，一切活动都是以战场上的一体化信息系统、智能化的精确制导武器与全面的信息对抗为基础的，是信息战区别于其他战争形态的主要特征，必将使21世纪的卫勤保障内容更加丰富，使保障模式及卫生装备发展面临全新的挑战，同时也是促进我军卫生装备全面发展的良好机遇。未来信息战条件下军队卫生装备将有以下几种主要发展趋势：

第一，以数字化手段为技术增长点，达到卫生装备力量部署的网络化和信息化。

从20世纪90年代以来海湾、波黑及科索沃地区发生的几场局部战争看出，未来信息战的作战空间更广，纵深幅度更深（如战役进攻纵深将扩大1/3～2/3），涉及海、陆、空、天的不同层面，每个层面都有巨大的杀伤力，要求卫勤保障力量必须实现网络化部署，与信息战五大系统（遥感侦察系统、通信传递系统、决策处理系统、部队行动与武器打击系统和包括卫勤保障在内的保障供应系统）相互融合，从单兵到指挥总系统达到清晰的透明控制与协调统一，美军称之为无缝隙卫勤。在这种战争形态下，具有战线的非线性化，前后方区分的模糊化，伤员时空分布的不确定性及伤员流动方向的多样性等特点，要求卫生装备也应适应这种要求，以便融入战场网络中去。主要采取两种做法：一是从单兵到野战医院都融入信息技术，如美陆军在设计21世纪卫生部队时，从单兵到野战医疗机构等都表现为信息化，包括单兵状态监视器、单兵信息携载器、伤病员舱、可移动的医疗咨询车、加强的装甲救护车、新的救护直升机、生理监视器、数字化的野战医疗机构等，构成一个完整的卫勤保障网络，做到“医疗与士兵共存”；二是远程医疗手段的应用，远程医疗是通过电子手段消除时间和空间界限，辅助伤病员治疗或护理的保障方式，涉猎以往救治阶梯和救护手段的多个层面，可提高整个战场伤员救护的系统性、连续性和实时性。目前比较成熟的有远程会诊、远程病理、远程放射等，并已用于战争，如美军在科索沃战争中，大规模使用了其包括远程医疗在内的信息基础结构，将阿尔巴尼亚境内的空中医院、欧洲的地区医疗中心及美国本土医院连接起来，共10个网点。

第二，以三军联勤的多维保障为立足点，实现卫生装备保障体系的立体化和装备的机动化。

信息技术与其他高技术在武器装备上的综合应用，使未来战争的作战部署和作战行动向大立体转变；作战时空不确定、作战时间短、决战性增强、卫勤保障难度大、时效性强，需要在频繁机动中完成救治工作。为适应这种高度立体化和机动化的卫勤保障需求，许多国家正在逐步建立和完善立体化和机动化的卫勤保障体系及与之相适应的卫生装备编配定位体系。具体表现在在保障体系上，建立陆海空三位一体的保障预案，三军联勤，平时处于预置状态，战时根据具体情况组织协调，如海湾战争和“沙漠之狐”行动中，美军将三军保障的指挥控制权交由海军，采用了两种保障体系：海上作战时由单舰编队(包括航母)的卫勤力量、舰队医院、医院船和美国本土医院组成；两栖作战时，由陆战队医疗机构、卫生连、空中医院连、两栖运输船、医院船、舰队医院和本土医院组成。在科索沃战争中，为了提高机动能力，美军在阿尔巴尼亚部署了具有高度机动性的远征医疗队，全部装备都采用托盘化运输。在卫生装备编配体系上，由以后送功能为主的装备向以急救和连续救治为主的立体化治送结合装备体系转变，由医疗通信技术贯穿救治的全过程，如美军2005年投入5个数字化师，实行陆海空天四维保障体系，配置单兵状态监视器、手表式伤员寻找仪、伤员后送平台、医疗救护与远程医疗指导车辆、UH-60Q救护直升机、气垫登陆艇、各种集装箱医院船、数字化野战医院和配远程医疗设施的本土医院构成。美军经历了海湾等战争后，在《2020联合构想》中提出了一系列新理论，明确了全谱卫勤概念，包括用于战场的所有大量物资，战伤救治药械，不再源源不断地送往前线，而是集中存放于近战场或后方基地。前沿或近前沿需要时，通过信息系统查询并在短时间内调运，解决了盲目运送造成堆积如山，而又不易找到所需单品的问题。全谱卫勤是指在现代复杂环境条件下作战，能够具备任何保障能力，满足战伤一线救治全方位与领域的需要，并实现人装有机结合。

第三，以信息战特征和武器致伤特点为前提，确保卫生装备质量的高效化。

在信息战条件下，作战环境复杂、作战强度空前激烈、战场气氛异常紧张，尤其是电子侦察与反侦察、两栖作战和空降部队，独立作战性强，是敌主要攻击目标，短期内会发生大量伤员，几分钟至几小时内人员损伤将达40～60%。武器装备高效多元化，信息化武器，如精确制导武器、遥感杀伤武器及其他高技术武器(如科索沃战争中使用的贫铀弹、集束弹、电磁脉冲弹等)的综合运用，常常导致多因素作用于机体，空腔效应及远达效应明显，复合伤、多发伤、烧伤、冲击伤增多，伤员伤情严重、复杂。因此，要求卫勤保障必须高效化。高效化主要表现在快速、高效的伤员抢救；及时的治送结合；降低阵亡率、伤死率和致残率；缩短住院时间及提高归队率。卫生装备高效可靠的措施将主要有两种。一种是单兵及火线救治装备的高技术化。也就是，将自动化技术、传感技术、生物技术、信息技术用于单兵及火线救治装备，使其小型、轻便、合理、有效，使伤员在伤后10分钟之内得到救治，为后续医疗救护创造有利的条件。二是野战医院的小型化和固定医院设施向作战地带的延伸。例如，海湾战争中美军已将移动式CT系统装备战地医院；同时，为了实现野战医院的小型化，美军研制了一种创伤伤员高级外科单元(ASSTC)，类似一种圆顶型帐篷结构，可深入前沿地带进行快速手术支援，展收时间30分钟，功能独立，可相互连接，可用降落伞空投，高度机动，适于极度冷热环境及NBC环境。这套装备使美军战区医疗单位的救治能力大大提高，伤死率降低25%。

第四，以透明度增强的信息化战场为依托，完善卫生装备效能整体控制的自动化。

信息战条件下，作战双方为了争取主动，首先通过先进的通信指挥系统实施远距离、大纵身、防区外打击，使战场的透明性增强。例如，科索沃战争中，北约在南联盟上空部署了50多颗卫星、首次使用了C4I系统和B-2隐形轰炸机、数十个导弹发射通信指挥中心，使战场单向透明；同时由于信息与能量相结合，使信息武器系统(数字化武器、数字化作战平台)能进行信息接收和控制，打击快速、准确、命中率高。在这种作战模式下，伤员发生突然，准备时间短，时空跨越性强，要求有先进的自动化装备，使装备能及时发挥作用，采取的措施主要有三种。第一种，指挥通信系统，如“沙漠之狐”行动中，以美国、英国为首的多国部队征集了2万多台GPS接收机，其中一部分用于卫勤保障。第二种，卫勤决策模型，美军开发了数种类似模型，如使用常规武器进攻和防御时的卫生减员与不能归队的减员估计模型；核武器条件下减员与后果的估计模型；在非核战争中处理减员的模型——这种模型可以建立一种可以预计30天内卫生减员和不能归队的减员的自动化系统；卫勤部门卫勤技术保障的数据库模型及各种战争条件下卫勤能力评估及决策树模型等。第三种，专家信息系统，如美军在科索沃战争中，动用了其战区卫生管理信息系统，可为战场上的卫生人员提供及时、准确的信息，包括战区陆军医用血液制品管理信息系统、陆军伤病员统计和报告信息系统、陆军医疗调度信息系统、卫生补给信息系统、卫生装备保养信息系统、验光配镜管理信息系统。我军研究了自己的伤员救治数字化模型，并以北斗卫星导航为基础研发卫勤保障系统，将实现全天候、全地域信息化的伤员救援模式。

第五，以多样化的卫勤任务为切入点，把握卫生装备与相关保障要素的互为渗透化。

未来信息战条件下，在争夺制信息权的同时，还可能伴随三种作战模式：以远程打击、突防和精确制导为主的非接触式战争，如科索沃战争；以大量高技术兵器的战场投放为主的非线性战争，如海湾战争；以核化生武器威慑下的以多种武器系统为先导的高技术战争，如“沙漠之狐”行动。这三种模式可能分别作为战争进程中的某一阶段而同时存在，也可能因完成战争的预期目的而在某一种模式下终止，而且往往利用夜战赢得主动。由于战争模式不固定，使卫勤任务的种类、规模和环境由单一型向多样化发展，点多面广，集约综合。这就要求卫生装备必须能适应各军兵种及各种作战模式的时空变换要求，实现立体纵深大跨度的功能伸缩。为了做到这一点，主要在各层次水平上使卫生装备各个子系统之间相互渗透，优势互补，主要体现在五个方面：一是军民之间的相互渗透，如科索沃战争中，南联盟军队就充分利用了地方卫生资源展开卫勤保障，将参加过波黑冲突的民间医疗力量保存起来，在某种程度上取得了“以劣胜强”的效果；二是三军之间的相互渗透。通用装备可在三军之间互换使用；三是装备功能之间的相互渗透，即根据不同的任务类型、规模和环境的需要，将信息化和常规的卫生装备以积木式方法进行模块化组合；四是战时保障与平时训练的相互渗透，重视卫勤训练器材的发展，同时夜战时的装备保障训练是近年来外军的又一特点；五是特种装备与常规装备相互渗透，“三防”卫生装备发展迅速，新武器防护研究从未间断，同时常规卫生装备具有“三防”性能和防卫能力。

③ 外军卫生装备重点发展领域。

第一，防护措施。未来高技术局部战争面临各种复杂的战场环境，核化生武器随时可能投放战场，激光、射频、次声波等各种新概念武器时刻威胁着安全，因此防护问题成为美军等最为关心的问题。重点研制监测生命指征的各种生理监视器材、定向能系统和生化战剂防护装备、心理辅助区域性通信装备、新概念武器能量阻断装置等。

第二,即时救治。“医疗与士兵同在”是美军21世纪五大卫生原则之一。一是加强前沿卫生力量,每10名士兵配备1名战斗救生员;二是研究发展简易高效的救命装备在前沿进行即时救治,以此来满足此项要求。重点研制生物降解绷带,用于填塞或包扎伤口,内有浸湿止血剂;携氧注射液,用作血液代用品,具有抗休克及携氧能力;新型环甲膜插管,用于呼吸复苏;可折叠夹板,用于战斗救生员对可疑骨折进行包扎固定;多腔自动注射针;新型神经毒剂解毒盒。

第三,医疗系统。由于高技术局部战争的突发、短促、多变的特点,美军认为大型骨干机动医疗系统不完全适应,需要小型化的、快速展收的、高速机动医院。近来美军已设计了一种由装甲救护车与防化生帐篷连接组成的救护所,主要配置于师分类站和营救护所。

美军计划重点研制一种小型高速机动医院,又称前方外科医院,主要任务是进行外科手术,稳定伤员伤情。手术范围包括控制出血,修补损伤的大血管,转移、修复或切除损伤的肠子,固定大骨折,支持呼吸、心脏和其他的生命功能。同时,这种医院还配有眼科装备,预防激光武器为主的定向能武器。另外,美军最近推出一种新型小型机动装备,称作创伤高级外科单元,基本功能是提供战伤处置、复苏手术及临时留治伤员,是一种模块化结构,展收迅速、功能独立、自配发电机(应急手术时10KW,常规运作时3～5KW),可互相连接,高度机动,可空投,深入前沿地带进行快速手术支援。

第四,治送结合。在强调后送重要性的同时,提出应加强复苏装备,实现治送结合。同时提出三项措施:一是各种后送平台必须有足够的监护与救护器材,对伤员实施不间断救治;二是伤员后送平台部署应网络化,不出现保障医疗环节的断点;三是高效的指挥、通信与控制一体的集成化后送平台。

美军正在研制一种配有高级保障支持系统的自承式医疗后送平台,是一种小型ICU多功能单元,中间是担架,下层是装备,上层是舱盖;配备北约标准担架、除颤器、正压呼吸机、吸引器、环境控制单元、氧气发生系统、封闭式治疗系统、液体与药品输注泵。系统可测量伤员的EKG、血氧饱和度、血压及呼吸频率等,可自动供电1小时,能与UH—60Q黑鹰直升机、C—130运输机及多种轮式车辆配套使用,使创伤救治可前伸到受伤地点,缩短获得确定性治疗的时间,提高生存率。

美军近期研制了一种新型多功能担架,仅3.5千克,适于冰雪地面,也适于水上飘浮,还可垂直或水平运输。

加强的装甲救护车是一种供后送或进行战术性紧急救治的专用装甲车辆。该车具备与装甲战车相同的速度、机动性能和生存能力。车上配备通信和医疗系统,能使医务人员清楚地看到战场的图像,能与指挥机构及前来支援的医疗单位联系,也配有高级创伤生命保障系统。

UH—60U救护直升机能在极端困难的环境和战术形势下飞行后送伤员,并在途中给予治疗，配有氧气、吸引、战斗担架系统、营救吊车、卫生装备用电源、全球定位系统、前视红外雷达、空中导航设备等。数字通信可与指挥控制系统及战时卫勤系统进行联系。

第五，装备信息化。这是21世纪卫生装备发展的热点，重点放在建立战时伤病员治疗的医疗通信系统，目的是提高伤病员寻找、诊治水平，提高伤病员生存能力，并协调指挥和控制机能。核心是发展和利用远程医疗手段及为这种手段服务的基础性信息化卫生装备及各种传感器等。其功能始于士兵系统，终于后方医院，使从单兵到后方医院形成信息网络，达到"无缝隙"卫勤保障的目标。美军将按照基础设施、配套设施和提高设施三个阶梯，逐步发展医疗信息装备。

积极发展个人信息携载器(PICS)，是一种小型、便携式、具有大容量数据存储功能的装置，可存入单兵的个人信息及医疗信息，用于在战场上对单兵状态进行监视、伤员后送以及治疗。它可保存和传输多种格式化和非格式化的数据，包括图像、声音、文本等。

战伤伤员救护与处置系统(MEDFAST)，是一种模块化的伤员战救系统，分基本模块和专用模块。基本系统模块又分为伤员救护模块和伤员处置模块，可与任何作战平台(车辆、飞机、舰艇、战术掩体、建筑物等)配套使用，把高级战创伤救护和处置推到前沿战场。

战创伤监护与自动化液体复苏系统，是一种自动化系统，可直接监测伤员的生理状态，从而确定伤员液体复苏的方法。整套装置包括战伤伤员模拟系统、伤员复苏优化系统、通信及仪器控制系统。

美陆军正在研制一种可移动的医疗指导车辆，用作远程医疗的中继站，把医疗专家系统尽可能地投送到最前方。

生理监视器系统，由士兵单元、卫生员单元和指挥部单元构成。伤员受伤后，即刻将伤员的地理位置和生理状况发送给指挥部单元。指挥部单元的专家系统经过分析后，将这些伤员的地理位置和处置的先后顺序发送给卫生员，使最需要紧急救治而又最能得益的伤员先得到救治。

医疗数字辅助器，是一种手持计算机装置，可使战地卫生员通过战地网络保持通信联络，提供全球定位帮助，与前来支援的卫勤单位联系，协调伤员后送事宜，还可提供医疗读/写数据库和伤病员记录等。数字化野战医疗机构，配备无线通信、数字收集系统、医疗图像系统和数据局域网，并具有全动态视屏传输能力。数字化野战医疗机构和卫星通信系统相连，进行数字化诊断和治疗。

(4) 我军卫生装备研究概况

① 我军主要发展历史回顾。

我军历来十分重视卫生装备的研究、生产与使用，把它看成是提高和巩固部队战斗力的重要条件。在历次革命战争中，我军一方面充分利用战利品，并积极采购和接受国内友好人士赠送的大量医药卫生器材和设备装备部队，另一方面尽一切可能利用有限的人力、物力和财力，加强研究和发展适于我军使用的各类卫生装备，努力改善军队卫勤保障的物质条件。早在建军初期，各根据地在国民党反动派严密封锁和残酷围剿的情况下，一切卫勤保障必需品都十分缺乏，我军当时靠缴获的医药卫生战利品和就地取材，较好地解决了战伤救治用品。1931 年我军正式建立起一系列的伤病员救治机构，创办了中国工农红军医药卫生器材厂，研究出不少中草药制剂，以及竹镊子、竹探针、竹脓盘、竹筒听诊器等各种必需的战伤救治药品和器材，为解决当时伤病员的救治，发挥了很大的作用。可见，我军战伤救治器材正是依靠广大军民的共同努力奠定了基础。抗日战争时期，我军各个根据地分别建立起药品器材生产、供应机构，在有限的人力、物力和技术水平的基础上，研制出不少药品器材，改善了我军卫生装备。例如，在白求恩同志率领的加、美援华医疗队指导下，不仅制作了许多简易实用的器材，而且利用民间就便器具，以木工锯作为骨锯，丝线代替缝合线，缝衣针用作缝合针，饭碗当成换药碗，硬纸筒与纱布作成麻醉口罩，同时还专门研制了供牲口驮运的木质“卢沟桥”医疗箱，能携带各种不同的药品器材，可作为移动式简易换药室、药房、手术室，适应了当时游击战的需要，有效地保证了伤病员的救治。

解放战争时期，我军已经有了比较巩固的后方，此时提出了“后送线长而不使治疗间断”的要求，制定了战伤救治条例，健全了各级医疗救治机构，在实践中实行分级救治，使医疗后送组成为一个比较完整统一的医疗后送保障体系。同时，在战伤救治器材上也积极采取了一系列的措施，除因陋就简、就地取材制造足够的包扎、急救器材与后送担架、推(拉)车外，X 射线机、冰箱等较先进的医疗设备和卫生器材也开始陆续装备部队，特别是在 1948 年全军第一届药材工作会议召开后，正式制定了我军战时药材装备供应标准，建立了统一的供应制度，以保证战伤救治器材的及时供应和补充，使我军战时卫生装备有了较大的发展。

新中国成立后，随着国民经济状况的好转和科学技术的不断发展，工业水平有了很大的提高。为适应这种新形势、新特点，全军相继开办医疗仪器维修训练班，建立起医疗器械检修单位以及专业研究机构。

抗美援朝时期，1951 年首先对急救包扎材料进行了规格化、标准化及其包装的研究，按统一的制式要求组织生产，装备全军。根据当时卫勤编组和救治任务要求，在历次革命战争药材供应经验的基础上，于 1953 年正式颁发了一线部队战救医疗箱药材装备标准，并研制出我军第一代功能性与建制性相结合的医疗箱 20 余种，包括常备箱和战备箱两种，对作战部队采取配套直接分发的供应制度，改变了过去零散按级分发的供应办法，获得了供应快速、使用方便的效果。这套装备当时已配发了志愿军的各级救治机构，发挥了较好的作用。

从 1957 年开始，当年一月总后卫生部制订了《中国人民解放军药品器械医疗箱标准(初稿)》,并建立了医疗箱试制小组,专门从事研制与改革医疗箱的任务。1958 年 1 月正式成立了中国人民解放军卫生装备研究所,加强了我军卫生装备的研究。首先认真吸取了抗美援朝战争中卫生器材改革的经验,研制出一套功能较全、配套较完整的第二代医疗箱,全套装备共分 11 类、106 种,于 1961 年 8 月在天津扬村"全军战时卫生装备定型会"上定型。根据战伤救护需要,开始对一些笨重不适用的医疗卫生器材与设备进行研究改进,陆续研制出成套手术器械、小型蒸馏器、制式担架、电渗析制水设备、高原救护车、手术车、卫生列车等战时卫生装备。

在珍宝岛事件之后,通过总结过去装备改革的经验,结合现代战争特点和我军卫勤编组、运输能力等情况,在原有卫生装备的基础上,根据战备和援外任务的需要,进行了较广泛的研究,其中所研制的第三代医疗箱,于 1971 年 8 月在长春总后卫生部召开的"全军卫生战备经验交流会"上通过鉴定并定型生产,确定一类急需携行医疗箱统一装备全军;二类急需运行医疗箱在 1975 年鉴定后,将资料分发全军推广使用。与此同时,大力开展了对各类卫生装备的研究,研制出一些新的、适用的医疗救护器材和卫生技术车辆。

20 世纪 70 年代的卫生装备发展基本上处在停滞阶段。"八五"期间,随着改革开放和思路上的调整,开始从系统的角度考虑卫生装备的整体保障效能,总体论证初现端倪。"八五"末期研制成功了系列卫生技术车辆,历史进入 20 世纪 90 年代后,爆发了规模最大、最典型的高技术局部战争——海湾战争,使各国卫生装备产生新的需求。这一阶段,我军通过对新的战争形态和战争模式的深入研究和探讨,提前启动了 S95-100 野战机动医疗系统项目研究,并取得了成功。该项目的研制对我军卫生装备的发展起到了划时代的作用,改变了我军卫生装备缺乏机动野战医院、总体保障能力严重不足的状态,同时野战手术、卫生检验、X 射线诊断、冷藏运血、灭菌和洗消等。几种新的骨干机动卫生技术车辆和新一代医疗箱相继研制成功并装备部队,尤其是我军第四代医疗箱——4X 野战医疗箱组的研制并装备部队,改变了我军医疗箱性能落后、笨重和不成系统的局面,使我军卫生装备整体保障能力有了突破。

应当看到,21 世纪初,长期以来困扰我军卫勤保障的"前缺后笨、中间不畅"的局面正在逐步改善。我们现已发展拥有野战卫生装备主要有:以 S95－100 机动医疗系统和海上医疗模块为主的医疗方舱系列;以野战手术车、X 射线诊断车、消毒灭菌挂车、野战急救车、野战防疫车和野战运血车为主要代表的新一代卫生技术车辆;以 4X 野战医疗箱组、军医背囊、卫生员背囊为主要代表医疗箱囊系列;以单兵急救盒、战位急救箱、卷式夹板、卡式止血带、新型烧伤敷料为主的阵地急救装备系列;以通用系列担架(含直杆、两折、四折)、两栖装甲救护车、汽车运输伤员附加装置为主要代表的伤员后送装备系列;以野战手术床、野战洗片机、野战洗手池、野战病床等为主的野战医院配套装备系列。

回顾我军卫生装备几十年发展，经历了从简单到复杂，从单一到系统，从过去的人背马驮到现在的车、舱、箱(囊)、帐篷等机动保障平台的集约综合，从原来的单件品种配套到目前的成系统、成建制地研制和配发部队，从以往的单一模式及途径的生产到今天的军地优势互补的规模化制造。特别是“九五”以来，我军野战卫生装备研制已基本实现了由零星分散到系统配套、由光电信号到数字信息处理、重点部队基本实现了机械化和初步的信息技术应用。利用高新技术推动、成熟技术综合物化和需求牵引，依托以往的经验和基础，借助历史的发展机遇，目前已初步实现了我军野战卫生装备的跨越式发展，形成了具有我军特色的卫生装备体系。目前已基本满足现代战争卫勤保障对卫生装备的总体需求，但离发达国家还有一定的距离，任务仍很艰巨。机械化促进自助化，自助化牵引信息化，适应信息战条件下的卫勤保障要求，是我军野战卫生装备 21 世纪初期的发展方向。

② 我军主要卫生装备举例。

第一，S95—100 机动医疗单元。主要用途是装备给野战应急机动医院，完成战时对伤病员的救治任务。该系统也适用于平时旷野作业、灾害救援等野外环境下对伤病员进行抢救和治疗。

系统由医疗功能单元、病房单元、技术保障单元三部分组成。医疗功能单元包括术前准备方舱 1 台、手术方舱 2 台、急救方舱 2 台、临床检验方舱 1 台、X 射线方舱 1 台、药械方舱 1 台、卫生器材灭菌方舱 1 台、卫勤作业方舱 1 台、检伤分类帐篷 1 顶，由 10 台方舱和 1 顶帐篷组成。病房单元主要由帐篷组成，包括术后观察帐篷 2 顶、特护帐篷 2 顶、普通病房帐篷 13 顶、治疗帐篷 3 顶，共 4 种 20 顶帐篷。技术保障单元由 5 台技术保障方舱、6 台通道方舱、2 顶通道帐篷、3 顶供水帐篷(含软体水罐 3 个)、3 辆发电挂车、1 辆运水车、1 辆吊车、1 辆铲车，共 11 台方舱、5 顶帐篷、4 种 6 辆专用车，另附运输集装箱 9 台。

第二，海上医疗集装箱组。主要用于平时进行海上医疗救护训练，战时通过扩展可执行代医院船使命。

海上医疗集装箱组由 8 只 40ft、10 只 20ft 国际标准集装箱，按船用要求改装并配备相应的医疗设施及辅助设备组成。集装箱内分设手术室、特诊室、X 光室、病房、指挥室等医疗单元和中央空调房等配套单元。18 个集装箱按“世昌”舰艏楼甲板集装箱固定基座排列成 7 列 4 行，单层布置在艏楼甲板上。箱与箱之间采用纵、横向连接件将水、电、通风、空调管道和人员通道连接在一起，形成一个封闭的系统。

第三，S01—40 野战手术车。为战术地域和战役地域前沿卫勤保障提供外科救治手段。

第四，S01—200 野战 X 射线诊断车。用于野战条件下 X 射线诊断，对伤病员胸、腹、四肢、颅脑及腰椎等部位进行透视摄片，主要完成骨折诊断、异物定位等。

第五，WCY2000-3 型野战急救车。可急救运送 2 名担架伤病员，随乘 1 名医护人员，并能实施包扎、固定、外伤止血、通气、输液、供氧及重伤病员的途中紧急救治。

第六，野战运血车。供我军编配保障旅、卫生营和血站在野战条件下血液或血浆的机动运输与储存保障。主要战术技术指标包括冷藏库应适于运输储存 250ml 的袋装血和 100ml 的袋装血浆，最大运输量不小于 10 万毫升；冷藏库内温度控制在 4℃±2℃（对全血或血浆）或－20℃±2℃（对冰冻血浆）；在驾驶室设有温度控制、温度超限报警装置；应设有过程温度记录装置。

第七，野战防疫车。用于部队集结地、野战医院、伤病员转运站、部队营房和附近居民点等室外环境的消杀细菌和蚊蝇等媒介昆虫。主要战术技术指标有消毒能力，药液箱装满消毒药液，处理污染区域的累加面积不小于 $500m^2$；杀虫能力，室外杀虫每小时处理面积不小于 $100\ 000m^2$；对细菌杀灭率 99.9%；可速杀蚊蝇，使其密度显著降低。

第八，ZJH 式两栖装甲救护车。在 63A 式水陆坦克基础上改装而成，具有与现代两栖主战装备相同的机动性能，能够伴随两栖装甲机械化部队实施遂行卫勤保障，进行火线伤员的紧急救治和快速后送。可运送卧姿重伤员 3 名或坐姿轻伤员 7 名及 2 名医护人员，完成以下救治任务：包扎、固定、更换敷料，改用制式夹板；对活动性出血实施结扎止血；保持呼吸道通畅，给氧、输液及早期抗休克；胸部伤加固封闭、胸腔排气及闭式引流；对复合伤、多发伤和烧伤伤员，进行初期外科处理、生命支持及救治下的快速后送。配备有可伸展式双层担架床及先进的医疗设备；救护舱室进行了隔音降噪处理，舱室温度冷暖可调，为实施伤员救治和运送提供了良好的空间环境。

第九，WGD2000 系列通用担架。WGD2000 系列通用担架包括直杆式、两折式和四折式。

三种担架的总体结构均由担架杆、担架面、横撑及铰链、担架支腿、伤员固定带及把手组成。直杆式担架采用直杆式结构，横向可折叠。两折式担架横撑与担架支腿、担架支腿与担架杆为双层铰接结构，以保证在实现横向折叠的同时完成担架杆绕着其与担架支腿间的铰链轴转动 90°。四折式担架分成四段，每个担架杆共有三个折叠部位，其中为保证担架展开后担架杆垂直方向的限位，两端铰链的牙嵌结构向内，而中间铰链的牙嵌结构向外，其余同两折式担架。

第十，4X 野战医疗箱组。医疗箱装运战伤救治所需的各种药材和基本卫生装备，便于部队机动，满足战时卫生勤务规定的师以下部队各级救治单位的救治任务和范围要求。

医疗箱从结构上分为通用箱、专用箱、大型基本卫生装备箱。另外，医疗箱组还附有通用箱组台用的台面板。通用箱为立式前开门塑料箱。箱体上部设有两只抽屉,通用箱与台面板可组合成医用台。

第十一,军医背囊与卫生员背囊。军医背囊主要用于火线伤员呼吸障碍急救、穿刺排气、防治休克和抗感染等紧急救治。卫生员背囊主要用于火线伤员包扎、止血、止痛、固定和通气等紧急治疗。军医背囊采用涤纶迷彩布缝纫加工制作,外形呈长方体,背囊正面有十字标志及铭牌,还设有三个分隔袋;背囊背面有两条背带、一条腰带和两条衬垫;背囊可通过拉链从中间展开,分为左右两部分,设有多个分隔袋,用于分类放置药品、敷料及急救器材。军医背囊内装简易呼吸器、环甲膜切开器、吸痰器、胸腔穿刺针、创伤手术刀包、三角巾急救包、炸伤急救包、绷带卷、烧伤敷料、卷式夹板和卡式止血带等急救药材。

背囊具备防水功能,可在水上漂浮,展收迅速,囊内药物按功能分类集装,暴露充分,取存方便。军医背囊较大,装载的药物和器械较多,卫生员背囊较小,装载的药物和器械较少。

第十二,单兵急救盒与战位急救箱。

单兵急救盒主要用于单兵止痛、通气和饮水净化,战时可根据作战地区和作战任务需要增加卫生防疫功能,在核武器条件下增加放射病防治和受照剂量记录功能。单兵急救盒盒体材料为聚丙烯,采用一次性注塑成型工艺加工完成。盒内装备有饮水消毒丸、安全刀片、别针、创伤贴,战时可增配吗啡片、523 片、碘化钾片和 γ 辐射剂量探测片。

战位急救箱主要用于战位伤员的包扎、止血、止痛、饮水净化、通气和固定,战时可根据实际情况增配防疫、核武器和化学武器损伤防治急救药材,是战时伤员实施自救互救的重要手段和保障,对战位士兵战时防护、生存和持续作战能力起着重要作用。战位急救箱箱体材料为铝合金板材,内部衬有缓冲泡沫隔板和吸塑盒盘。箱内装备有功能型三角巾急救包、功能型绷带卷、炸伤急救包、烧伤敷料、卷式夹板、卡式止血带、剪刀、创伤贴、饮水消毒丸,战时可增配吗啡片、523 片、碘化钾片、γ 辐射剂量探测片和自动注射急救针。

3. 保证军队使命的军事生物医学工程——伤员应急救援链

如定义所述,军事医学工程是为军队这个特殊群体完成军事和非军事任务的发展而产生的,因此从保证军队执行任务的角度,我们可以将军事生物医学工程的内容分为三大部分:第一部分是平时训练时的健康保证和伤病治疗;第二部分是执行军事或非军事任务过程中的伤病员救治;第三部分是军事或非军事任务完成后的伤病康复与健康保证。其中,第一和第三部分涉及的主要内容与相应的民用保障类似,所以我们重点讨论执行军事或非军事任务过程中的伤病员救治中的军事生物医学工程。从战时和非军事任务(各种灾害的应急救援、反恐等)看,救援伤病员可以由伤员现场搜寻、现场紧急救治、伤病员后送工具、后送过程监护急救、伤员信息系统、特殊环境生命支持等环节组成的医学应急救援链为主要支撑(图 5-1)。

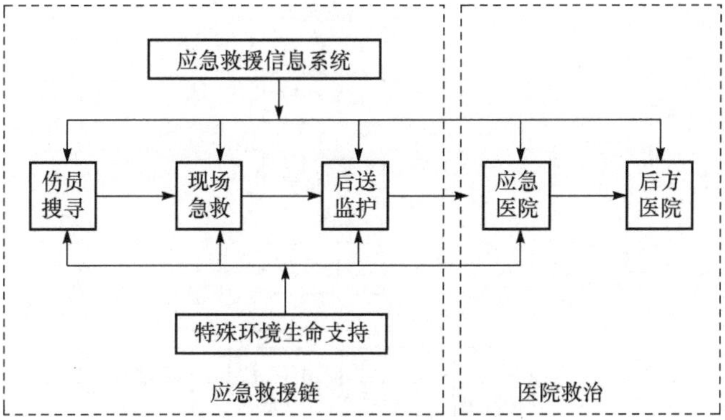

图 5-1 伤员应急救援链示意图

1) 伤员生命探测与搜索

传统战争采用一听二问三探四观察的方法寻找伤员。但是,现代战争具有多维、宽正面、大纵深、全方位的立体作战特点,伤员呈全方位和时空不规律分布,在多元损毁的战场上,传统方法已不适用。现代社会各种突发事件,如恐怖、灾害、事故等频发,难以事先预测和预警,许多生命被压埋在废墟、瓦砾、矿井中,因此第一任务是搜寻伤员。如何快速、有效地在各种复杂条件下搜寻到幸存者,是现代战争与其他应急救援的首要任务。这是一个典型的军事生物医学工程问题,也是各国军方研究的重要内容。

(1) 生命探测技术

战争或灾害后,伤员往往压埋在废墟或倒塌建筑物下,由于伤情复杂,往往失去主动呼救能力,将其生命信息(如心跳、脉搏、呼吸、体温等)以各种能量方式转化,如声波、电波、光波、红外辐射等,再通过各种传感器采集这些不同形式信息,通过信号分析等技术,确定伤员生存状态、位置、数量。根据传感器的不同类型,生命探测技术可分为雷达式生命探测、可见光学生命探测、声传播生命探测、红外生命探测等。根据传感器接收到是否生命主动发出的信息,又可分为无源生命探测和有源生命探测两种。无源生命探测是根据人体辐射能量与背景能量的差别,或生命体发出的呼吸、脉搏等振动波进行被动式探测,如光学生命探测技术、声波振动生命探测技术、红外生命探测技术。有源生命探测是通过主动发射某种能量形式的波,根据生命体的呼吸、心跳、脉搏、体温等生理特点,分析反射回来的信息判断是否存在生命,并且根据探测到的生命信息来判断伤员伤情的严重程度,以事先决定救治策略和准备救治器材药品,如图 5-2 所示。

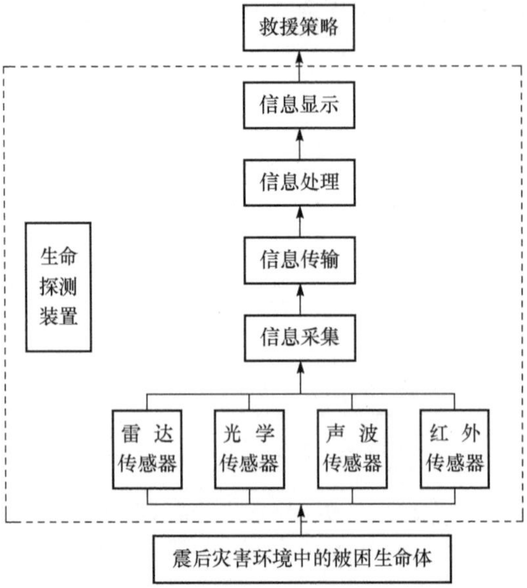

图 5-2　生命探测装备与救援策略关系图

各种非接触生命探测技术见第六章相关内容。

现有的各类生命探测仪都只能针对某一区域内特定环境采集生命体信息，无法将在各个区域环境内采集到的信息进行综合处理，无法为进一步制定救援方案提供全面可靠的决策依据。

救援往往需要结合多方面的信息来完成。多传感器生命探测技术既可弥补单一传感器生命探测技术的自身缺陷，又具有宽阔的时空覆盖区域、很高的测量维数、较强的故障容错与系统重构能力、良好的性能稳定性和目标空间分辨力等优势，而且可得到更全面、更准确的生命体及救灾现场环境信息，为制定高效可行的救援方案提供决策依据，缩短救援时间，减小灾害损失。因此，多源传感信息融合的生命探测技术将成为一个新的研究方向。

另外，为获得整个震后现场环境内的生命体信息，可以将物联网引入生命探测技术中，为获取全面可靠的生命体信息提供新的研究思路。

(2) 士兵生理监测定位寻找技术

① 战场搜索与救援系统(combat survivor evader locator，CSEL)。

战场搜索与救援系统通常由信息处理基站、卫星、信息接收系统和单兵携行装备等构成。其技术基础是全球卫星定位，利用该系统，可以对配备了搜救系统的作战人员和武器装备系统进行非常精确的全球定位，实现全球覆盖的搜救行动。

营救作战生存人员探测器：第一个营救作战生存人员探测器系统是美国波音公司开发的以第一套全球定位系统的卫星导航数据作为主要依据的定位通信系

统。1999 年,北约向南斯拉夫发动空袭时被击落的美国空军 F-117“夜隼”隐形战斗机的飞行员就是应用这一探测器系统,在落地仅仅几个小时后就与美军取得联系,成功获救。该系统能利用全球定位系统进行精确定位,指挥营救歼击机、轰炸机和直升机人员的速度从过去的几天缩短到现在的几分钟甚至几秒钟,因此具有非常高的营救成功率。该系统不仅可以探测到精确的 GPS 定位位置,还有高度加密的数字化信息通信、全频无线电、兼容已有战地搜救装备、抗干扰、防窃听和无线电拦截等功能。该系统通过三个卫星网络发送它的数据。作为通信系统,战场搜索与救援系统远远优于普通的无线电台,具有由美国国家安全局研制的加密软件和其他用于反窃听或反电子欺骗信号的抗干扰特性,由单兵手持式无线电台 PRQ-7、地面搜救工作站和超高频卫星基站共同组成。

单兵无线电台 PRQ-7 重量只有 0.9 千克,携带方便,可以连续工作 21 天,可靠性高,有很强的防水性能。被击落的飞行员可利用该仪器将 37 种特征信号立即发送到搜救中心。中心收到求救信息并识别后,在 8 秒之内就可将失事响应信息发送到持有者手上的无线电台,如图 5-3 所示。

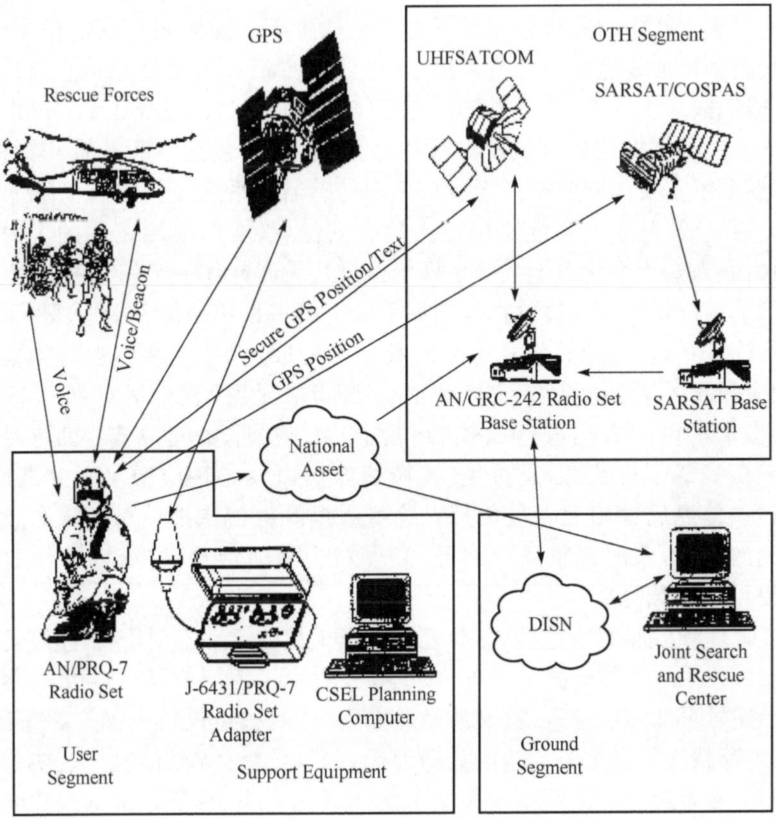

图 5-3 单兵与系统连接示意图

② 单兵状态监测。

伤员寻找仪在初期研究是单兵生理状况监测，如美国华尔特里德陆军研究所研制的一种称为单兵状况监测器的电子装置。这种装置形似手表，戴在战士手腕上，一旦受伤，它能通过卫星把伤员所处的位置资料送到指挥控制中心。中心则根据伤员的伤情和位置确定并派遣战场上离伤员最近的卫生员去抢救。卫生员的头盔内装有显示器，他能根据显示的图像准确地找到伤员，而且这种监测器还能通过微型传感器和微型芯片，自动记录下伤员的生命体征变化，为伤员的救治提供十分重要的数据资料。

穿戴式单兵生命状态监测系统是一种将高级环境传感器、无创性生理传感器和信息处理系统、全球定位系统及低功率无线通信技术组合在一起的小型装置，佩戴在士兵的作战服内，可连续监护士兵的生命体征，实现在现场分类、评估、治疗和后送过程中监测伤员的生命体征，实时发送伤员的生理数据和确定伤员的位置。这一系统对于战场上及时发现伤病员，确定其位置及生命状态，进而挽救生命，降低死亡率、伤残率和对于作战指挥员及时了解士兵的生命状况，进而把握部队整体的战斗力，并指挥部队作战具有重要的意义。

佐治亚工程技术研究所研究出了用于士兵生理状态监视和伤情检测的“智能衬衣”，其典型特征是这种衬衣可以作为“可穿戴主板”，各类生理传感器可以很容易、很舒服地嵌入士兵穿着的衬衣中，做到即插即用。Empirical Technologies 公司研发出了一种便携式的穿戴式单兵生命监测系统，包括单兵系统和指挥系统。其中，单兵系统主要由穿戴式的无线多生理传感器子系统、嵌入式子系统和无线通信子系统等组成，其主要功能是确定士兵所处位置、实时监测士兵的生命体征参数，然后由嵌入式子系统对士兵的生理信号进行编码并作一定的数据处理，再通过无线通信子系统将数据传输给作战指挥系统。指挥系统是位于指挥部的计算机信息处理系统，由信息处理软件和大量的数据库构成，包括士兵生理行为模型数据库、心理应激水平数据库等。信息到达指挥部单元后，软件对这些信息进行处理，并与数据库内的数据进行比较，判断士兵的生理、心理状态，如是否处于疲劳、寒冷、疾病等不良状态，是否受伤，伤情如何以及心理应激水平的高低等，并迅速将这些信息反馈给卫生员单元。这些数据既可使指挥员对部队的战斗力有一个准确的判断，及时调整兵力部署，又可对士兵的给养供应，以及伤病员的及时救护提供客观依据。

在多生理参数监测的过程中，要充分考虑士兵的行动不受干扰，生理传感器的数据传输必须采取无线方式。另外，数据要发送到指挥部单元，必须要用尽可能少的数据传递尽可能多的信息，这又涉及数据编码方式的问题。因而，在整个穿戴式系统中，生理状态信息无线传输的数据编码方式、传输体制、信息交互协议等问题十分重要。多生理参数监测主要包括采集士兵的心电、呼吸、血氧饱和度和体温等生命信息，由于各参数在身体上测量的部位不同，如果不同的传感器都通过导线接入嵌入式芯片中将会给士兵作业带来不便。近年来有关人体局域无线生理传感器网络的研究越来越受到重视，利用短距离无线通信技术(如蓝牙等)组建连接各生理参数传感器的无线人体局域网，实现对士兵生命体征的监测。

③ 基于网络的单兵生命状态监测。

除了用于士兵生命体征数据监测外，近年来，无线传感器网络技术已进一步应用于士兵步行代谢能量损失、活动状态及其周围敌核、生、化武器污染的监测。后者，当士兵佩带的传感器检测到核生、化数据超标时，就会自动发出报警信号，提醒士兵注意防护。该系统主要用于机动特种作战部队。受美国国防部和国防部高级研究计划局支持，达特茅斯学院研究了战伤救助系统，如图 5-4 所示。其他发达国家也都研究或正在进行类似研究，而且在发展上各有新的突破。士兵单元结构如图 5-5 所示。医护助理与远距离无线网中继如图 5-6 所示。

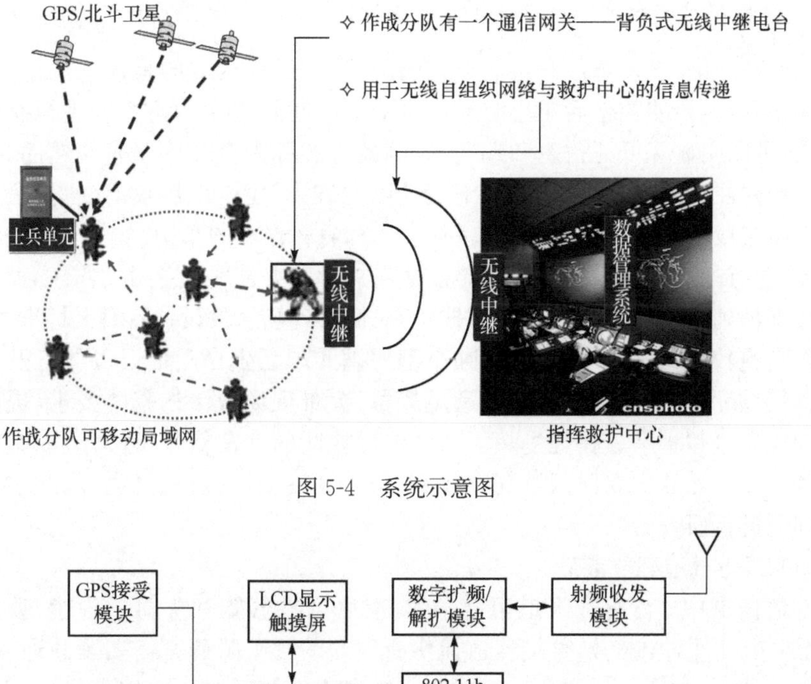

图 5-4 系统示意图

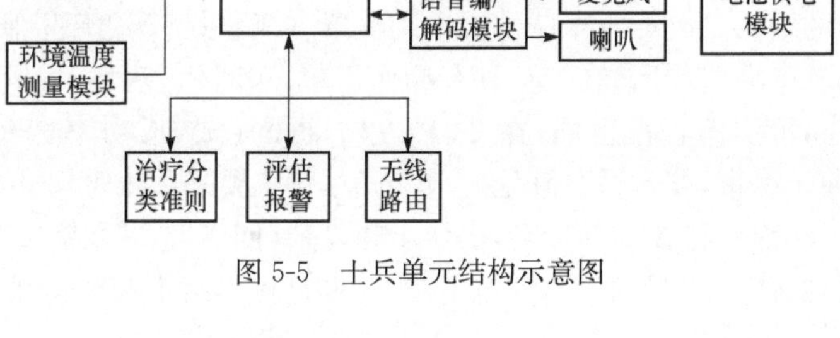

图 5-5 士兵单元结构示意图

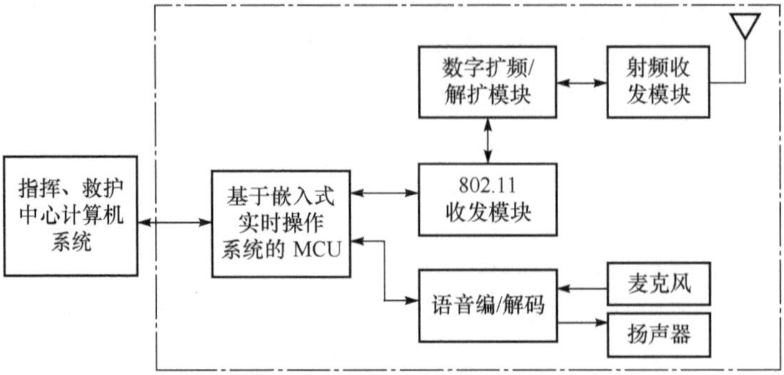

图 5-6 医护助理与远距离无线网中继

2）一线现场急救关键技术装备

在各种战争、突发事件和自然灾害的救援中，最为关键的是现场的早期救治。有资料显示，如果能在伤后1小时或尽可能短的时间内对创伤患者进行有效的初级救治，可以明显降低死亡率和致残率，因此也被称为黄金1小时。然而，战争与灾害现场往往道路、交通和基础设施遭受巨大破坏，使得现场救治变得极为困难。由于交通路线受阻，使得配备先进医疗设备和急救器材的车辆、方舱等无法运抵灾难现场；现有的部队急救装备器材难以适应战时和灾害现场急救的需求，而缺少可由人员携带到现场的有效抢救设备器材；对便携现场急救设备器材无标准可循，无法有效实施救助的困境。因此，加强小型便携式现场生命救治设备器材及一线救治设备器材配备的标准化研究，以满足战争、灾难现场救治的基本要求，提高现场救治的成功率和水平。在现场除了一些不可挽回的致命伤外，针对可以施救而救治不利可能致死的主要原因有气道阻塞、张力性气胸、失血性休克，因此主要针对这些问题进行研究。

（1）紧急气道建立装置

阵地伤员中1%有呼吸道阻塞，10%有张力性气胸和失血。昏迷、吸入性烧伤、化学伤、严重冲击伤及直接气道损伤所引起的呼吸障碍都需要紧急通气，约占整个伤员的5～10%，将呼吸管理技术前伸到阵地有重要的实用价值。气道梗阻是伤员阵亡的主要原因，因此野战条件下需要尽可能快速高效地完成通气急救处置，确保生命的维持。美英等军队主要采用喉罩、口咽呼吸管和环甲膜切开器等进行气道建立，其中喉罩应用较广泛，具有操作简单、用时短，对喉、气管和心血管刺激较小等优点，可不需直视盲插，在20秒左右即可完成，成功率达94%，且体积小、重量轻、便于携带，非常适合阵地急救。我军仍主要采用气管切开术建立气道。传统的手术方法因专科技术含量高，操作步骤复杂、创伤大、并发症较多、设备器械要求高，受场地、体位限制和手术时间长等因素的制约而不利于战地急救广泛应用。因而，研发携带方便、操作简单、行之有效的紧急气道建立装置势在必行。

(2) 血气胸快速检测与穿刺引流装置

血气胸是胸部战创伤后的常见并发症，也是战伤早期死亡的主要原因，但目前国内外对于血气胸还没有现场快速诊断设备，只能依靠经验判断，为解决该问题需要研究可在战现场对血气胸进行快速检测的新设备。

胸腔闭式引流是治疗血气胸常规、有效的技术，因此国内外胸部创伤救治中均强调了早期行胸腔闭式引流术的必要性。然而，常规的胸腔闭式引流存在以下的缺点：现有的胸腔闭式引流装置含有引流管、水封瓶和缝线等，较为复杂，不宜携带，难以应用于战场急救；现行的胸腔闭式引流术操作繁琐、专业性较强，熟练的胸外科医生完成该项手术约需 5～10 分，对于一线救治的部队卫生人员难以掌握。因此，为了应对血气胸的战场急救，就必须对现在的胸腔闭式引流技术及装置进行改进，使之适应于战现场急救。

(3) 快速止血器材

出血是阵亡的主要原因。除大血管和组织器官广泛严重损伤不可救治外，10%死于躯干及内脏出血，9%死于四肢出血。这部分伤员若能得到及时救治，就可以挽救生命。

大量失血是导致死亡的首要原因，快速止血是火线救治的关键环节。现有止血器材主要包括止血带和止血材料等。美军近年来设计了一批新型止血带，其中气囊式和棘齿状止血带效果较好，气囊式上、下肢止血成功率均为 100%；棘齿状上肢止血成功率 92.9%，下肢 84.6%，且便于伤员自用，易松解和再加压，适合长途后送时应用。我军目前主要使用的仍然是传统的橡胶管式、充气式和布带式止血带，由于缺乏止血压力与时间的监控，压力不足时不但不能有效止血，反而会增加出血的风险；使用压力过大、时间过长则可能导致伤肢因缺血坏死而需要截肢，因此急需研制智能化、易操作的新型止血带。

除止血带外，止血材料也受到了各国军队广泛的重视。美军新研制的血管内磁性纳米颗粒、交感神经刺激仪、快凝药沸石及各种新型生物绷带，都可以达到快速止血的目的，并且部分器材已经在海军陆战队的单兵急救包内列装。我军自行研制的强效止血粉，是一种经灭菌消毒的有机材料，呈颗粒状，无毒、无副作用，能直接撒于伤口上，覆盖整个伤口表面，可在 1 分钟内控制包括动脉在内的血管出血，适用于中度、重度的开放性创口的止血，且不产热，不会对组织造成灼伤。该产品已被列入我军作战训练的卫勤储备。

(4) 药物自动注射装置

高技术常规武器与核、化、生武器的应用，使战伤已由原来的单一性、简单性向多元性、复杂性转化，伤员常常表现为复合伤、多发伤，疼痛、失血、休克等症状共存，由于战场上无法进行复杂的专业伤情处理，而注射给药技术无疑是最快速有效的自救互救方式。因此，解决战场紧急救治自动注射技术，研制具有防水、防震、便携、抗摔、耐高(低)温的自动注射器材是世界各国军事医学战伤紧急救治研究的关键问题。

美军早在海湾战争时就列装了吗啡镇痛自动注射笔，近年来又装备了纤维蛋白自动注射笔。纤维蛋白主要含有两种天然的止血物质，即血浆纤维蛋白原和凝血酶，战时注射可明显缩短止血时间。我军主要列装了部分生物、化学毒剂的解毒注射笔，但缺乏可对战伤疼痛、失血、休克等进行紧急处理的药物自动注射装置，对其进行设计和研发可对我军的战伤急救水平产生巨大的推动作用。

(5) 快速输液(血)装置

失血过多、休克是战伤早期死亡的主要原因，因此休克伤员的早期救治显得非常重要，且抗休克也是后续治疗的基础。目前，休克的救治措施主要是输液(血)，只有解决野战条件下的输液(血)问题，才能对伤员休克进行早期及时地防治。

美军认为 65～80％的伤员需要输液治疗，并研制出便携式电子输液器，采用输液泵将液体输入体内，伤员可自己操作及调节输注速度，且具有自动报警和防反流功能，适用于现场和伤员后送途中连续静脉输注。美军还研发了弹簧输液器、气囊型加压输液器、骨内输液装置等，可显著提高休克复苏成功率。

我军现在仍然主要应用头皮针建立外周静脉通路，既易移位脱出又内径小滴速慢，不能解决快速大量输液(血)的需求；另一方面，常用输液瓶或输液袋必须吊高(吊瓶式)才能保证液体输入，难以在战场或转运途中应用。因此，研制新型野战快速输液设备势在必行。

3) 一线后送过程监护

现代战争的高立体、大纵深、攻防转换快，伤员高度集中的特点，需要远程立体化卫勤战略保障。大量伤员需要后送，后送中需要新的监护预警技术，才能有效降低死亡率。

据统计，战争与灾害牺牲遇难人员中 15～20％是在转运途中因伤情恶化致死，伤员后送是应急医学救援中的又一重要环节。转运过程中对伤员尤其是重伤员生命状态与伤情发展的动态监测，并在危急状态给予必要的救治措施，能够大大提高伤员救治的存活率。目前，我国各类急救车船、飞机上均配备有基本生命参数监护设备，可对心率、心电、呼吸、血氧等参数进行实时监测，能够实现基本监护功能。但是，由于人体具有较强的代偿功能，心率、心电、呼吸、血氧等参数不能及时反应伤情的恶化，而在失代偿后期表现出基本生命指标的急速恶化时，已经失去宝贵的抢救时机，致使部分伤病员死伤。功能成像能够实现代偿期的功能变化预警，然而目前临床应用的 MRI、PET 等功能成像设备由于体积庞大、成像时间长、无法连续监护，不能应用于应急医学救援。因此，急需研究一种新型便携式连续图像监护的装备。生物电阻抗成像技术是一种新型功能成像技术，具有体积小、成本低、无损伤、可重复使用的特点，能够实现无创连续的头部、肺部、腹部重要器官的功能图像监护，特别适合伤员后送过程中的连续图像监护，已经成为今后该领域的发展趋势。同时，为保障伤员后送中紧急救治的需求，应进一步加强各种生命救治及辅助技术研究。

伤员后送中，需要急救系统具备远程监护功能以便及时得到后方支持。因此，研究可安装在救护车、飞机和医院船等机动化运输工具上，又可与担架一起携行，监护数据可以无线传输到野战医院或临时中央监护工作站，实现从一线救治到野战医院救治的不间断监护，可覆盖现有集中监护的盲点，弥补其不足，进一步提升战场一线救治的能力。

4）伤员信息系统

由于突发性事故发生的地点不可知，原有的公共通信网络经常瘫痪，有线通信恢复慢且机动性差，因此应急医学救援的不同救治阶梯间，特别是救治前线与后方医院及指挥部间应采用无线网络进行信息传输。研究无线局域网平台的构建及组成，特别是应急救援分队的远程信息传输，以及应急救援力量展开面积较大呈多点分布时，大覆盖面积下无线通信的有效保障（网桥连接、增加数据模组等），并结合使用带有地面发射站的卫星通信车，实现救援现场与各医疗单元之间、现场指挥中心与后方指挥中心之间的多对多通信。

5）特殊环境生命支持技术及装备

高原、高寒等特殊救援环境给应急医学救援带来了新挑战，如何在这些特殊环境下保障人员，特别是救援人员的基本生命状态是应急医学救援又一重要研究领域。特别是，在玉树地震救援中，震中平均海拔近4300米，大批医护人员被紧急召集参与救护，由于对高原缺氧准备不足，高原救援装备欠缺，许多医护人员出现了不同程度的急性高原反应，造成了大批非战斗减员，甚至失去作业能力被迫下撤，导致医学救援的整体力量大为降低，贻误了救灾的黄金时间。

氧气、水和适宜的温度是基础生命支持的关键。针对高原缺氧、缺水、高寒复温等一系列特殊救援环境下的生命支持问题，研究特殊环境下的关键支持技术与系列装备，对提高伤员的救治成功率，保障救护人员在特殊环境下的作业能力，最大限度地发挥医学救援效能，实现全地域应急医学救援保障，具有重要的实际意义。

5.2 航天航空航海生物医学工程

1. 航天航空航海医学工程的定义

正如军医医学与航天航空航海医学是并列的医学学科分支一样，军事生物医学工程与航天航空航海生物医学工程也是生物医学工程中的两个学科分支。

根据航天航空航海医学的定义，航天航空医学是研究人在大气层和外层空间飞行时，外界环境因素(低压、缺氧、宇宙辐射等)及飞行因素(超重、失重等)对人体生理功能的影响，及其防护措施的医学问题；航海医学是针对人在航海过程中、密闭环境和水下作业等特殊环境条件对人体功能影响及其疾病防治规律。从它们的定义可以看出，航天航空航海医学面对的都是极端环境下生理功能及疾病机理与保证人的安全及有效工作的生物医学问题。这些问题的研究解决单纯依靠生物医学是没有办法展开的，因此必须与各种工程技术结合才能研究解决相应的问题。

航空航天航海生物医学工程就是运用生物医学工程的原理和技术，研究人在大气层和外层空间飞行时，外界环境因素(低压、缺氧、宇宙辐射等)及飞行因素(超重、失重等)对人体生理功能的影响；人在航海过程及潜水的特殊环境下及其航海过程中防护措施的医学问题、医学救援、卫勤保障的问题，解决军事卫勤保障中特殊问题的新兴学科。

2. 航天航空航海医学工程的主要内容

1) 航天生物医学工程

人是载人航天的核心，以人为本的设计理念在航天工程中占有重要地位。一切从航天员的安全、健康和高效工作出发，在航天这个特殊的背景下，所有医学问题都离不开航天的特殊环境，因此都不是单纯的医学问题，而是工程与医学融合的问题。在载人航天中，围绕着航天员的选拔、生活、训练、身体状态的检测评估和对各种极端环境的适应与工作能力就形成了航天医学工程。

(1) 航天重力生理学与航天细胞分子生物学

航天重力生理学研究航天飞行中影响航天员健康的医学问题，应用有关重力的基本概念、基本理论研究失重和超重的基本概念、生理系统对重力变化的适应和再适应过程，超重和失重对动物和人体各生理系统的影响机理和防护措施。

航天细胞分子生物学主要研究中长期航天活动中空间环境因素(微重力、辐射等)导致的有机体生理、病理变化，着重从细胞和分子水平研究其变化发生的规律及内在机制，有针对性地研究、制定相应对抗防护措施。同时，根据空间飞行任务的特殊环境条件，建立一系列灵敏、简便的检测与分析技术，实现空间飞行中航天员生理、生化变化的实时动态监测。

(2) 航天环境医学与航天工效学

航天环境医学主要研究人类在空间生活和工作所需创建的人工环境和环境质量评价;各种有害环境因素作用于机体所产生的效应和机制;航天有害环境因素的监测和防护方法。这就使航天环境医学具有应用和应用基础研究、医学工程相结合以及多学科专业相结合的特点。其主要任务是开展航天环境有害因素(低压缺氧、舱内污染物、高低温、振动、噪声、电离辐射和非电离辐射等)的人体效应及其防护研究, 制定环境医学标准, 提出舱内环境工程设计的医学要求,开展医学评价。

航天工效学涉及航天员、载人航天器、空间飞行环境三个系统中的问题,是开展航天研究必不可少的重要研究领域。它不但包括人的生理、心理和医学研究,还包括系统工程设计、环境、通信、数学等领域的研究。隔绝、幽闭、枯燥的工作环境以及对航天员高效能的工作要求,使得航天员在太空的压力更大,同时风险也更大。随着任务时间的延长,对乘员技术援助和故障诊断能力的要求也随之提高,这种工作条件也要求人机协同工作更安全高效。减少压力即减少风险,减少风险即提高安全性,采用这种方法加强任务策划无疑能进一步提高航天员的工作效率和生产力。

(3) 航天员选拔训练、航天员心理学

现代载人航天是人和自动化系统的有机结合。为消除和减弱这些不利影响,就要对航天员进行严格的选拔和训练。选拔除了一般性选拔、医学选拔、心理学选拔外,突出的是利用医学工程技术和设备对特殊环境因素的耐受性选拔。主要包括心肺功能检查,进行立位耐力和运动负荷试验,观察心肺功能的生理生化指标,选用最佳心肺功能者;前庭功能检查,采用转椅、秋千或灌耳等方法,选出前庭植物神经反应稳定性佳者;超重耐力检查,采用人体离心机作正向和横向超重耐力的检查;失重飞行检查,以飞机作抛物线飞行,选出对失重反应良好的人;低压缺氧耐力检查,在低压舱内筛选,排除缺氧耐力差和低压敏感者以及易晕厥者,振动耐力检查,在一定强度的震动和噪声环境中,排除对振动和噪声过于敏感者;隔绝环境适应性检查,以此评价个体在异常环境而又无外界因素刺激下的适应和相互合作的能力等。在此基础上,利用现代生物医学工程方法与专家评定相结合,对候选人进行综合评定。

航天心理学研究在空中和宇宙飞行条件下人的心理活动特点。航天任务具有高风险、高压力特点,不同任务阶段对航天员产生不同的压力,需要航天员以不同的心理状态与之相适应。然而,这种随任务、情境灵活调整心理状态的能力既受个体神经类型的制约,更受后天获得经验的影响。除了对航天员进行心理选拔外,通过何种方法能使航天员在巨大的压力面前将心理紧张度降到适度范围之内,在特定的场合展示出由里到外的自信,需要对航天员进行心理调适能力训练,包括“心理能量控制训练”和“心理放松训练”。以完成不同情境条件下有效心理调适方法和提高航天员心理稳定性和适应能力，形成了航天员心理学。

(4) 环境控制与生命保障系统技术

环境控制与生命保障系统技术是载人航天工程中最具有“载人”特征的关键技术之一，也是载人航天的标志性技术，直接关系到航天员的生命安全。它包括空间环境因素、环控生保系统的功能组成、载人航天生命保障系统的设计基础、供气调压分系统、座舱大气再生与污染控制、温湿度控制分系统、水管理技术、废物管理系统、火情探测与灭火系统、航天服系统以及生物生命保障系统等。

(5) 航天服工程

航天服涉及机械、纺织、化工、测控通信、人机工效、热、电等诸多领域，是“集人类科技之大成的服装”。航天服是穿在航天员身上的环境控制与生命保障系统。航天服按功能可分为舱内航天服和舱外航天服。舱内航天服也称应急航天服，当载人航天器座舱发生泄漏或压力突然降低时，航天员及时穿上它，接通舱内与之配套的供氧、供气系统，服装内就会立即充压供气，并能提供一定的温度保障和通信功能。航天员一般在航天器上升、变轨、降落等易发生事故的阶段穿上舱内航天服，而在正常飞行中则不需要穿着。舱外航天服比舱内航天服要复杂得多，是航天员出舱进入宇宙空间进行活动的保障和支持系统。它不仅需要具备独立的生命保障和工作能力，包括极端热环境的防护和人体平衡控制、氧气供应和压力控制、服内微环境的通风净化、测控与通信保障、电源供应、航天员视觉防护与保障等，而且还需具有良好活动性能的关节系统以及在主要系统故障情况下的应急供氧系统。

(6) 航天环境模拟试验及飞行训练仿真技术

航天环境模拟试验技术主要是通过在地面建立模拟空间和飞行动力学环境的设备设施为航天员选拔训练和医学实验及工程产品可靠性试验的独特技术平台和技术保障。在载人航天的实践中，航天员系统通过等效再现原理、环境参数模拟、环境效应模拟、数字仿真模拟等技术，建立了载人航天人工大气环境、空间环境、飞船动力学环境、失重环境等系列地基模拟技术。同时，研制了乘员舱大气环境模拟设备、载人空间环境模拟设备、载人超重环境模拟设备、中性浮力模拟设备和载人振动与冲击模拟设备等载人航天环境模拟设备，为航天医学工程研究以及相关产品的研制提供了有效的保障，对促进航天医学工程研究、提高载人航天器可靠性和确保航天员安全发挥了重要作用。

(7) 航天营养与食品工程

研究航天因素特别是失重对航天员消化吸收功能的影响，根据空间飞行的时间确定各类营养物质的需求，制定营养素供给量标准和饮食制度，研制适合航天员需要的航天食品和饮用水。

(8) 航天生物医学监测工程

对航天员进行医学监督，设计与研制相应的舱载医学健康监测设备，包括航天医学信息采集技术、处理技术、储存技术、显示技术和分析技术，要求具有极高的可靠性，能够经受各种环境的考验。

2）航空生物医学工程

航空医学工程是伴随航空医学诞生的。航空医学是研究人在大气层飞行时，外界环境因素(低压、缺氧、宇宙辐射等)及飞行因素(超重、失重等)对人体生理和心理影响的规律、机理，以及相应防护措施的科学。因此，航空医学工程是研究和解决航空特殊环境因素对乘员的影响，保障乘员身体健康，提高劳动效率，保证飞行安全，避免伤亡和选训驾驶员等有关医学工程问题的综合性学科。可理解为航空医学工程是研究航空条件下人-机-环境相互适应的科学，也可理解为在航空领域中将生命科学的原理和方法与工程科学的原理和方法相结合，用于认识生命运动规律，发展相应的设计和装备。

(1) 飞行员的选拔、健康鉴定与健康评估

高性能战斗机对飞行员身体素质提出了更高的要求。高性能战斗机飞行时载荷高，且持续时间长，对飞行员的心血管储备能力和反射与适应状态提出了严峻挑战。高角加速度，特别是与持续高过载联合作用，对飞行员前庭功能、空间定向能力和植物神经功能状态提出了更高的要求，据统计 4～10%的军事飞行作业失误是由空间定向障碍所致。高度复杂的座舱仪表信息、夜间及复杂气象条件下的飞行对飞行员的特殊视觉功能提出了新的要求。“三全”(全天候、全天时、全方位)和“两长”(续航时间长、作战半径长)的飞行特点对飞行员的飞行耐力和体能也提出了更高要求。

高性能战机具有的高认知负荷对飞行员心理、智能和人格特征提出了较高要求；高强度和高耐力的飞行任务对飞行员的情绪管理、放松训练和表象训练提出了新的要求；飞行中的应激状态更是对飞行员的身心状况和调节提出了更高要求。

根据航空的特点，研究制定相关的程序、标准和针对性的技术与装备，包括飞行员选拔程序、标准与技术装备，飞行员健康测评及指标体系与技术装备(用于当前状态的分析与评价)，飞行员健康预测及指标体系与技术装备(用于健康未来走向的预测)，飞行员健康预警及指标体系与技术装备(用于健康风险的分层警示)。

主要的健康检测与监测技术包括生理信号检测技术、心理健康测量技术、身心负荷状态检测技术、健康风险因子检测评估技术(物理因子、化学因子、生物因子、不良心理因子等)。

(2) 航空人机工效学

航空工效学的任务是以航空心理学、环境生理学、人体测量学和生物力学等学科为基础，研究如何实现飞行员-飞机-环境系统最优化，使飞行员能够安全、高效、舒适地工作。英国学者提出的 SHEL 模型对航空工效学的研究范围做了全面概

括。主要包括人—硬件、人—软件、人—环境和人—人。人—硬件界面是人—机界面的近义词，在此界面上有许多要解决的工效学问题。例如，显示器和控制器的设计要适合人的信息加工特点等。人—软件界面主要包括系统中的无形部分，如作业步骤、操作手册、显示符号、计算机程序、屏幕菜单等。人—环境界面问题最早被人们认识，主要涉及缺氧、低气压和加速度等环境因素对人体的影响及防护措施。人—人界面主要解决机组成员协作、团队中人格交互作用、领导者与被领导者关系、教学关系等。我们认为，SHEL 模型概括的是广义航空工效学的范围，狭义的航空工效学主要研究人—硬件、人—软件两个界面有关的问题。

(3) 飞行特殊环境状态因素对人体的影响及其生理限度和防护对策

飞行员在高空高速飞行中会遇到气压变化、缺氧、高低温、辐射、毒物、噪声、振动、加速度、冲击及紧张的飞行劳动负荷的挑战。因此，既要研究人体对高性能战斗机飞行环境负荷的生理反应特点，确定可能引起机体生理功能障碍、危及生命安全的耐限水平，又要研究探讨各种飞行负荷因素对人工作能力的影响，寻找生命保障的途径。特别关注的有以下两个方面：第一，飞行员抗过载技术研究，就是在飞行过程中，飞行员的身体必须承受的巨大加速度。这些或正或负的加速度通常叫过载，以 G(一个地球表面的重力加速度)的倍数来度量。过载分为正过载和负过载。正过载是在加速度的情况下，离心力从头部施加到脚，血液被推向身体下部分。在正过载的情况下，如果飞行员的肌肉结构不能很好地调整，大脑就得不到适当的血液补充，易产生称为灰视或黑视的视觉问题，如压力持续，最终可导致飞行员昏迷。负过载，指飞行员在负加速度下飞行时(如倒飞)，血液上升到头部，颅内压力增加，会产生不舒服甚至痛苦的感觉。高性能战斗机具有很高的机动性能，在飞行中产生的最大过载高达＋9G，持续时间 15～45 秒。正过载导致意识丧失发生率增多，对飞行安全构成严重威胁。高过载的防护技术中，抗荷装备的研究十分重要，如采用预充气大流量抗荷调压器、伺服抗荷调压器和脉动式抗荷服、均匀压力抗荷服等。第二，飞行员跳伞的高速弹射装备的生理耐限及设计研究，人能承受的弹射速度极限，气流吹袭对人体的损伤及防护等问题。还有一人—椅系统在高速度下的稳定问题：人—椅系统在高速弹射时往往是围绕三轴向的复杂转动，作用时间不到 1 秒，角速度—时间曲线、角加速度—时间曲线非常复杂。人—椅系统的高速旋转会导致人脑的损伤，而弥漫性轴索损伤又是其最主高速气流吹袭的防护问题。气流吹袭是在弹射击发后迅速作用于人体的，可导致人体头颈部、胸腹部损伤及四肢伤。

(4) 飞机座舱设备和飞行防护救生系统设计

弹射救生的最终目的是在飞机处于不可挽回状态下拯救飞行员的生命。军事航空的实践证明，高性能的弹射救生防护装备可使飞行员在训练和战斗中充分发挥飞机的效能。飞行员弹射救生的成功，可保持飞行员的数量，也能有力地鼓舞飞行部队的士气。弹射救生防护装备与空军的战斗力是密切相关的。

低空不利姿态下的安全救生问题为了赢得低空救生时间，现今越来越多的弹射救生系统采用了穿盖弹射技术，即在座椅上安装破盖器、穿盖器和微型爆破索系统，弹射时将舱盖玻璃冲破，为飞行员弹射离机清理出通道。穿盖弹射带来的人体损伤包括人椅系统撞击舱盖时冲击力使人体脊柱 z 轴向过载增加，可能会导致椎骨骨折；舱盖可能撞击人体的头、肩、膝等突出部位，产生直接撞击伤；玻璃碎片可能击伤或划伤人体。

3）航海生物医学工程

航海医学是现代特种医学的一个重要分支，是航海事业的重要组成部分，是研究航海条件下出现的各种特殊医学问题的一门综合性边缘学科，是建立在基础医学、预防医学和临床医学的基本理论与方法原则基础上，有针对性地把有关理论与技术在海上、密闭环境和水下作业条件加以运用与发展。由于航海医学的特殊性，使得航海医学的主要研究内容必须使用交叉学科，由此诞生了航海生物医学工程这一特种生物医学工程学科分支。因此，航海生物医学工程的定义是将生物医学工程的原理和技术用于海上、密闭环境和水下作业条件下的人体的生物医学保障和相应科学问题的研究与应用。

(1) 船舶装备人机环境系统工程、人机工效学

人—船—环境系统工程学研究的对象是人、船、环境系统。系统中的人是作为工作主体的船员，船包括机器、设备、计算机等，是指人控制的对象总称，环境是指人、船(机)共处的特定条件。人—船—环境系统工程把人、船、环境看作一个系统中的要素，通过三者之间的信息传递、处理、控制和反馈，形成一个相互关联的系统。

从系统总体出发，运用系统工程方法，研究相互间的最优组合，充分发挥人的效率，提高机器的效能，保证船员的安全和健康，使该系统具有安全、高效和经济的综合效能。同时，将船员的生理和心理作用，同人—船—环境系统中的许多因素相关。研究的主要问题是：

① 人的因素。目的是使船员在人—船—环境系统中发挥其能力，保护其功能，挖掘其潜在能力，创造适应船员生理和心理需求的仪表及其最佳使用条件，使脑力和体力实现低消耗和高效率。需要人体测量技术、船员工作能力及其测试技术、船员工作负荷综合评价技术、船员选拔与训练的内容和方法研究。

② 人—船(机)关系。要使船员充分了解船(机)的性质与工作状态，将船员的操作意图、方式传给船，又使船上设施和设备适应人的操作、工作和生活，实施有效的人船匹配和人船交往 。

③ 人—环境关系。环境对船员有直接影响，这种影响有一定的耐受限值，如

果超过耐受限值就会对船员产生危害和不安全，研究各种环境因素和容许限值及防治措施是一个重要的研究课题。需创造良好的工作环境条件(包括舱室的温湿度、空气成份、噪声、振动、摇荡、照明、色彩和放射性)与生活环境条件(包括居住舱的卫生、膳食、文体和医疗设施，以及照明、色彩、空气成分、噪声和振动)。

(2) 高气压、潜水生物医学工程

高气压、水下环境给人员带来特殊问题的研究。减压病的危险因素及其治疗新方法主要探讨潜水减压病的自然史和减少减压病风险性的新方法；减压病分子生物学机制；常规潜水、饱和潜水、常压潜水、援潜救生技术、水下环境生理病理学、医学保障和潜水疾病防治的研究，以及潜水脱险装具配套的研制等。常规潜水主要包括减压理论、缩短减压时间；潜水装具应向标准化、通用化、系列化发展，进一步完善各类加压治疗表。饱和潜水方面着重研究如何确保安全减压、克服高压神经综合症、解决长期高压暴露对机体造成的不良影响。常压潜水及遥控潜水器尽管不能完全代替常规潜水和饱和潜水，但随着机械手和遥控技术的发展，以及生命支持系统的不断完善，必将在深海潜水作业中发挥更大的作用。

(3) 海上急救医学工程

平时会发生大量的海难事故，导致人员伤亡。战时大量高技术武器的运用，武器的命中率和杀伤力提高，会造成大量舰船损毁和人员落水、伤亡。因此，围绕海上医学急救的医学工程技术与装备是非常重要的。海上医学工程的研究包括落水人员和伤员的搜索寻找，如人员和伤员落水显示与信息发射、接收系统，落水人员呼吸、免呛、保温、漂浮等，主要目的是尽快发现落水人员和伤员；落水人员和伤员捞救、伤情分类及伤员信息系统，主要目的是对发现的落水人员和伤员紧急捞救，迅速检测、发现、判断伤情并输入伤员信息系统以便对伤情快速与后方取得联系，方便后方迅速确定救治方案；刚救起伤员的紧急医疗救护，有些伤病员如不进行紧急救治会有生命危险，如溺水、冻僵、失血过多等，目的是争取保住生命；伤员海上运送换乘技术装备，目的是在保障伤员不再次损伤的基础上进行救护运送装备的换乘；救护医院船、救护直升机及其实施装备紧急医疗救护技术装备，如伤员生命体征和伤情的监测报警、呼吸建立与支持、输血输氧、急救手术等。

参考文献

陈善广. 2007. 航天医学工程理论与实践. 中国工程科学，9(9)：30～34

陈善广. 2008. 中国航天医学工程学发展与展望. 航天医学与医学工程，21(3)：157～166

褚新奇，方旭东. 2010. 航海医学新进展. 解放军医学杂志，35(8)：909～911

汉瑞娟. 2007. 战伤急救器材的研究现状. 中国误诊学杂志，7(4)：689～691

李述为，高梅国，傅雄军，等 . 2006. 雷达穿墙检测呼吸和心跳的信号分析 . 仪器仪表学报，

27(6):1633～1635
柳松杨.2002.弹射救生防护的进展.航空军医,30(1)1:29～31
吕传禄,陈伯华,甘辉亮.2011.国外海军人员噪声防护研究情况介绍.人民军医,54(1):18,19
孟宪林,张海永,林红吉.2004.美军的战场搜索与救援.中国个体防护装备,3:30～32
沈军.2008.用于灾后救援的微型声波生命探测系统.成都理工大学硕士学位论文
石国安,商文忠,张哈.2008.生命探测中的红外技术.红外,29(11):12～16
宋伟,刘谋友,杨余富,等.2012.北斗卫星导航系统在卫勤保障中的应用探讨.医疗卫生装备,133(2):17～19
陶永华.2010.海军医学研究中人因素研究.人民军医,53(7):483,484
王辉,武国成,刘保钢,等.1998.航空工效学研究进展.中华航空航天医学杂志,9(3):180～183
王书伟,张晗,张鸣.2008.人体生命信息探测系统中的传感器技术.红外,29(12):24～26
邬小军,汪陈应,刘志,等.2011.基于北斗卫星定位的伤员搜救与后送、远程医疗系统.医疗卫生装备,32(12):9～12
肖忠源.2009.分布式微型音频生命探测系统的研制.成都理工大学硕士学位论文
杨成民.2010.血液代用品研究进展与输血医学.中国输血杂志,23(增刊):3,4
杨英选,宋立霞,张锦龙,等.2011.战伤一线救治新理论与新技术及其发展趋势.临床军医杂志,39(5):1019～1022
姚振静,高韬,张军,等.2011.震后生命探测技术研究综述.传感器与微系统,30(12):8～10
孟兆辉,白净.2006.穿戴式技术在远程医疗领域的进展及应用.世界医疗器械,12(1):49～51
张向阳,张音,刁天喜.2011.新军事变革对军事航空医学的影响及对策研究,西南国防医药,21(8):909,910
张杨,焦腾,荆西京,等.2010.生物雷达技术的研究现状与新进展.信息化研究,10:6～10,13
朱爱军,胡宾鑫,赵云,等.2004.声光一体生命搜索定位探测仪设计与实现.计算机工程与应用,(4):198～200
Han J,Nguyen C. 2007. Development of a tunable muhiband UWB radar sensor and its applications to subsur face sensing. IEEE Sensors Journal,7(1):51～58
Hawkins F N. 1995. Human Factors in Flight(2nd ed). Hants: Avebury Aviation

第六章　生物医学工程研究前沿介绍

生物医学工程是一个发展非常迅速的学科,20 世纪末到 21 世纪初生命科学凸显了其重要性,所以牵引并推动着生物医学工程不断快速深入发展。本章将从人体参数与状态、新的医学成像技术、新的物理治疗与调理技术、组织工程与器官培育等几个方面简单介绍。

6.1　人体信息与状态研究

人体生理信息的检测已经广泛应用于临床及健康检查评估的各个领域。随着生命科学与医学的发展,现有的生理信息检测技术已经不能适应某些特殊场合对生命信息检测的需求,也不适应利用这些信息对人体状态调控的需求,所以出现了一些新的动态。

1. 生物电磁源特性的研究

生命过程中必然产生电磁场。这不是一个新的问题,多年来有不同学者从不同角度进行探索,但是这方面研究进展不明显。1950 年德国 voll 研究发现人体有"电磁场"并分布在每个细胞内外之间,其振荡频率很低,可从皮肤测出人体"电磁场"的变化。他发现测量人身上"电磁场"变化的路线图与两千年前中国人绘制的"经络图"几乎一样,于是他发明了"傅尔电针",但完整性不足,其系统仪器操作的人为误差较大,至今一直未能突破,褒贬不一。

生物电磁是生命的一种表征,50 多年前中国医科大学有位年轻的助教,在《场导论》里阐述了生物电磁场的存在、作用,以此达到对生命活动的控制。他认为一切生物体在其生命过程中都会发射电磁波,即电磁场,或称生物场。生物场载有生物体生命活动的信息并能被周围的生物所接收。从此,他一直全身心地投入这个崭新的领域进行研究。这位助教现在是俄罗斯两院院士,俄籍华人学者、科学家、发明家姜堪政,因为他在这个领域作出的重大贡献,俄罗斯给了他很高荣誉,以他的名字建了一所大学。他的研究认为不论是植物、动物或人体,凡是活着的生物体,每时每刻都在发射微波波段的电磁波,只不过功率太微小(微瓦水平),仅相当于一个手电筒灯泡发出的能量的几百万分之一,所以长时期没有被人发现。

姜堪政认为生物电磁场的能量强度越大,对周围的其他生物作用越明显,为了增强生物电磁场的能量强度,提高对人体或动植物的作用效果。他发明了接收、反射、传递生物微波的装置，称为场导舱。场导舱实际上是一个铜制锥形大舱，内壁抛光后镀上黄金，像镜子一样明亮。在进行场导时，人和植物幼苗分别位于场导舱内的两个对应的聚焦区，互不接触，植物幼苗发出的电磁波经过场导舱内壁反射后将能量聚焦到人体，人体只能接受舱内植物幼苗发出的生物电磁波的作用。通过实验表明，人在场导舱内受到植物幼苗发射的生物电磁波辐射后，有助于红细胞功能的发挥，促进机体新陈代谢，增加青春活力，提高性功能，增强免疫力，对神经系统、消化道系统和股骨头坏死等疑难病症都有着显著疗效，对人体有一定的返老还青作用。经过来自多个国家的700多人体实验，参加实验的人平均生理年龄年轻了5～10岁，经过一次植物信息治疗的有效率为92%，显著效果疗效达48%以上。生物发出的电磁波和人为的电磁波是不一样的。生命是一个有机体，生命内部的协调性决定了生物电磁频谱中各频率不是孤立存在着的，而是有机结合在一起的，充满了生命的智慧，携带着丰富的生物信息。姜堪政认为，人体衰老是由于人的某些基因失去活力，植物幼苗发出的生物电磁波携带有年轻的生物信息，可以激活这些失去活力的基因，产生返老还青的作用。生物电磁波能使基因变异？微弱的生物电磁波也可以在一定条件下使周围的生物发生变异，从而改变被作用生物的外表特征。1961年，姜堪政将几十个鸡蛋放进保温箱，鸭子在远离鸡蛋的另一个箱内透过微波透视镜照射鸡蛋21天后，刚孵化出来的小鸡明显地长着扁嘴和鸭蹼。这是一项改变遗传基因的发现，更是对传统遗传学的重大挑战，姜堪政还曾使用了鸡雏做试验，使自己与鸡雏处于场导双向互相作用之中，鸡雏给了他返老还青的效果，他对鸡雏也起了变异作用：鸡雏身上长出的不是羽毛，而像是动物的毛。场导仓实验如图6-1所示。

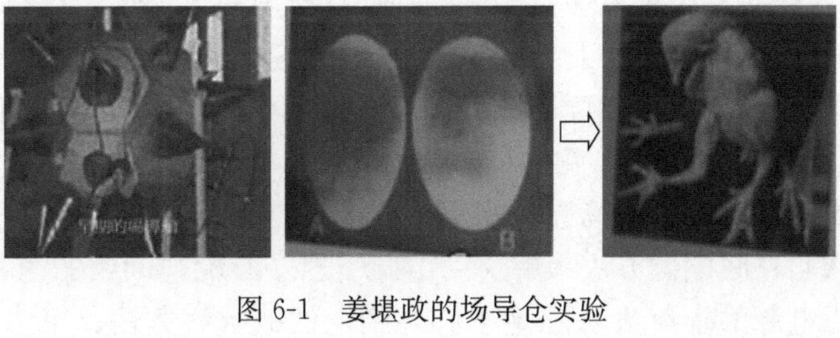

图6-1　姜堪政的场导仓实验

姜堪政的研究虽然有重要发现，但是在国际范围内并没有更多深入的研究，因此还需要更深入、更广泛的研究。

2. 生物电逆问题研究

发现并描述显示生物电，利用生物电检测评估人体的生理状态是生物医学工程的重大贡献。如何进一步挖掘生物电信息的作用，诞生了生物电逆问题的研究。

1) 心电的逆问题

在心电研究中,主要可以分为正问题和逆问题,两者是一对互逆的因果关系。心电图正问题是指从心电源分布(因)出发,计算体表电位分布(果),主要用于探索理解心脏状态和心脏疾病发生机制,以及不同心脏疾病在体表上的表现。心电图逆问题是指从体表电位分布来推断心脏的状态,因此临床医生应用的心电图诊断其实质就是一种心电逆问题的求解过程,只不过是一种基于经验知识的定性诊断。心电图逆问题的研究是实现理论研究到临床应用的关键,但是依然有很多心脏疾病的机制和体表信号表现不是很清楚。新的心脏疾病和心脏治疗手段的出现对心电诊断提出了更高的要求,单纯通过体表信号的经验分析已经不能满足临床应用的需求。例如,射频消融手术是目前临床用于治疗心率失常的重要手段之一,但是准确消融点的确定非常困难,临床手术时在 X 射线下通过试验的方法选择消融点,时间较长,而且有可能引发心脏创伤。虽然目前出现了几种心脏电生理成像技术用于显示心脏内部的电生理信息,但这些方法都是有创的成像手段。现代心脏疾病精确诊断和治疗的发展,对心电逆问题的研究提出了新的需求,即根据体表电位的分布、人体的几何形状以及躯干容积导体的电磁特性、通过数学物理的方法求得心脏电活动的定量解。目前,无创心电图逆问题研究主要可以分为两种。

(1) 直接通过逆问题求解算法由体表信号重建出心脏的电生理信息

这里的心脏电生理信息由心脏的等效源表示。心电功能成像(electro cardiographic imaging,ECGI)是其主要组成部分,其中基于 CT 图像建立个体的容积导体模型,然后从体表电位出发通过心电图逆问题计算得到心脏电生理信息的等效源分布,如心外膜电位和兴奋时序图等。这种心电逆问题存在主要问题,第一个是它不存在数学上的唯一解,只要心脏兴奋区域确定不了,心电源是不可能被唯一确定的,因为某封闭面内的心电源在其外部产生的心电场可能与等效单层或双层场源在该表面本身产生的心电场极为相似。这个困难可以通过等效心电源来解决,也可以通过求心外膜电位方法来解决。由此引出了心电逆问题的两种主要解法,即基于等效心电源的求解方法和基于心外膜电位的求解方法。第二个是病态特性,也就是解的不稳定性。哪怕输入有极小的噪声或扰动,其解就振荡得很厉害,参数越多(心电源搞得复杂其病态特性越严重)病态特性需要通过正则化技术解决,对心电源加上许多空间或时间约束。

(2) 基于虚拟心脏模型参数解的心电逆问题研究

首先基于虚拟心脏模型仿真出大量体表心电信号数据对应于心脏的不同电生理状态,建立预诊断模块;然后根据体表测量到的心电信号在预诊断模块中选择最接近的虚拟心脏模型参数。在这个虚拟心脏参数模型基础上,根据实测的心电信号修正这个模型，最终找出对应的虚拟心脏参数。这些参数对应于实测心电信号的心脏状态。基于虚拟心脏模型参数解的心电图逆问题实质上是把逆问题的求解转化为正问题的仿真，这样可以避免逆问题求解的难点，但需要大量的仿真结果和参数最优选择。

2）脑电的逆问题

自从发现人脑电图后，脑电就在临床中得到了应用，但其研究模式一直没有大的突破。20 世纪后期随着计算机、信息处理方法及计算电磁学等的应用，给脑电的研究带来了新的活力。脑电正逆问题的研究成为脑电领域一个基本而重要的分支。它们从不同的方向研究脑电活动源和头皮电位之间的关系。脑电正问题是由给定脑电活动源的分布正向求解头皮电位。脑电逆问题是由头皮观测电位去反演脑电活动源的信息。脑电逆问题引起广泛关注是因为一切脑电的诊断最终都是求解逆问题。基于头皮电位的测量数据反向推断脑电活动源的特性具有重要的科学意义和临床应用价值，逆问题的研究有助于脑部疾病的定位，在认知科学中是研究高级神经活动的有效手段。

为研究脑电逆问题，提出了偶极子源假说，把头皮电位等效地看成由脑内一个或几个偶极子源产生，通过非线性优化方法确定这些等效偶极子的位置、方向和强度参数，使其产生的头皮电位分布能与实际测得的头皮电位最佳匹配。

脑电逆问题在理论上有两个难点。一个难点在于解的非唯一性，即可以有无数位于体内源分布的解对应于给定的体外场分布，由此体内的电流分布不能由体外电磁场唯一确定，从而定位问题本质上是不适定的。另一个难点在于病态特性，也就是解的不稳定性，即使输入极小的噪声或扰动都会引起解的振荡。这种病态趋势随解的参量数目增加而上升，即脑电源搞得越复杂其病态特性越严重。通常仅提高数据准确性是难以克服这些不适定性的，必须在求解逆问题时对源的结构及解空间作用限制与约束，使病态问题适定化，得到在一定范围内合理的唯一解。

偶极子源定位的研究包括头模型、正问题算法和逆问题求解。

从目前完成的大部分工作来看，头模型研究使用的多是球模型，最简单的是均匀球模型，即把头看成各向同性、电导率均匀的介质球。这种模型会产生较大的定位误差，这是由于颅骨的低电导率，不仅削弱了头皮电位的强度，而且使头皮电位变模糊。多层同心球模型的使用使定位准确性显著提高。常用的三层同心球模型，头被看做是三个同心球，分别代表头皮、颅骨和大脑皮层，又称之为 SSB(scalp-skull brain)头模型。利用该模型从头皮电位估计脑内人工放置电流源的位置，证实如果恰当地选取各层的电导率，估计出的偶极子位置与从 X 射线图像中得到的实际电极位置非常接近。但球形头模型有两个缺点：实际头并非球形；颅骨电导率也不是均匀的。最近第四军医大学研究得到了人活性颅骨非均匀电导率和真实形状的三层头模型。

3）正逆问题算法

脑电正问题是由给定脑电活动源的分布正向求解头皮电位，大脑兴奋在其周围产生的电场可近似为准静态电场（位移电流可忽略），可用泊松方程和拉普拉斯方程来描述。使用球模型时能获得解析解，而真实头模型只能获得数值解。

脑电逆问题则是由头皮观测电位去反演脑电活动源的信息。多年以来，人们尝试各种可能的数学手段来求解脑电逆问题。主要有两种途径：一是偶极子源定位方法；二是成像方法。

（1）源的等效偶极子定位研究

偶极子源定位方法的目的就是寻找产生头皮脑电的等效偶极子源。大脑一个小区域的活动可以看做是一个等效电流偶极子源，由这些区域产生的头皮脑电包含了关于这个等效偶极子源的位置和大小信息，这个偶极子最终能够提供它所代表的脑组织的活动信息。

常用的模型有：瞬时状态偶极子模型，这实际上是一种空间模型，每隔一定的时间间隔取出各导联数据求出等效偶极子，以进行偶极子跟踪；时空—空间偶极子模型，取一段时间的观测记录，又可分为移动偶极子、位置固定偶极子和位置与方向固定偶极子三类；权重最小化方法中运用的三维网格模型，Marqui 等提出的三维网格模型，把 10 000 个网格均匀分布在头内，每个网格点上有 3 个正交的单位强度偶极子源，通过不断减少最低电流密度区域的网格点的权重，来寻找最高电流密度区域。这种模型不必预先假定出偶极子源的数目，但病态特性较重。使用较多的算法有非线性最小二乘法、全局优化算法、子空间分解算法。

（2）皮层成像技术

皮层成像技术是由 Sidman 等提出的一种新方法，通过在一个各向同性的球模型中设置一个半球形偶极子层，产生内部调和函数，并由此函数重建皮层表面电位分布。Sidman 采用的头模型由两个同心半球组成，外侧半球代表大脑皮层（其电位是重建的），内侧半球代表偶极子层，排列有 160 个径向偶极子。

在皮层电位的逆问题中，主要是求解形如 $U=AV$ 的矩阵方程，U 和 V 分别表示头皮信号矢量和等效分布源矢量；A 是传递矩阵。传统的最小二乘方法是使 $|AV-U|^2$ 最小。由于该方程难得稳定解，必须通过正则化方法获得方程的近似解。皮层成像中常用的正则化方法有奇异值分解（singular value decomposition，SVD）、截断奇异值分解（truncated SVD，TSVD）和零阶 Tikhonov 正则化。

3. 新的医学测量方式研究

1）无负荷医学测量

生理信号的测量最易受医学基础与临床接受的是无创测量，又称为非侵入式测量或间接测量，其重要特征是测量的探测部分不侵入机体，不造成机体创伤，通常在体外，尤其是在体表间接测量人体的生理和生化参数。这种无创测量大都是使用与人体紧密接触的电极、传感器，使被测对象在有负荷（形体、心理）状态下进行。这种测量在较短时间内对被测者不会有影响，但是对于一些需要长时间监测的特殊人群，如飞行员等却不适用，需要发展无负荷的无创检测监测技术。无电极无负荷的测量人体心脏、呼吸和体动是芬兰的 Turku 大学和 Helsinki 大学在 20 世纪 80 年代初开始研究的。1981 年，Alihanka 等利用静电荷灵敏床垫（static charge sensitive bed，SCSB）原理记录心脏活动、呼吸和体动等生理信号，实现了无负荷的长时间记录人体生理信号。其方法是让病人像平时睡觉一样，睡到特制的床垫上，通过人体与床垫的接触来测量心率、呼吸等运动信号。其原理是病人躺在有 SCSB 垫的普通病床上，身体的各种变化（包括心脏的跳动）可以引起活性层中静电荷分布的变化，这些静电荷的分布变化可使两侧大面板的电压改变，记录两端电压的变化可以反映心冲击图、呼吸、翻身体等生理信号。

1995 年，北京空军医学研究所的航空医学专家设计制作了充气式微动灵敏床垫（micro movement-sensitive mattress，MMSM），测量人体心搏和呼吸对气床垫的压力变化来测量心冲击图、呼吸、心率和翻身等体动信号，如图 6-2 和图 6-3 所示。整个床垫测量、互相校正信号，能准确地测量每次心跳的心动周期。为非脑电方法进行睡眠分期提供了准确的信号，利用该床垫可以进行睡眠时心率变异性分析和自主神经功能评定及对有高血压倾向的人进行常年的监测，并可辅助诊断睡眠呼吸暂停综合症。其原理是人体的每个微小的动作（心搏、呼吸、体动）都可引起 MMSM 气囊中气体压力的改变，通过压力传感器转化为电信号，用计算机记录放大滤波。床垫分别记录人体头、胸部、腹部和下肢的动作信号，更加全面地反映人体各部位的动作，并减少互相的影响。同时，可以用各个区域的信号互相校正，准确地确定每搏心跳和每次呼吸的时间，减少测量时的干扰。

该系统只要求被测者躺在特制的床垫上就寝，无需电极、连线以及医务人员预先的处理，通过压力传感器将人在卧床时的任何微小的变动，包括心脏跳动信号记录下来。系统使监测睡眠的过程更趋于自然，因而也更可靠，更有说服力。具有不影响自然睡眠、可靠性较好、自动分析、同时检测分析多床位等优点，有利于将睡眠监测普及到更广阔的人群，也有助于拓展与睡眠有关的生理和医学研究，在睡眠医学日益受到重视的今天，具有很大的应用潜力。特别适用于常规、长期或

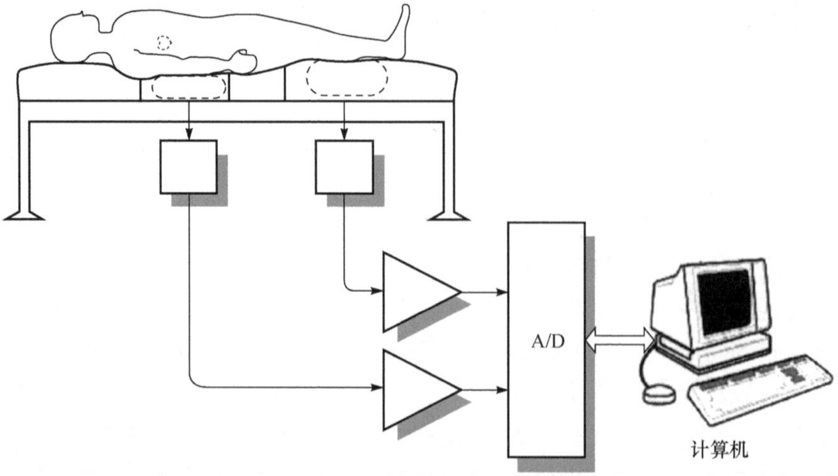

图 6-2 睡眠床垫结构示意图

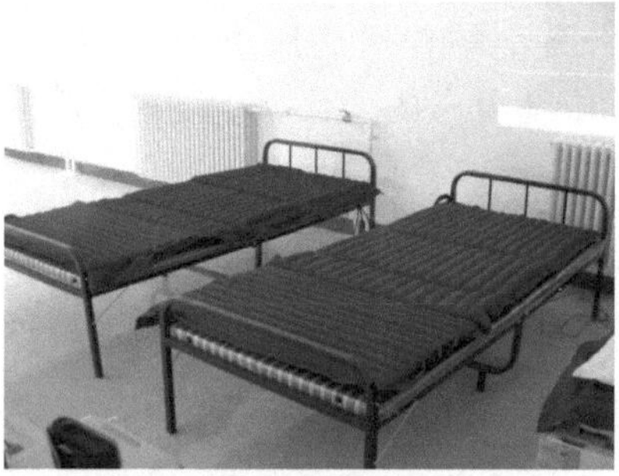

图 6-3 睡眠床垫实物

集体睡眠监测，如用于监测执行特殊任务人群（如飞行员、火车司机、运动员等）的睡眠质量。

可穿戴式生理参数监测也是一种低负荷的监测方式，包括可穿戴背心（胸围、腹围变化和心搏动），有腰带的内裤（心电、呼吸、体温、运动量、加速度值等），如图 6-4 所示。此外，还有手表式监测等。

无负荷生理测量还是一个较新的领域，存在一定困难，但确实是生理参数测量进一步发展的一个重要方面，包括血氧饱和度、每搏心动周期、心电的心率变异性、体位信息等。

2）非接触生命信息探测

随着科技的发展，人类在对抗重大自然灾害造成的伤亡方面有了更多的技术可以选择。为了及时发现压埋在各种废墟中的生命，非接触生命信息探测技术发

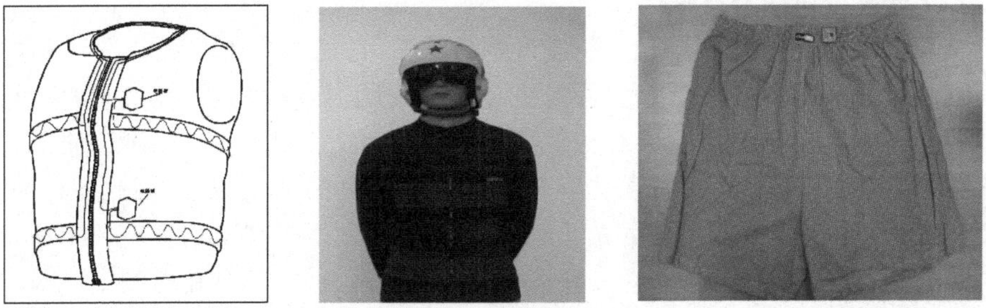

图 6-4　可穿戴检测技术

展起来。由于种种原因这些非接触探测技术的精度还不能用于准确的生理测量，目前主要用于应急救援的生命探测中。生命探测技术是各种灾害和突发事件紧急救援的关键。根据探测原理的不同，可分为红外生命探测技术、光学生命探测技术、音频生命探测技术和雷达生命探测技术。根据探测信息产生源，该技术又可分为无源生命探测和有源生命探测两种。无源生命探测是对人体自身发出的信息（人的声音、身体转动、心脏跳动或呼吸产生的振动、辐射的能量）进行被动式探测，如光学生命探测技术、声波振动生命探测技术、红外生命探测技术。有源生命探测是通过向探测对象主动发射某种形式的能量，接受被测对象对该能量信息的调制（生命体的呼吸、心跳、脉搏），分析反射回来的信息判断是否存在生命，如雷达生命探测技术。

（1）热红外生命探测技术

该技术的主要原理是根据任何物体只要温度在绝对零度以上都会产生红外辐射，人体也是天然的红外辐射源，利用人体的红外辐射特性与周围环境的红外辐射特性不同的原理，以成像的方式把生命体目标与周围环境分开。所有物体都会辐射出红外线，这个辐射量与该物体的温度有关，大致是温度高辐射量就大，因此反过来，哪里红外线辐射大就说明该处温度高，根据这个关系，就可以大致推测出哪里有生命存在。人体的红外辐射能量较集中的中心波长为 9.4μm，人体皮肤的红外辐射范围为 3～50μm，其中 8～14μm 占全部人体辐射能量的 46%，这个波长是设计人体红外探测仪的重要技术参数。红外生命探测仪能经受救援现场的恶劣条件，可在震后的浓烟、大火和黑暗的环境中搜寻生命。红外生命探测仪探测出生命体的热量，光学系统将接收到的人体热辐射能量聚焦在红外传感器上后转变成电信号，处理后经监视器显示红外热像图，从而帮助救援人员确定遇难者的位置。

红外生命探测装置可对黑暗、浓烟环境进行搜索，且具有夜视功能，可以帮助救援人员快速、准确地探测到被埋在废墟内或隐藏在尘雾后面的生命体。但该类型生命探测装置不能穿透障碍物，要求现场有孔洞、裂缝等才能将探头伸入观察到内部的情况，在应急救援工作的应用中受到一定的限制。

（2）光学生命探测技术

光学生命探测仪是利用光反射进行生命探测，它集声音和视频图像于一体，主要通过高清晰红外（自主式微光）摄像头与高灵敏度声音探测器，通过废墟堆积层中的空隙或专用钻机钻孔将光纤传感器伸入到被困人员附近，可探测废墟下人员声音和视频图像，能够准确发现被困人员，其深度可达几十米以上，因此被誉为“蛇眼”。光学生命探测装置主要由光源组件、微光探头、耳机和微型麦克风组成。微光探头由球像面成像物镜、光学校正镜、图像传感器组成，耳机和微型麦克风均集成在探头上，通过可变长杆体内导线把音视频信号传送到监视器。

光学生命探测技术的优势是通过废墟堆积层中的空隙或专用钻机钻孔，深入到被困人员附近，能确定生命体的位置和生存状态。缺点是灾害现场往往无电、黑暗，而光学技术在低照度条件下成像质量不高，因此限制了光学生命探测装置的应用。

（3）音频生命探测技术

音频生命探测仪应用了声波及震动波的原理，采用先进的微电子处理器和声音/振动传感器，进行全方位的振动信息收集，可探测以空气为载体的各种声波和以其他媒体为载体的振动，并将非目标的噪声和其他背景干扰过滤，进而迅速确定被困者的位置。这样，它通过探测地下微弱的诸如被困者呻吟、呼喊、爬动、敲打等产生的音频声波和振动波，就可以判断生命是否存在。

声波振动生命探测技术通过检测和分析生命体的移动、敲击和呼叫等信号，确定生命体的位置。但是，由于声波振动波要通过废墟传播到位于地面的重力加速度传感器，信号衰减较大，且在地震灾害现场环境嘈杂，幸存者发出的信号微弱，所以很难确定探测信号的有效性和有效信号源的位置。

（4）雷达生命探测技术

雷达生命探测主要基于多普勒原理。当雷达波穿透一定障碍物而遇到人体时，反射的回波信号被人体生命活动（如呼吸、心跳等）引起的微动所调制，使得回波信号的一些参数发生改变。我们把回波信号适当处理，就能从中提取出与人体相关的生命特征信息，从而在不接触人体的情况下，探测出在废墟、瓦砾、建筑物下是否有活的生命体存在。这是一种理论相对成熟的探测技术，可穿透砖墙、混凝土废墟等，无需传感器接触生命体，可在远距离内探测到生命体的特征信号。非接触生命探测雷达示意如图 6-5 所示。常用的雷达生命探测技术分为连续波雷达生命探测和超宽带雷达生命探测。

连续波雷达生命探测是指连续波雷达发射的微波束照射生命体，生命体反射的回波被生命活动引起的微动调制，使回波信号的某些参数发生改变，利用合适的信号处理技术提取生命体的参数信号。目前应用在生命探测领域的连续波雷达主要是非调制单频和调频连续波雷达。

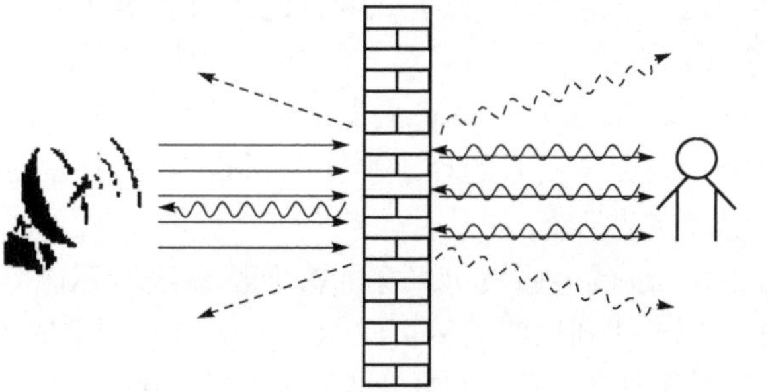

图 6-5　非接触生命探测雷达原理示意图

超宽谱生物雷达检测人体的生命参数与连续波的原理不同，当脉冲形式的微波束照射人体，由于人体生命运动(呼吸、肠蠕动等)的存在，使得被人体反射后的回波脉冲序列的重复周期发生变化，而回波脉冲信号的重复周期与人体生命的运动速度和频率有关。如果对该脉冲序列(携带有与被测人体生命运动相关的信息)进行解调、积分、放大、滤波，送入计算机进行数据处理和分析，就可以得到与被测人体生命体征相关的参数。

雷达生命探测技术具有穿透力强、作用距离精确、抗干扰能力强、探测灵敏度高等优点，且不易受到温度、湿度、噪声、现场地形等因素的影响。但雷达生命探测技术仍存在探测灵敏度不够、距离短、多目标识别与定位能力差等问题。

(5) 静电场原理探测

静电场探测是利用人体本身存在的静电场和两个极性相反的静电场之间存在吸引力的原理来探测的。探人器主要由一个模块化的天线阵列构成，包括反射器、引向器和放大器。它建立一个与拟探测目标类似的静电场，操作手与装置构成回路，并作为接地的导体，采用放大器的目的是提高探测灵敏度，增加探测距离。

使用时，操作手持装置指向可疑方向，并对四周扫描。当扫描到人体信号时，该装置的定向天线"拉着"操作手手中的装置指向静电场最强的方向。这个方向就是人存在的方向。关于这方面的报道很少，只有美国有过简单报道。美国宾夕法尼亚州立大学应用研究实验室和弗吉尼亚州的比尔沃堡等进行了实验和演示。实验表明，它的探测距离与遮蔽物性质及操作手的变动有关，当被探测人员在遮蔽物如墙壁后面时，探测距离仅比无遮蔽物时降低 10～20%。由于每个人产生的静电场不同，因此不同的操作手，其探测效果也会略有差别。

(6) 超低频电磁能探测

超低频电磁能探测心脏跳动产生的超低频电磁能，采用被动式的，并且不会被任何目前已知的系统干扰。该装置中的偏振滤波器可以滤除这种小型手持式装置的其他杂乱信号，使其只对环绕着活人的全方位 360°发出的非均匀超低频电脉冲有反应。在动物园进行的实验表明,这种装置能区分人和灵长目动物产生的低频信号,可以透过金属门、沙地和深水确定人的准确位置。这种技术也是最早由美国披露的。美国 1997 年“部队防护设备展览会”上华盛顿绝缘材料实验室生产的“生命卫士”装置能在无混杂信号的环境中探测到 500m 范围的敌人。

(7) 热像仪生命探测系统

波长为 1.35～1mm 的电磁波可以穿透普通红外线所不能穿透的墙壁等障碍物。热像仪生命探测系统利用照相平板印刷技术将普通的半导体材料砷化镓制作成饼状分类结构,使电子只能在每层砷化镓的封闭空间内运动,可以俘获障碍物后的人物或物体,当发出的亚毫米波过于微弱时,还可以主动发射电磁波,通过物体反射进行成像探测。2004 年俄罗斯国立大学研制成功了一种亚毫米波热像仪,其他鲜见报道。

4. 脑电信号应用的新延伸——脑机接口

1929 年,德国精神病学家佰格发现脑电(electro encephalo gram, EEG)信号,从此脑电就广泛应用到了临床神经紊乱评估、实验室脑功能研究和脑病治疗可行性的研究。在这以后,人们曾设想利用脑电来解释人的思维和意图,从而直接利用大脑活动和外部设备进行通信和控制,而不需要经过外围的神经和肌肉。由于脑电自身分辨率和可靠性的原因,以及第一代脑—机接口很低的通信能力,这一研究一直未得到重视。最近 30 多年来,由于临床基础研究的长期积累,脑电信号的组成,包括各种节律和诱发电位,在大脑上的位置和机制以及它们与大脑具体功能的关系逐渐明晰,加上计算与信息技术的高速发展和不再昂贵的计算机软硬件支持,因此用人脑思维意识控制机器研究提到了日程,定义为脑机接口,脑机接口技术的研究在国际上引起了高度的重视,并取得了显著的发展。脑机接口如图 6-6 所示。

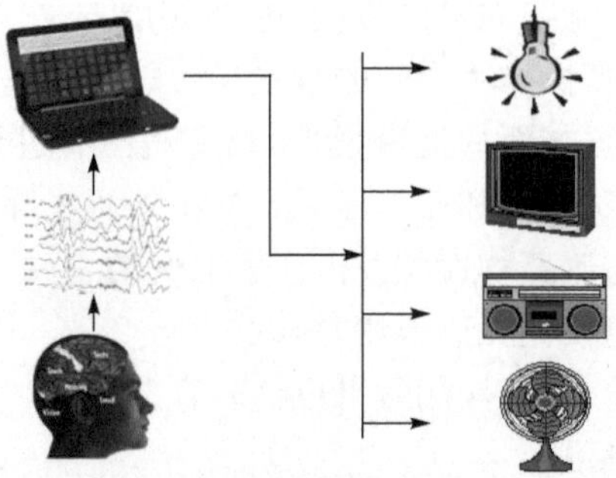

图 6-6　脑机接口示意图

脑机接口的研究具有重要意义。系统的一个重要用途是为思维正常但有运动障碍的人(如肌萎缩性脊髓侧索硬化患者、严重脊髓损伤或完全瘫痪的人)提供与外部环境进行交流和控制的途径。脑机接口技术的研究、开发和应用将是对康复医学技术的显著拓展。脑机接口还能应用到军事和娱乐领域,以及为人们提供无需体力操作的新的人机交互通信方式,大大扩展人类控制外界交流信息的能力。适合于特殊环境下,当不便采用传统控制方式时,用脑电控制外界设备。此外,脑机接口技术的研究和开发过程有助于对大脑认知模式、信息流程和控制方式的深入理解,也为读解大脑思维模式和意识形成机制提供了崭新的研究渠道和方法,是人类对脑电活动规律不断认知的过程。

神经科学的研究表明,在大脑产生动作意识之后和动作执行之前,或者受试主体受到外界刺激之后,其神经系统的电活动会发生相应的改变。神经电活动的这种变化可以通过一定的手段检测出来,并作为即将发生的特征信号。通过对这些特征信号进行分类识别,分辨出引发脑电变化的动作意图,再用计算机语言进行编程把人的思维活动转变成命令信号驱动外部设备,实现在没有肌肉和外围神经直接参与的情况下人脑对外部环境的控制,这就是脑机接口的基本工作原理。

(1) 基本组成

① 信号采集。受试者头部戴一个电极帽,采集脑电信号,并传送给放大器,信号一般需放大 10 000 倍左右,经过预处理,包括信号的滤波和 A/D 转换,最后转化为数字信号存储于计算机中。

② 信号分析。利用独立分量分析(ICA)、主分量分析(PCA)、快速傅里叶变换(FFT)、小波分析等方法,从经过预处理的脑电信号中提取与受试者意图相关的特定特征量(如频率变化、幅度变化等);特征量提取后交给分类器进行分类,分类器的输出即作为控制器的输入。

③ 控制器。将已分类的信号转换为实际的动作,如在显示器上的光标移动、机械手运动、字母输入、控制轮椅、开电视等。

④ 反馈部分。能让受试者清楚自己的思维产生的控制结果,帮助受试者根据这个结果来自主调整脑电信号,以达到预期目标。

(2) 基本分类

脑电接口系统没有固定模式,有多种分类方式。

按照信号获取的方式可分为有创伤系统和无创伤系统两种。有创伤系统需要将电极放置于大脑内部,采集大脑内部的电信号,此法更精确,但有一定创伤风险。目前绝大多数脑电接口系统为无创伤系统,无需手术,只需在受试者戴上电极帽来记录脑电信号,没有创伤风险。

按照信号控制的方式不同可分为同步系统和异步系统。同步系统要求受试者必须在特定的时间产生特定的思维意识,这样便于信号分析,目前大多数脑电接口系统属于同步系统,一般用于初始阶段。异步脑电接口系统则不限定受试者何时产生特定的思维意识，系统自动判定并完成相应的控制，受试者可以随心所欲通过思维来完成对外界的控制。真正实用的脑电接口系统是异步系统。

根据信号处理的实时性可分为在线系统和离线系统。在线脑机接口系统中，信号采样、处理、分析和控制都是实时实现的，同时给受试者反馈，大多数脑机接口系统是在线系统。离线脑机接口系统实时记录脑电数据，离线分析这些数据，一般来说离线脑机接口系统只用来评估测试和抽取特征量。

根据所用脑电信号的不同可分为基于 P300 的脑机接口、基于慢皮层电位(SCP)的脑机接口、基于视觉诱发电位(VEP)的脑电接口、基于事件相关电位(ERP)的脑电接口等。

目前的脑机接口系统大多是在线的、同步的无创伤系统。

(3) 脑机接口研究中采用脑电信号的类型

① P300。P300 是一种事件相关电位，其峰值大约出现在事件发生后 300ms，相关事件发生的概率越小，引起的 P300 越显著。

② 视觉诱发电位。视觉器官受到光或图形刺激后，在大脑特定部位所记录的 EEG 电位变化，称之为视觉诱发电位。

③ 事件相关同步或去同步电位。单边的肢体运动或想象运动，对侧脑区产生事件相关去同步电位，同侧脑区产生事件相关同步电位。

④ 皮层慢电位。皮层慢电位是皮层电位的变化，持续时间为几百毫秒到几秒，实验者通过反馈训练学习，可以自主控制其幅度产生正向或负向偏移。

⑤ 自发脑电信号。在不同的意识状态下，脑电中的不同节律呈现出各异的活动状态。按照所在频段的不同分类，一般采用希腊字母(α、β、γ、δ、θ)来表示不同的自发脑电信号节律。例如，α 节律在 8～13Hz 频段，而 β 节律则在 13～22Hz 频段。采用以上几种脑电信号作为脑机接口输入信号，具有各自的特点和局限。P300 和视觉诱发电位都属于诱发电位，不需要进行训练，其信号检测和处理方法较简单且正确率较高，不足之处是需要额外的刺激装置提供刺激，并且依赖于人的某种知觉(如视觉)。其他几类信号的优点是可以不依赖外部刺激产生，但需要大量的特殊训练。

(4) 训练与反馈

与其他研究不同的是脑机接口研究不仅要解决技术层面的问题，即如何更好地采集、处理和分类脑电信号，而且要研究如何训练使用者的问题。因为脑电信号的产生者是人，而不是机器，他(她)的一举一动都可能会对实验产生影响，因此脑电接口实验中对受试者的训练也是值得关注的。

如何对受试者进行训练，也就是说，我们用什么实验方案。不同的脑电接口系统采用不同的实验方案。一般来讲，方案几个阶段，每个阶段又分成若干小节，每一小节大概持续几分钟，每个方案可能会持续半个小时到几个小时。某些脑机接口系统基于事件诱发电位，如 P300 或视觉诱发电位，并不需要训练，受试者按照指示就能启动实验。通常为了实验能够顺利开展，在初次实验前，对受试者都要进行训练，只是时间长短而已。训练的时间和过程因脑机接口系统和受试者而异。在某些脑机接口系统中，用户必须了解如何自主调节自身的脑电信号幅度，这时训练是必不可少的，而且训练时间可能会很长；在基于模式识别的脑机接口系统中，训练侧重于获得相应的参数；在基于操作条件方法的脑机接口系统中，可能需要受试者反复训练，可能长达数月才能达到预计的效果。

目前，大多数脑机接口系统是需要反馈的，最常见的反馈形式是光标控制，受试者把光标移到指定目标位置，只能使用上/下或左/右两组命令。一开始，光标在屏幕中央，每一节以光标碰到目标位置或相反位置结束。当碰到目标位置，光标会闪烁说明成功，这种反馈能够加强受试者用意念操作光标的信心。光标控制提供的反馈是持续性反馈，受试者能够亲眼看到自己意念驱动光标移动，如方向不对可以及时调整。

在脑机接口系统中，特别是基于操作条件的脑机接口系统中，反馈是必要的，受试者需要知道哪种意念能够移动光标朝哪个方向运动，反馈既有好处也有负面影响。好处是首先可以激励持续性实验的动力（看不到结果的实验令人沮丧，不断看到自己能用意念操纵光标朝目的地移动无疑是一种巨大的激励）。其次吸引受试者的注意力（不断有进展，会使受试者倍感兴趣，注意力不易分散）。第三提供反馈给信号处理模块，增强系统的稳定性和准确性。反馈有时也有负面作用，反馈可能会引起意念"不纯"，使受试者产生实验以外的意念，从而使采集的脑电信号并不仅仅反映实验的内容。另外，反馈结果可能对受试者脑电信号有影响，如光标移动中，正确的移动会使受试者加快移动速度；错误的移动会使受试者泄气，两者都会对脑电信号产生影响。

（5）目前研究存在问题

脑机接口是一门新兴的研究领域，作为一门交叉学科，涉及计算机科学、神经科学、心理认知科学、生物医学工程、数学、信号处理、临床医学、自动控制等多个领域。脑机接口仍有大量的问题尚待解决，目前主要存在以下问题。

① 速度太慢。从整体性能上看，大多数信息传输率在 20bit/min 以下，对于一些实际应用还太慢。

② 稳定性不高。系统稳定性随研究方法、受试者和控制系统的不同变化较大，缺乏自适应能力。

③ 缺乏统一标准。目前尚无统一的脑机接口基础理论框架，兼容性较差。

④ 实用性不强。目前的脑机接口系统大多都是在特定的实验室环境下设计，真正在日常生活环境下的应用极少；脑机接口装置的制作费用一般都很昂贵。这些都使得脑机接口系统的实际应用受到限制。

⑤ 采样信号缺乏具体意义。很难把脑电信号类型与心理意识活动直接联系起来。

⑥ 没有统一信号处理方法。信号处理方法是目前脑机接口研究的重点，由于百家争鸣也造成研究方法的多样性，特征提取方法和分类方法没有统一的标准，没有任何一种信号处理方法能够为所有脑机接口研究者采纳。

⑦ 反馈的必需性。要不要反馈，如何反馈目前仍有争议。一方面，反馈提高了系统的准确性和稳定性，另一方面，反馈也给整个系统带来额外的负荷，可能会降低信息传输率，同时也给受试者带来操作上的困难。

⑧ 训练的必要性。目前对要不要训练及采取何种训练尚有不同观点，有些脑机接口系统还需要较长时间的训练过程，需要受试者掌握改变自身脑电变化的技巧，需要耗费大量的时间和精力，容易产生疲惫和反感。

⑨ 难以持续性工作。目前大多数脑机接口系统都只是在特定范围内工作，系统的连续工作能力受到了限制，受试者难以在实验中实时"观察"自己所有的意识。

⑩ 个体差异造成的影响大。由于每个人的思维方式、行为习惯等都不完全一样，需要针对每一类人设计不同的实验参数和训练方法。即使是同一个人，由于他(她)的注意力、身体状况、心理状况、情绪态度、操作适用性、目的性等的改变，也可能会改变实验参数，造成已设计好的脑机接口装置可能无法继续使用。

(6) 应用前景

由于脑机接口系统可以不依赖于外部肌肉和神经就可以实现人机交互，因此有着极为广阔的应用前景。在医学领域中，脑机接口可以帮助肢体障碍患者提高他们的生活质量。在医学以外的其他领域，还有特殊环境作业，如军事、航天航空、特殊危险环境、电子游戏、生物身份识别等。

6.2　新的医学成像技术研究

如前所述，20 世纪发明的 XCT、MRI、ECT(PET)、超声等医学成像技术，极大地提高了医学诊断的水平，已经成为现代医学诊断的主要检查手段。但是这些医学成像技术并不能完全满足某些重大疾病需要观察其动态发展变化的临床诊断的需求。从进一步提高临床诊断水平的需求的角度，需要能对病情发展变化进行监测的新型成像技术。从对疾病的治疗靶点及治疗作用分子过程的深入了解角度，需要新的成像技术。从适应医学由以疾病为中心向以健康为中心转变的发展需求看，需要一批能适用于健康状态的监测与评估、适宜的新型成像技术。因此，生物医学成像研究的主要趋势是一方面着力研究改进现有成像技术，另一方面开展新的医学成像原理和适宜医学成像技术研究。在这种背景下，各种新的成像技术研究非常活跃。

1. 分子成像技术

现在的 CT、MRI、B 超等技术已经充分满足了观察解剖结构的要求。许多错综复杂的临床问题已经不能用单纯的解剖结构变化来解释。需要可以观察人体内分子水平的变化，从分子水平展示正常及病变组织的结构和功能变化信息，可进行细胞和分子水平上生物进程的体内描述和测量。美国 Weissleder 于 1999 年首先提出分子成像的概念，它是用影像学的方法在活体的条件下反映细胞和分子水平的变化，可以实时、无创地获得系统信息。

1) 基本原理

分子成像是指通过把分子和细胞生物学探针与现代成像技术（如 SPECT、PET、PET-CT、NMR 等）结合，对活体生物或人体内的分子或细胞事件（如细胞内信号传导、血管生成、细胞凋亡和肿瘤生成等）进行实时和非侵入式（无损伤）的成像技术。分子成像技术的特点是检测和观察人体内部的某种特定的分子。

(1) 分子探针

在大多数情况下，分子影像技术是选择某一种分子从体外注入体内，它们在人体内部参与生理活动，并且和体内细胞中另一种特定的分子结合。这种体外注入分子的作用就是到人体内部参与生理活动，并且探查人体内部某种特定的分子称为分子探针。

为了分子探针能够起到示踪的作用，使得在体外能够探测到分子探针在体内的分布情况，有时在分子成像技术中使用放射性核素来标记分子探针。也就是，通过某中技术把放射性核素和分子探针结合起来，使分子探针带上特殊的标记物可以在体外测量这些标记物发射的射线，进而对分子进行成像。分子探针需满足相应条件：即相对分子质量足够小，与靶点具有高度特异性与亲和力；能反映活体内靶生物分子的水平；能穿透生理屏障、顺利到达目的地；不引起机体明显的免疫排斥反应；能保持生物安全性、相对稳定的状态和快速的血液清除率。

(2) 探测成像技术

① 核探测方法（PET、SPECT 等）。用放射性核素标记分子探针并进行分子成像，该方法探测灵敏度高（仪器探测体内少量分子的能力）。

② 核磁共振方法（MRS 等）。基于 BOLD 原理的 fMRI 测量的是血氧水平情况，缺乏特定化学分子的特异性。核磁共振波谱测量的是化合物分子情况的改变引起的化学位移，具有分子特异性。

③ 光学方法（红外透照技术、红外热图等）。光学成像方法一般利用近红外光作为光源，测量从体内穿出的光，可以了解近红外光在体内的传播情况。波谱分布可以反映体内分子的情况。

④ 超声分子成像是基于特定声学特性的声学活动的充气微泡(超声造影剂)。在声场中,微泡体积的张缩产生与人体组织不同的非线性振动,从而产生特有的血池和血管造影信号,由于灵敏度高,使其能够用于超声分子成像。

2）分子成像的主要研究

(1) 核医学分子显像

在分子影像学发展的初期阶段,分子影像主要是核医学显像。核医学分子显像的基本原理是通过注射放射性核素标记物,利用成像设备对活体显像,可以无创地在分子水平监测体内细胞功能及代谢。其显像模式主要分为直接显像和间接显像。直接显像主要为代谢显像,通常采用具有靶特异性的探针,如利用 18F-FDG 显示靶器官的葡萄糖代谢、核素标记人工合成反义寡核苷酸显示肿瘤等。间接显像主要为核素报告基因显像。根据报告基因产物性质,核素报告基因显像系统可以分为如下几类。

① 酶与底物系统,报告基因表达产物为一种具有生物活性的酶,该酶可与相应的底物发生反应,借助底物携带的放射性核素进行显像。采用最多的是以单纯疱疹病毒 I 型胸苷激酶基因。

② 受体与配体系统,以跨膜受体基因作为报告基因,以同类配体作为放射性探针,根据受体与配体的特异性结合原理,利用核素标记的该受体特异性配体进行受体显像,从而监测受体基因的表达部位和水平。

③ 转运体与底物系统,如以钠/碘同向转运体基因为报告基因,以 131I 或其同位素标记的高锝酸盐为标记探针。

④ 金属结合肽与氧代锝酸盐系统,金属结合肽蛋白的 C 末端具有连续的双甘氨酰半胱氨酸结构,可通过半胱氨酸残基和巯基稳定地结合氧代锝酸盐进行显像,因此编码这类金属结合肽的基因可用于监测治疗基因的表达。

⑤ 抗原与抗体系统,以抗原或抗原表位作为报告基因,以特定抗体或抗体部分片段作为报告探针,也可用于监测治疗基因的表达。

PET 在分子影像学研究中占据着极其重要的地位,其灵敏度是 SPECT 的 100～1000 倍,可应用生理性示踪剂(如 N、O、C、8F 等)获得较高分辨率的图像。

(2) 磁共振分子成像

此技术是将特异性分子探针与靶分子或细胞结合,通过敏感、快速、高分辨率的成像序列,特异地标识出靶结构,以达到对病灶的定性和定量诊断。目前,磁共振分子成像包括磁共振成像和磁共振波谱等技术,主要应用于临床前研究,少数试用于临床,包括凋亡显像、肿瘤血管生成、神经递质递送和干细胞移植检测等。

磁共振分子成像的关键在于分子探针的选用，常用的有阴性造影剂和阳性造影剂。

(3) 光学分子成像

光学分子成像学是利用生物自发光、荧光蛋白或荧光染料在分子和细胞层面上对在体的特定生物过程进行定性和定量研究。光学分子成像技术的分子探针主要是小分子对比剂，如纳米颗粒、纳米壳和量子点等。探测技术主要包括荧光分子断层成像和生物发光成像，也有一些其他光学成像技术，如近红外荧光成像、光学相干断层成像、光声断层成像及弥散光学断层成像等。荧光分子断层成像是采用荧光报告基因(绿色荧光蛋白或红色荧光蛋白)进行标记，然后通过激光激发荧光基团到达高能量状态，从而产生发射光。生物发光成像是由荧光素酶基因标记后的体内靶分子与外源性注入的特异性底物结合，通过反应产生发光现象来观测靶分子。通过生物发光技术，可以无创性观测活体内特定基因的表达、感染性疾病发展过程、肿瘤的生长及转移等生物学过程。

光学分子成像技术对肿瘤微小转移灶的检测敏感性较高，对于肿瘤学的研究有广阔的应用前景，此外还可以对活体内肿瘤生长状况和分布进行跟踪，快速评估各种治疗方法的疗效和预后。光学成像有相对较高的敏感性，但其分辨力低、穿透力弱，大多用于表浅成像，以基础研究为主，应用于临床还需要探索和改进。

(4) 超声分子成像

超声分子探针按构成可分为微泡型对比造影剂和非微泡型对比造影剂，主要是亚微粒和纳米颗粒，为液态或固态的胶体，大小在 10～1000 BITI 之间。大部分的非微泡型对比造影剂由于其本身的声学特性而不能被探测到。

超声分子成像是一种易于使用的廉价技术，相比于其他影像技术，具有普及广、成本低、敏感性高、时间分辨率高的优点。随着分子生物学和造影剂的进展，研究人员已经使用超声检测血管内皮细胞和其他血管内靶点标记分子的表达的变化。此外，在临床前研究中，超声分子成像显示出可以用于评估血管生成、炎症和血栓的能力。通过微泡型对比造影剂的发展，超声分子成像和处理信号的能力将得到大幅度提高。

(5) X 射线分子成像

主要是以 CT 为主，根据高原子序数(碘、金、铋、钛)的特性作为对比造影剂，利用包含分子探针的原子来有效吸收 X 射线，通过不同组织间的电子密度和衰减系数的区别进行显像。

该方法存在的局限性是非特异性以及肾脏清除率快，而且高原子序数多为金属原子，有潜在的生物毒性。随着研究的深人和纳米分子探针的发展，金纳米粒子和纳米 K 技术得到了学者们的关注。虽然 X 射线分子成像技术在不断发展，但是由于其成像原理的特点，相比其他分子影像学技术，应用领域有限。

(6) 多模式融合分子成像研究前景

多模式融合分子成像是利用两种或两种以上成像对同一物体进行成像，集合不同成像模式的优点对获得的信息进行补充，已经成为分子成像的必然趋势。已出现了这种联合方式，能够提供更多信息用于临床。PET 和 MRI 的融合，未来可能成为最具挑战性的分子影像设备。

现在已经推出 PET-CT、PET-MRI、MRI 与 DOT、荧光断层成像与 PET 等多显像系统相结合的成像技术。其中，PET-MRI 可以兼顾解剖和功能两方面，能够为临床前期和临床工作提供更多重要信息。现在已有 PET-MRI 用于小动物成像和临床。

2. 生物电阻抗成像

生物电阻抗成像技术(biological electrical impedance imaging，BEII)是继形态、结构成像之后的新一代更为有效的无损伤功能成像技术，是医学成像技术的一个新方向，是当今生物医学工程学的重要研究课题之一。其基本原理是根据人体内不同组织具有不同的电阻抗特性，同一组织在不同的生理、病理状态下电阻抗特性也不相同的生物物理基础，通过各种方法给人体施加小的安全驱动电流(电压)，在体外测量响应电压(电流)信号以重建人体内部的电阻率分布或变化的图像。

1978 年，美国报道的"阻抗相机"是国际上最早进行的生物阻抗成像研究。1983 年，英国 Sheffield 大学 Barber 和 Brown 领导的小组开始了电阻抗断层成像研究。由于电阻抗成像技术不使用核素或射线，对人体无害，且可以多次测量、重复使用、成像速度快、具有功能成像等特点，加之成本低廉，不要求特殊的工作环境等，其作为一种潜在的理想并具有诱人应用前景的无损伤医学成像技术，迅速成为研究热点。国内外已有几十个小组从事这方面研究。有关 BEII 的研究已经形成了 6 个分支。

1) 电阻抗断层成像(electrical impedance tomography，EIT)

(1) 基本原理

将电极排列在目标的某一层面周围，轮流通过一对电极施加安全的电激励(通过被成像目标周围的电极注入交变电流或电压)，并同步多次测量体表边界上的电压或电流(采用多驱动电极和测量电极结构实现四电极阻抗测量)，利用图像重构算法对解调后得到的变换阻抗数据进行重构，形成电阻抗断层图像。成像原理如图 6-7 所示。

电阻抗断层成像分为静态电阻抗断层成像和动态电阻抗断层成像。静态电阻抗断层成像是以电阻(电导)率分布的绝对值为成像目标。动态电阻抗断层成像是

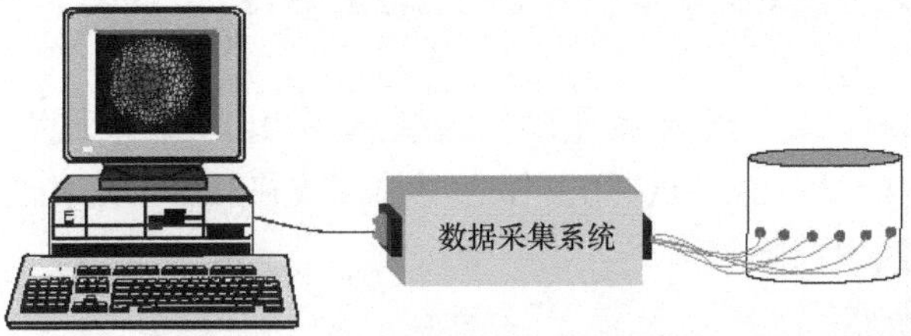

图 6-7　电阻抗断层成像原理示意图

以电阻(电导)率分布的相对值为成像目标。由于静态电阻抗断层成像对数据的精确程度要求比较严格、重构算法也需要较长时间,所以和动态电阻抗断层成像相比发展的进程要慢,现在还没有重要突破,而动态电阻抗断层成像由于利用差分成像可以减小系统误差,目前已经取得了一些突破。这里以介绍动态电阻抗断层成像为主。

(2) 主要研究内容

电阻抗断层成像系统由硬件系统与算法软件系统组成。硬件系统中除了数据采集系统外,激励测量模式是电阻抗成像中的一个特殊问题,所以单独介绍。

① 激励测量模式。

驱动测量模式给被测对象施电激励,以此决定所测量到信号的动态范围、独立测量数、边界电压对测量对象内部阻抗变化的敏感性和抗噪性能。

目前研究主要有 4 种,如图 6-8 所示。

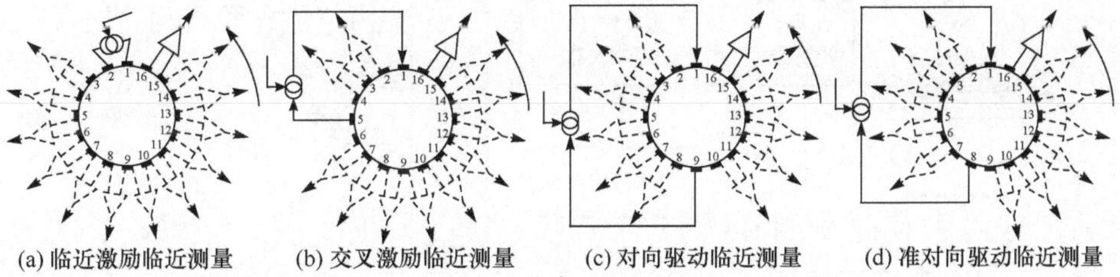

图 6-8　四种驱动模式

临近激励临近测量,16 个电极可得到 16×13=208 个电压测量值,其中 104 个是独立测量值。

交叉激励临近测量,16 个电极可得到 16×12=192 个电压测量值,其中 96 个是独立测量值。

对向驱动临近测量,16 个电极可得到 8×12=96 个电压测量值,其中 48 个是独立测量值。

准对向驱动临近测量,16 个电极可得到 16×12=192 个电压测量值,其中 104 个是独立测量值。

经过研究，认为准对向驱动模式除动态范围略大于对向驱动外，其余指标均为最高。总体而言，对向驱动性能与准对向模式接近，优于其余两种模式。交叉驱动法虽然对处于目标边缘的电阻率扰动较为敏感，但其对发生于目标中心区域的扰动的识别能力较弱，因而不宜选用。邻近驱动模式在几乎所有指标中均为最低，其动态范围过大，抗噪性能和边界电压的变化量远小于其余模式。

② 数据采集系统。

数据采集系统是电阻抗断层成像研究中的关键问题之一，考虑到人体内部(中心部位)的微小阻抗变化和靠近体表部位阻抗变化引起的被测边界电压差的动态范围会非常大，同时不同位置相同大小的电阻率变化导致的边界电压差的相对变化量也明显降低。对数据采集系统的要求也相应增高，一方面要有更高的精度，另一方面为减小动态范围增大的影响，系统应具有增益调整环节以便能使小信号放大到足够大。因此，数据采集系统设计应考虑：工作频率，以中低频为主，兼顾多频成像要求；工作目标，以 16 电极二维脑成像数据采集为主，兼顾腹部成像及脑部一维数据采集的需要，并可通过多路开关扩展成适用于二维 32 电极或三维成像的数据采集；采集速度，根据成像目标的不同，确定相应的数据采集速度；采集精度，相对满量程的精度必须能满足最小成像目标的要求；共模抑制比，通带范围内应保证所需要的共模抑制比。

数据采集系统一般结构如图 6-9 所示。

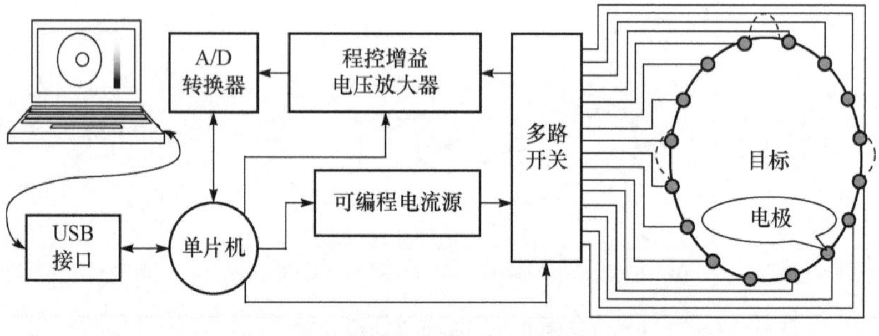

图 6-9　电阻抗成像数据采集系统原理框图

③ 图像重构算法。

关于电阻抗动态图像重构算法有很多研究，等电位线反投影算法、敏感矩阵法、谱展开法、层剥算法、直接重构算法等。从重构算法的回顾上看，不管是经典的扰动法、牛顿-拉夫逊算法、敏感性算法，还是最新提出的 D-bar 算法、Level-set 算法等，大多基于理想化的仿真模型进行求解，对于符合其模型的仿真数据，重构效果非常好，而对于实测人体数据则表现不尽如人意，鲜有相关应用结果报道。总的来说，目前算法研究多以仿真为主，缺少能实际应用的算法。反投影法由于其重构稳定性好、实现简单，虽然成像质量较差，但仍然是目前能应用于动物或人体实验研究的重构算法。

等电位线反投影算法，起源于计算机辅助断层成像的反投影重构思想。等位线反投影法只需一步计算，实现简单、速度快、抗噪性强，但由于缺少严格的理论推导，误差较大。反投影法在成像方面的主要不足体现在空间分辨率低，定位能力差，拖尾状伪影较大。从反投影图像上只能通过简单的象限判断大致的阻抗变化区域，影响临床医生对电阻抗断层成像的判读，特别是对病变具体位置的判断。有必要研究一种分辨率更好的，同时适合临床动态监护的成像算法。第四军医大学研究组根据最小二乘思想，研究了自适应阻尼最小二乘法，可以满足实际应用基本要求。该算法可以首先从病人的结构图像（如 CT 图像）中提取边界，进行自适应剖分，得到包含位置信息的有限元重构模型。在采集的电阻抗断层成像数据中进行自动噪声分析，获得自适应最优的正则化参数，然后进行实时重构。还可以将重构的图像与 CT 图像进行融合显示，获得融合的图像。

④ 物理模型及实验研究。

电阻抗断层成像研究在具备基本的数据采集与算法平台以后，必须进行物理模型成像实验，一般的成像采用的是简单水槽实验，如图 6-10 所示。但是，对于颅脑电阻抗断层成像，简单的水槽模型不能满足要求，有相应的水槽模型，如图 6-11 所示。

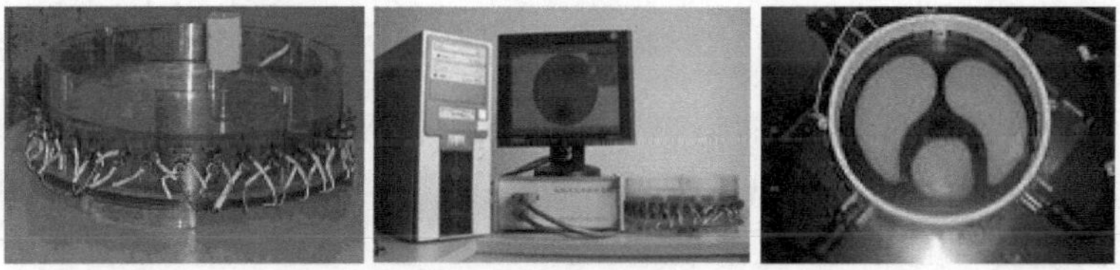

图 6-10　一般电阻抗断层成像用的水槽模型

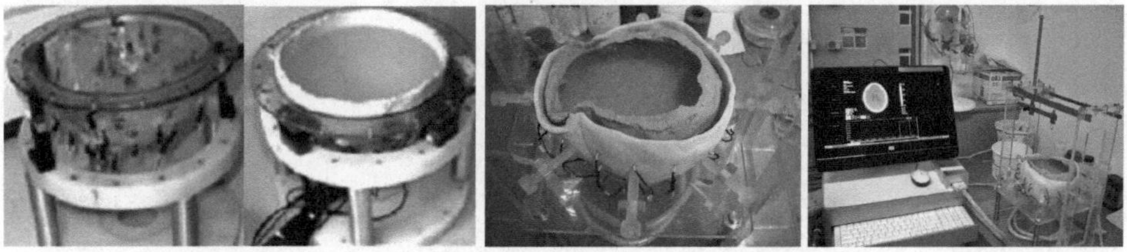

图 6-11　颅脑成像实验用的含有颅骨模型的盐水槽

利用物理模型对电阻抗断层成像的数据采集系统与图像重构算法进行研究比单纯的计算机仿真研究更具有真实性，能发现仿真研究发现不了的问题，但还不是真正的应用研究。

⑤ 动物模型及实验研究。

小猪腹膜内注血模型(模拟肝、脾破裂出血)电阻抗断层成像监测实验是取小猪在肝区行穿刺,造动物注血模型,连接电子泵,注入自体抗凝血,如图 6-12 所示。

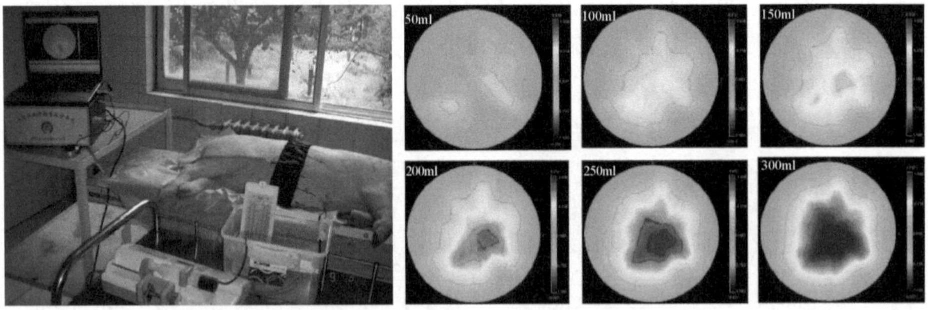

图 6-12　小猪腹膜内出血模型及电阻抗断层成像监测图像

⑥ 临床应用研究。

在动物实验的基础上,应进行临床应用研究。目前进入到临床应用研究的有肺部呼吸功能监测、颅脑(卒中及水肿)、腹部监测等。

2) 电阻抗扫描成像(electrical impedance scanning imaging,EISI)

根据癌组织与正常组织的电阻抗特性不同,在均匀介质中的电阻率变异使均匀分布在组织的外加电流或电压场产生变化,通过对感兴趣的区域施加小的电激励,根据组织电场分布特性,测量相应的电流或电压,根据多点、多频测量的结果进行成像,主要用于体表部位的早期癌变的检测,如图 6-13 所示。

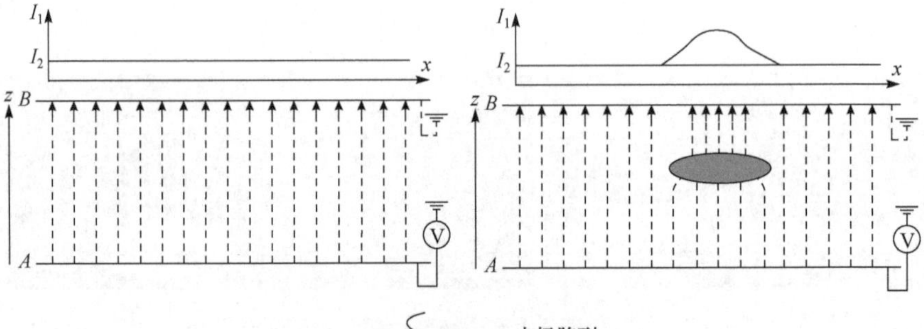

图 6-13　电阻抗扫描成像原理示意图

3）磁感应电阻抗成像（magnetic induction tomography，MIT）

利用电磁感应原理，通过测量生物组织的感应磁场，根据重构算法利用计算机表现被测组织电阻（导）率分布的一种成像方法，是一种非接触式的电阻抗成像。

将通有交流电的线圈（EXC）接近生物组织（容积导体），因电磁感应作用使导体产生涡流，该涡流同时会感生出磁场 ΔB 并能改变原激励磁场的强弱，在测量线圈（REC）上可以检测到 ΔB。当导体的电导率 σ 发生变化时，会影响到涡流的强度和分布，进而使得 REC 的电压也发生改变，测得 $\Delta B1$，如图 6-14 所示。

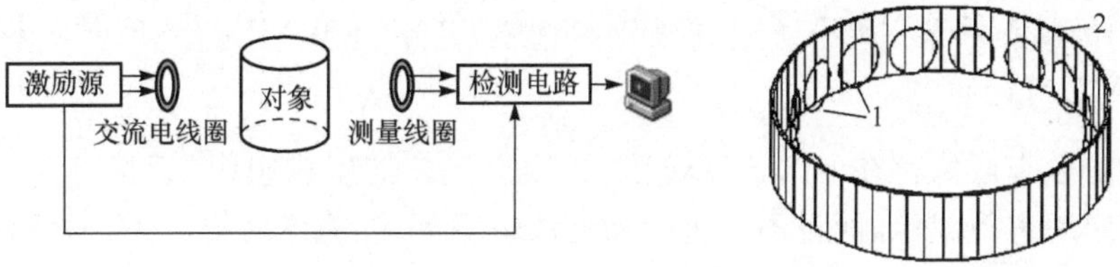

图 6-14　磁感应电阻抗成像示意图

磁感应测量的精度问题是个难点，这么多年的研究在这一关键技术上并没有重要突破，而且用于激励的频率太高（几到十几 MHz），对生物体的影响也需考虑。目前，该技术还处于实验室研究阶段。

4）核磁电阻抗成像（magnetic resonance electrical impedance tomography，MREIT）

将电流密度成像（current density imaging，CDI）与传统的电阻抗成像相结合，是一种无创式静态电阻抗成像的新方法，理论上能够获得较高分辨率和精度的生物电阻抗图像，如图 6-15 所示。

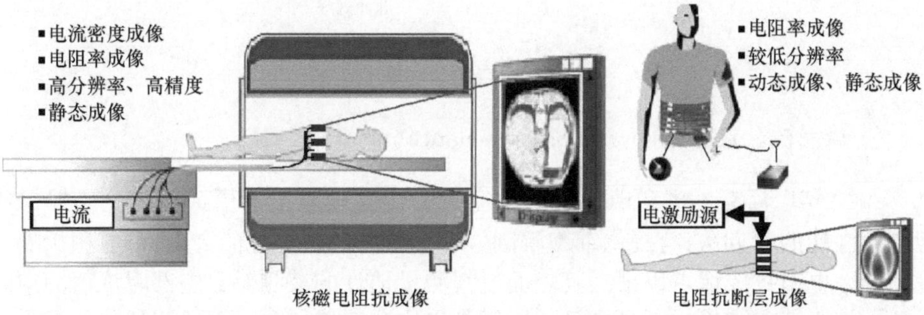

图 6-15　核磁电阻抗成像示意图

研究目的是为了借助 MR 成像技术得到人体组织的高分辨率电阻抗分布，同时解决电阻抗断层成像用于脑部时因颅骨影响而不易成像的困难。该研究因为借助 MR 成像技术，目前仍然处在仿真研究阶段，基于 MRI 的生物阻抗成像技术在理论、算法和实验研究上还有许多方面需更多、更深入的探讨和研究。首先是成像方式，即如何克服成像目标的旋转，其次是激励和数据采集方式的优化。在核磁电阻抗成像技术中，电流（磁通）密度分布成为图像重建的信息主体，这和电阻抗断层成像技术有所区别。此外，还有注入电流的安全问题，目前核磁电阻抗成像的研究还处于模拟装置实验阶段，为突出实验效果和提高信噪比，多采用 20mA 以上的注入电流，这对生物体是不容许的。

5）感应式磁声医用成像（magnetoacoustic tomography with magnetic induction，MAT-MI）研究

针对超声成像存在的对比度较差、探测空气多的生物组织，衰减很大，难以对肺部等组织进行成像，而且不能进行功能成像等问题，有学者提出了一种新的超声波激发成像方法——感应式磁声成像方法，它能对生物组织深层次成像。

磁声成像技术是电阻抗成像与超声成像相结合的一种方法。感应式磁声成像方法是将被测样本置于静磁场和交变磁场中，交变磁场在样本中产生涡流，涡流受到洛仑兹力作用而激发出超声波，通过检测超声信号重建电阻抗的分布。应用感应式磁声成像方法可以获得较高分辨率的图像和灵敏度，对临床辅助诊断具有重要意义，如图 6-16 所示。

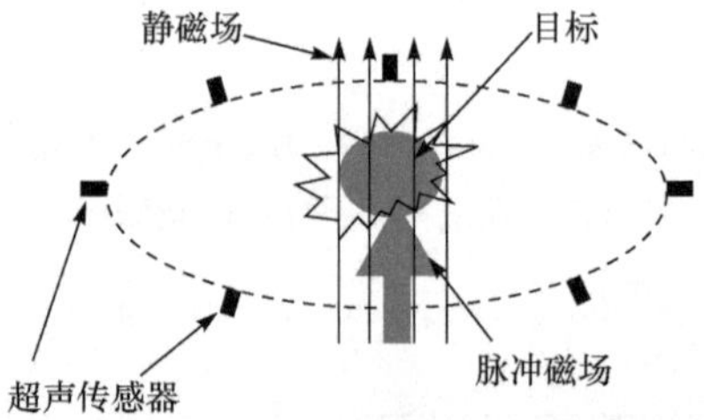

图 6-16　磁声成像原理示意图

6）微电阻抗成像（microscopic impedance imaging MII）

2006 年以后有美国和瑞士的科学家探索微型电阻抗断层成像。这是揭示细胞电学性能的新方法，有提供细胞解剖学和细胞功能新消息的潜力，可应用于癌症诊断等。电阻抗成像可以根据其表面电气测量估计的被测对象内部阻抗值的空间变化。瑞士联邦理工学院研究了一个用于细胞和组织培养过程监测的快速微型电阻抗断层成像二维成像系统。该系统是基于四电极测量原理，使用 16 个微电极（5 微米长 4 毫米宽）整合成培养室。前置端放大器后接 4294A 阻抗分析仪测量阻抗，使用重构算法得到二维图像。此系统能够准确地解析对象的横截面，并给出形

状和位置，用于上皮干细胞直接在种植生长数天的过程监测，观察到细胞膜通透性增加引起的电阻率下降。

3. 光学成像

（1）生物超弱发光的成像

生物超微弱发光是主动、不需要任何外界环境的发光。只要是活人、活的动物，甚至是活的组织、活的器官、活的细胞，每时每刻都在连续不停地向外界发光。发射的光谱从 180～800μm，光强 $10\sim10^4$ photons/s · mm^2，发光量子效率 $10^{-14}\sim10^{-9}$。可以看出，这种发光的强度和效率都是非常低的。生物体在生理生化反应的过程中，处于基态的原子或原子团获得能量，其电子从基态跃迁到激发态，处于激发态的原子或原子团不稳定，它将释放多余的能量回到基态，能量的释放伴随有热、电离和光子的发射等。其中，能量以光子形式释放的过程称为生物的超弱发光。

为了探测生物超微弱发光，采用光子技术成像探测系统，包括光子计数型图像增强器、耦合透镜组、高帧频 CCD 摄像机、图像采集系统和计算机等。工作时，生物样品发出的极弱的光子图像被光子计数成像头接收，被增强器和探测灵敏度极高的光电探测仪器放大后，显示在光子成像头的荧光屏上，然后由耦合透镜组输入到 CCD 面上，通过图像采集系统输入到计算机。为了对极微弱入射光强进行监测，加入一路标定系统，由光子计数型光电倍增管及光子计数器构成。整个系统由计算机进行控制，并由计算机作处理后显示。光子计数型图像增强器的光子成像是由光电阴极、二级微通板和荧光屏组成。耦合透镜将光子成像头荧光屏的输出图像投射到 CCD 成像器件的靶面上。因为生物发光图像非常微弱，所以要采集多帧图像进行叠加，才能得到生物的发光图像。图像采集系统能够自动、快速地把高帧频摄像机输出的 128×128 面阵图像转换成数字存储，并输入到计算机中进行数据处理，最后把结果图像显示出来。

利用高灵敏度的探测和成像技术，结合数据融合技术，在可见和近红外波段获得生物体超弱发光的二维图像，用于人体代谢功能与抗氧化、抗衰老机体防御功能的测量和研究，也可用于疾病的诊断。例如，日本研制的第一台能探测大脑癫痫病灶区的激光仪器，用很弱的近红外激光照射病人头部得到大脑皮层的二维图像。通过分析这些图像，可以了解癫痫期大脑活动类型，有助于医生发现病灶。和传统的打开头盖骨插入电极测量和用放射性同位素测定的方法相比，可以减少对病人的痛苦和伤害。此外，波士顿儿童医院利用组织内光的吸收和氧的浓度有关这一特性，采用近红外光谱来监视婴儿脑细胞氧含量。

（2）激光扫描共焦显微技术

激光共聚焦扫描显微镜（confocal laser scanning microscope，CLSM）用激光

做扫描光源，逐点、逐行、逐面快速扫描成像，扫描的激光与荧光收集共用一个物镜，物镜的焦点，即扫描激光的聚焦点，也是瞬时成像的物点。由于激光束的波长较短，光束很细，所以共焦激光扫描显微镜有较高的分辨力，大约是普通光学显微镜的 3 倍。系统经一次调焦，扫描限制在样品的一个平面内。调焦深度不一样时，就可以获得样品不同深度层次的图像，这些图像信息都储于计算机内，通过计算机分析和模拟，就能显示细胞样品的立体结构。

超声波、CT、核磁共振等传统生物医学成像技术虽然可以获得人体组织在自然状态下的各种表像，但无法达到细胞级的分辨率。采用高分辨率的光学显微镜和电子显微镜又需要将组织切片分析，无法对活组织成像。激光扫描共焦显微镜却可以进行光学断层分析获取生物样本的三维图像，实现对组织的动态成像，使研究人员观察到细胞与细胞相互作用、组织再生、光与组织的物理和生物效应、细胞内的生化成分和离子浓度等，从而成为生物学和医学研究的新技术和新手段。激光共聚焦扫描显微镜既可以用于观察细胞形态，也可以用于细胞内生化成分的定量分析、光密度统计以及细胞形态测量，配合焦点稳定系统可以实现长时间活细胞动态观察。

激光聚焦成线度接近单个分子的极小斑点，照射样品，使之产生荧光，但只有焦点处的荧光可以被探测到，离开焦点的荧光将受到紧靠探测器的空间滤波器的阻碍，不会进入探测器，可以得到样品细胞一个层面的图像。连续改变激光的焦点，可以在一系列层面进行扫描，得到整个样品细胞的三维图像。目前，利用多光子技术，近红外光激发可以减小单光子激光扫描共焦显微镜对细胞的损伤，可以观察到样品更深层的荧光成像，具有更高的分辨率。这是目前的发展方向。

(3) 光学相干层析技术(optics coherence tomography，OCT)

光学相干断层成像是 20 世纪 90 年代初发展起来的一种新型的实时、在活体、高分辨率、无损的医学成像技术。利用宽带光源的低相干特性，通过测量样品后向散射光的干涉信号对生物组织的内部微观结构进行高分辨率层析成像。目前光学相干断层成像分为时域光学相干断层成像和频域光学相干断层成像。

时域光学相干断层成像系统的核心是一个宽带光源照明的迈克尔逊干涉仪。如图 6-17 所示，光束通过分束镜分成参考光和样品光，由于不同深度的被检测组织的空间结构不同，其对光的反向散射特性也不同，因此被检组织的空间结构信息被隐藏在从探测光路返回来的光线中，此光线与参考光路反射回来的光线之间会产生时间差，即光学延迟时间。应用低相干光干涉度量学原理检测时间差，可获取组织反射的幅度和时间延迟信息，经计算机处理后就可以得到该组织的二维图像。

频域光学相干断层成像直接测量的是干涉信号的光谱，样品不同深度的信息是通过对所测光谱的快速傅里叶逆变换得来的。如图 6-18 所示，宽带超发射二

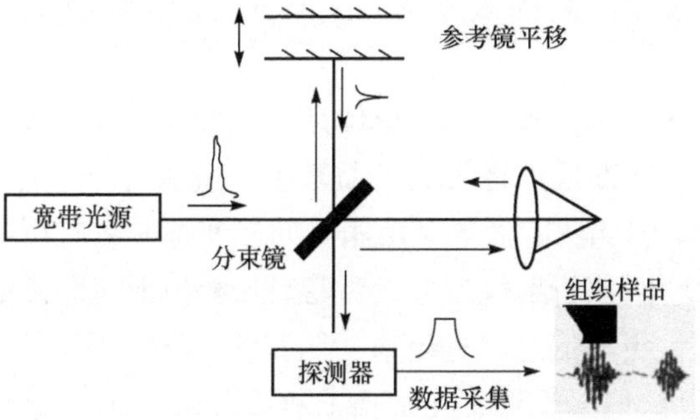

图 6-17　时域光学相干断层成像原理示意图

极管光源的输出导入到手持式麦克尔逊干涉仪探针中，光束被分为两路，参考臂一端是反射镜，另一路包括成像透镜。它将光聚焦到样品上，也用来收集样品背向散射光和反射光。两路光返回后再合成，直接进入光谱仪，其干涉模式经过分析得到频谱光学相干断层成像图像。其与频域光学相干断层成像结构上的差别是频域光学相干断层成像的参考镜是固定的，扫描时不需要来回移动。

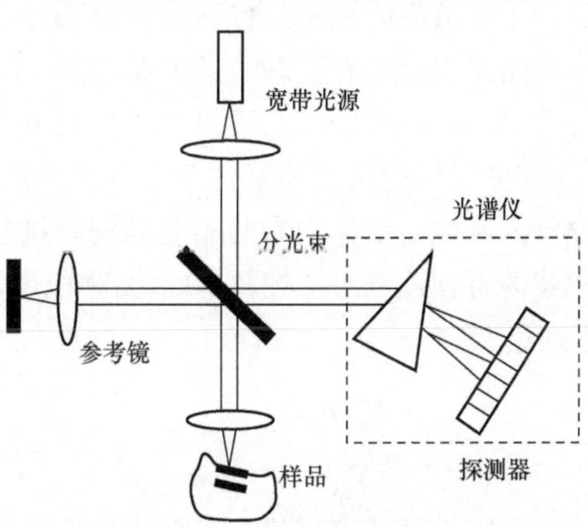

图 6-18　频域光学相干断层成像原理示意图

频域光学相干断层成像检测技术使成像速度比时域光学相干断层成像系统约快 15～50 倍。这是由于频域光学相干断层成像增加了衍射光栅，并采用多线采集器接收相干光信号，扫描过程不需要振镜的振动，从而得到超高的成像速度。

光学相干断层成像技术在眼科、牙科、心血管疾病、胃肠道检测、乳腺癌早期诊断、皮肤癌的早期诊断以及发育生物学等研究中，都具有重要的应用价值。

光学相干断层扫描的局限性是仅能扫描生物组织表面下 1～2mm 的深度。这是由于深度越大，光线无散射射出表面的比例就越小，以至于无法检测到。在检测过程中不需要样品制备过程，成像过程也不需要接触被成像的组织。更重要的是,设备产生的激光是对人眼安全的近红外线,因此几乎不会对组织造成伤害。

未来发展趋势大致可以认为是从单纯结构成像光学相干断层成像向功能和结构综合成像的光学相干断层成像发展。通常生物组织在产生病变之前其功能参数就已开始发生变化,因此功能参数对疾病早期诊断是非常有用的,包含血流速度、含氧压、组织结构变化、双折射性质等。功能型光学相干断层成像通过探测这些变化进行功能成像提供更多信息。近年来功能型的光学相干断层成像技术包括多普勒光学相干断层成像、偏振光敏感光学相干断层成像、光谱型光学相干断层成像和双光线光学相干断层成像。

(4) 光声成像

光声成像是近年来发展的一种新的无损医学成像方法。当脉冲激光照射到生物组织中时,组织的光吸收将产生光声信号,生物组织的光声信号携带了组织的光吸收特征信息,通过测量光声信号能重建出组织中的光吸收分布图像,如图 6-19 所示。因此,它结合了纯光学成像的高对比度特性和纯超声成像的高穿透深度特性的优点,从原理上避开了光散射的影响。特别是,由于快速生长的恶性肿瘤需要更多的血液供应,恶性肿瘤组织伴随有更多的微血管增生,所以癌变组织和周围的正常组织光吸收的差异至少有 5 倍以上,从而可以提供高分辨率和高对比度的病变组织成像。光声成像与分子标记技术和对比剂增强技术结合,可以实现分子水平的病理成像,能够非侵入性地对活体内参与生理和病理过程的分子事件进行无损、实时、多层次、多模式的可视化动态监控。因此,光声成像也是开展癌症早期检测和治疗监控的重要手段之一。

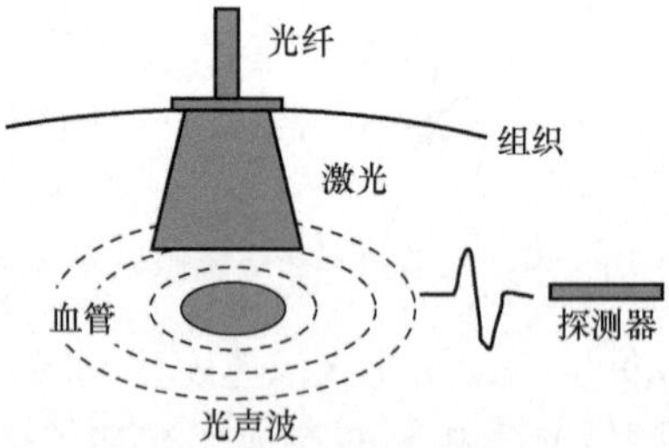

图 6-19 光声成像的原理

当短脉冲激光照射到组织中时,组织因吸收激光能量而出现热膨胀,产生超声信号(光声效应),信号被放置在样品周围的超声探测器接收,再经过信号放大、转换、采集,实现图像重建,重建的光声图像反映了生物组织对光吸收的差异,这就是光声成像的基本原理。光声成像系统如图 6-20 所示。由于不同生理状态的生物组织对光的吸收不同，光声图像同时也反映了组织代谢的差异和病变特征，所以光声成像技术比较适合于进行肿瘤的早期成像诊断，也可用于监控肿瘤治疗过程中微血管的损伤情况。

激光与组织相互作用产生光声信号的同时，光吸收区域的密度、热力学参数及力学参数（如黏弹系数、热膨胀系数等）也将发生非线性改变。组织生理特性的变化（局部肿瘤病变等）等会引起组织内血液（血红蛋白）流向分布的改变。从而引起局部组织对光敏感度的改变。组织病变部位耗氧量和新陈代谢变化等，都会使组织对光吸收特性产生变化。因此，光声信号与组织的生理特性、代谢状态和病变特征有着密切的联系。

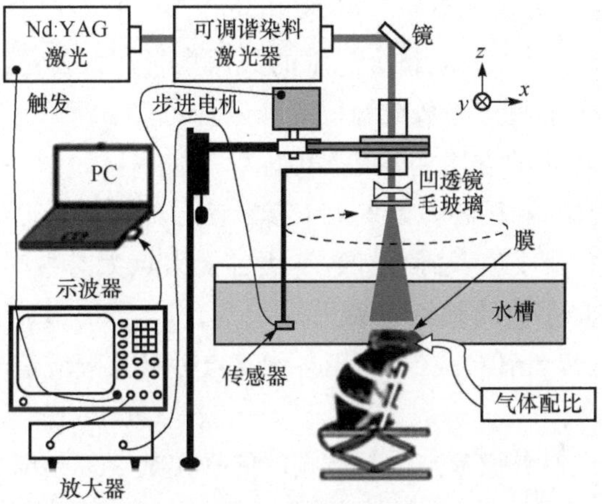

图 6-20　光声成像系统示意图

4. 太赫兹成像

太赫兹（THz）波通常是指波长在 30μm～3mm（100GHz～10THz）的电磁辐射，其波段位于微波和红外光之间。近十几年，科技的发展为太赫兹脉冲的产生提供了稳定、可靠的激发光源和检测技术，使太赫兹的研究和应用成为一个迅速发展的前沿领域。由于其独特的强透射能力和低辐射能量等特点，使得其在物体成像、安全检测、质量检查、环境监测、医疗诊断、射电天文、通信雷达、宇航等方面具有重大的科学价值和应用前景。

太赫兹波和其他波段的电磁辐射一样可以用来对物体成像，而且根据太赫兹波的高透性、无损性以及大多物质在太赫兹波段都有指纹谱等特性，太赫兹成像相比其他成像方式更具优势。由于这种成像方法获得的是样品的光谱信息，不仅能够实现结构成像，而且能够实现功能成像。随着对太赫兹波新特性的深入了解，涌现出了如太赫兹二维电光取样成像、层析成像、太赫兹脉冲时域场成像、近场成像、太赫兹连续波成像等技术。

利用太赫兹成像系统把成像样品的透射谱或反射谱的信息(包括振幅和相位的二维信息)进行处理、分析,得到样品的太赫兹图像。太赫兹成像系统的基本构成与太赫兹时域光谱相比,多了图像处理装置和扫描控制装置。利用反射扫描或透射扫描都可以成像,这主要取决于成像样品及成像系统的性质。根据不同的需要,可以采用不同的成像方法。

对于太赫兹时域光谱成像系统,它所获取的数据集合实际是三维时空的数据(二维空间(x,y)轴向和一维时间轴向)。利用该三维数据集合可得到一系列样品的太赫兹图像,即皮秒量级的电影。另外,由于在一个时间点上的太赫兹图像包含的信息量很少,所以通常要获取整个三维的数据集合。太赫兹图像的重构通常是基于太赫兹时域波形的特定参数或峰位的延迟时间。

目前对于样品重构的方法主要有 5 种。

① 飞行时间成像,利用各像素点对太赫兹信号的时间延迟信息成像。

② 时域最大值、最小值、峰值成像,利用各像素点太赫兹时域信号的最大值、最小值或最大值与最小值的差值成像。

③ 特定频率振幅(相位)成像,利用各像素点太赫兹频域信号在某一频率的振幅(相位)值成像。

④ 功率谱成像,对各像素点太赫兹频域信号在某一段频率范围内的振幅平方值积分的信息成像。

⑤ 脉宽成像,利用太赫兹主峰值的脉宽成像。该成像模型主要反映物体的色散特性,可以清晰地呈现物体的轮廓。

由于太赫兹光子仅有几毫伏,如此低的辐射对生物样本基本是无害的。另外,太赫兹的辐射是非电离的,很安全,可以达到亚毫米级的分辨率。因此,对事物样品无损害。

太赫兹的医学应用探索首先面向癌症的诊断。因为皮肤癌病灶处的组织中的水分含量肯定和正常组织不同,而太赫兹频段对水有极其敏感的吸收特征,水含量较少的组织衰减系数很小,癌组织比周围正常组织吸收得要强烈。因此,通过该技术检测皮肤中的水化程度,精确检测肿瘤边缘,有望成为术前评价皮肤癌边界、浸润深度的重要工具。另一个方面的应用是对牙齿成像。牙釉质的腐蚀以及牙本质的病变一直是困扰人们的难题。许多基于可见光甚至 X 射线的检测技术都无法全面解决相关问题,如牙釉质的状态、已损失的牙釉质及次级牙本质暴露程度、次级牙本质可能增加的暴露区域、所有已损失的次级牙本质等。

6.3　新的物理治疗与调理技术研究

1. 光动力治疗

光动力治疗(photo dynamic therapy,PDT)是近几年来迅速发展起来的一种针对(血管)增生性病变组织的选择性治疗新技术。该疗法是完全不同于手术、放疗、化疗和免疫治疗之后的又一种崭新疗法,已成为世界肿瘤防治科学中最活跃的研究领域之一。

光动力治疗原理是指在光敏剂的参与下和光的作用下,使有机体细胞或生物分子发生机能或形态变化,严重时导致细胞损伤和坏死作用,而这种作用必须有氧的参与,所以又称光敏化-氧化作用。在化学上称这种作用为光敏化作用,在生物学及医学上称之为光动力作用,用光动力作用治病的方法,称为光动力疗法。其治疗流程如图 6-21 所示。

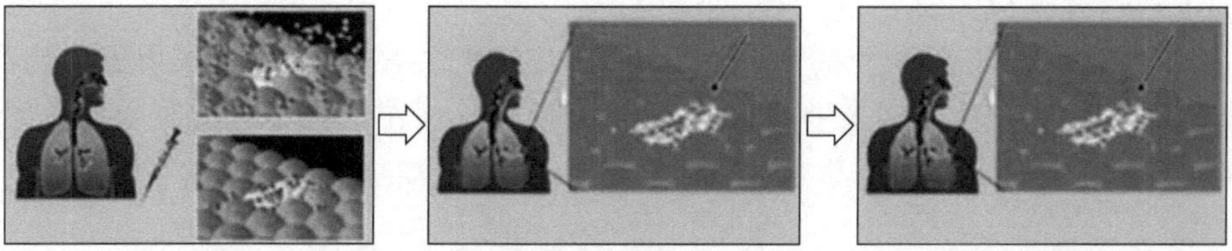

(a) 用药　(b) 光照　(c) 作用

图 6-21　光动力治疗示意图

光动力作用的要素包括:基质,受作用的物质(主要有生物物质、蛋白质、酶和核酸等);敏化剂,目前主要应用有血卟啉衍生物;光源,630nm 和 Ar＋激光;氧(O_2),启动光动力作用的前提,各组织细胞中均含有。

光动力治疗的优点。

① 有选择性破坏恶性肿瘤细胞,对正常细胞损伤小或无损伤。

② 对各种不同组织类型恶性肿瘤都起作用。

③ 位于体表或内镜可以到达的内腔表浅恶性肿瘤、散在分布或复发性小肿瘤均可作根治。

④ 适用于治疗内腔肿瘤,早期争取根治,可免开胸开腹手术之苦,晚期亦可减轻症状。

⑤ 适用范围广,有手术禁忌者亦可使用。

光动力治疗的缺点。

① 皮肤光毒反应,由于光动力治疗在皮肤滞留时间长,日光照射易产生皮肤光敏反应,严重者会有红肿、水泡、溃疡形成。

② 皮肤色素沉着，约 90%患者出院后 2 个月皮肤明显变黑，与阳光散射线有关。

③ 光动力治疗过敏反应，严重者休克、虚脱、死亡，术前要做皮肤过敏试验。

④ 照光部位疼痛，不同部位出现轻重不一的疼痛，约 7～10 天可自然好转。

⑤ 照光局部坏死、出血、穿孔等，光动力治疗后肿瘤坏死、脱落，导致局部出血，消化道穿孔、肿瘤坏死物阻塞气管引起肺不张、闭塞性肺炎等合并症。

⑥ 肿瘤坏死脱落所致组织缺损、畸形。

2. 高强度聚焦超声

高强度聚焦超声(high intensity focused ultrasound，HIFU)技术首先由 Lynn 等于 1942 年提出并应用于神经外科手术研究，1956 年 Burov 提出高强度短时间的聚焦超声辐照比长时间低辐照效果好，但是由于缺少高精度的定位和成像技术，并没有深入研究和应用。直到最近 30 年随着科学技术的发展和医学治疗向微创方向发展，才又成为研究和关注的领域之一。

高强度聚焦超声技术采用多探头高能聚焦超声装置，对靶组织发射聚焦超声波，使靶组织内产生高温来进行治疗，可直接使病灶部位达到不可逆凝固性坏死，而该病灶周围的正常组织基本上没有受到损伤。其基本原理如图 6-22 所示。

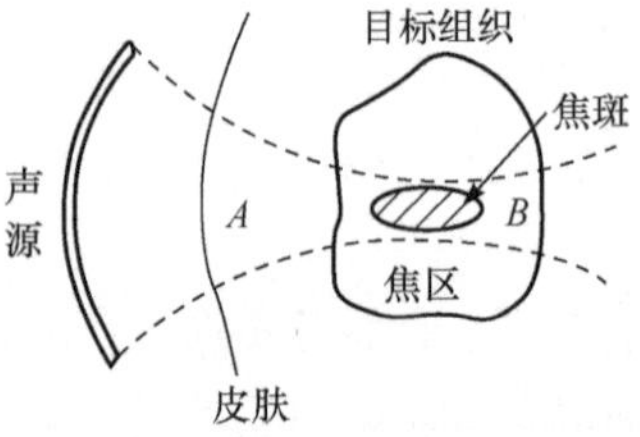

图 6-22 高强度聚焦超声示意图

高强度聚焦超声治疗的生物学机理主要有如下方面。

(1) 热效应

超声能是一种机械能，在组织中传播时部分能量被组织吸收转化为热能，使组织的温度升高。低频高能的聚焦超声能够使焦斑处的温度骤然上升，产生瞬时的高温(0.5～1.0s 内，温度可骤升 65～100℃) 使焦斑处的靶组织发生不可逆的凝固性坏死。因此，超声的热效应对治疗疾病是不可忽视的机制之一。超声作用形成热的主要的原因可能有三个方面：超声振动能在通过媒质时发生转变；媒质质点有周期性伸缩紧缩，以致引起温度增高中心，这种中心发生于超声波的压缩位相中；在不同组织的分界部位形成，由于组织分层介质声阻抗不同，将产生反射、形成驻波，引起分子间相对运动产生摩擦而形成热，那时在与驻波波腹相应的点中就有局部温度增高。在这些因素中，介质的吸收是热形成的主要因素。不同组织对超声的吸收是不同的，产热也不同，吸收与介质的内摩擦、热传导以及分子结构等有关。这三种因素决定着吸收系数的大小。不同组织吸收不同，超声作用产热也不等，引起作用产热也不等。

(2) 空化效应

空化效应是强超声在液体中引起的一种特有的物理现象，其机制通常是指液体中存在的微小气泡（空化泡），在超声波作用下被激活所表现的震荡、膨胀、收缩、崩溃等一系列的动力学过程。理论与实验研究已证明空化过程把声场能量高度集中于极小的空化泡内，形成局部高温（＞5000K）、高压（＞5×107Pa）、强冲击波、自由基、射流等极端物理效应，直至靶区内细胞膜性结构崩溃，使质膜、核膜失去连续性，细胞器破裂等细胞的不可逆损害，最终导致靶区肿瘤细胞坏死。由于空化效应引起的损伤是非预测性和非可控性的，而且它对组织的作用主要表现为机械性损伤，容易引起出血，因此在使用高强度聚焦超声对肿瘤进行切除治疗时，为使定位准确，应力求控制为热效应损伤，避免空化效应损伤的发生。

(3) 机械效应

超声传播过程中介质质点交替的压缩与伸张构成了压力变化。压力变化引起的机械效应是超声最基本的原发效应，超声场中的行波和驻波是这种作用的来源。行波场超声能引起介质质点运动。运动质点的位移和速度不大，但与超声振动频率平方成正比的质点加速度却很大，有时可超过重力加速度数万倍，这么大的加速度足以造成组织的破坏。一般治疗剂量声强较小，仅会产生交变压力的变化，通常理疗中的超声强度在机体组织内引起的压力变化不超过 3 个大气压，但在高强度聚焦超声技术中，声强很大，足以使病灶组织产生不可逆性坏死。驻波场因生物是不均匀的分层介质，各分层介质声阻抗不同将使传播的声波产生反射，形成驻波。驻波的波腹、波节造成压力、张力和加速度的变化，由于生物分子质量不同，压力变化的振动速度有差异，使得分子间产生相对运动。彼此摩擦，驻波的压力变化及分子间相对运动造成的压力变化足以引起机械效应。

高强度聚焦超声技术正日渐成熟，在医学上的应用范围也不断扩大。例如，用高强度聚焦超声可有效治疗肿瘤、消融良性前列腺肥大、止血、治疗眼病，以及脑中的疾病。其中用于良性或恶性实体肿瘤的治疗，包括腹部实性肿瘤、骨和软组织肿瘤、前列腺癌和乳腺癌等。

用高强度聚焦超声技术杀死肿瘤组织的优点是强度高，辐照时间短，具有很高的精确性，对肿瘤组织局部加热不受大血管血流散热影响。

高强度聚焦超声治疗过程是通过 B 超进行实时监测的，精度不高。用 CT、MRI，虽然它们的分辨率很高、图像清晰，但动态显示较困难，费用也很高。因此，该技术在肿瘤治疗过程中的监测问题有待于进一步完善，以便缩短治疗时间，客观评价每次治疗是否已达到凝固性坏死的要求。另一个问题是治疗剂量。高强度聚焦超声的治疗剂量，即能量输出，它与聚焦超声换能器的物理参数，如聚焦参数、工作频率、输出功率、单次辐照时间、治疗总时间和治疗方式有关。治疗剂量学研究是高强度聚焦超声技术的一个关键性问题，但又是一个极为复杂的难题。

3. 电场对生命的调理干预

电场对肿瘤细胞的杀伤和破坏作用从提出到现在已经过了近半个世纪，随着电场生物学作用的理论和技术的不断发展，人们开始将电场应用到肿瘤的临床治疗中。最近几年国内外研究比较集中的有直流弱电场、脉冲电场、低强度交流电场等肿瘤治疗技术。

(1) 直流电场治疗

直流电场治疗也称电化学治疗，是将两个或多个电极分别用作阴极和阳极插入肿瘤组织中，持续地通过低电压直流电，产生电解电离、电泳电渗等一系列电化学反应，达到杀灭和抑制肿瘤细胞的目的。直流电治疗肿瘤的基础是肿瘤组织接受直流电刺激后产生的电化学变化，虽然应用的电压和电流都不大，但由于癌组织较正常组织对物理疗法的反应更敏感，所以能起到治疗作用。已有研究认为，直流电场最主要的作用机制可能为电化学作用导致电极周围组织的 pH 值发生显著变化，从而杀伤肿瘤细胞，只要电极分布合理，肿瘤被直流电场充分覆盖，便可完全坏死，从而达到治疗目的。另外，研究发现直流电场除了对肿瘤细胞有直接杀伤作用外，还对肿瘤细胞周期有抑制作用，并能影响一些癌基因的表达，诱导肿瘤细胞凋亡。总之，直流电场抗肿瘤细胞的机制除了酸碱失衡引起的直接破坏作用外，可能还有诱导肿瘤细胞凋亡、抗肿瘤血管形成等，但其确切机制尚不明确。

(2) 脉冲电场

脉冲电磁场用于治疗肿瘤的研究可以分为陡脉冲的可逆性细胞电击穿(穿孔)效应在肿瘤治疗中的应用和不可逆性细胞电击穿(穿孔)效应在肿瘤治疗中的应用两种。脉冲电场以其独特的生物电效应在肿瘤治疗等领域展示出良好的发展前景，并在国际上掀起了一股研究热潮。

陡脉冲的可逆性细胞电击穿(穿孔)效应表现在场强为 1kV/cm 级、脉宽为 $100\mu s$ 级的陡脉冲作用下，细胞膜出现微孔的同时电导率发生改变，当施加在细胞膜上的跨膜电位超过膜的绝缘强度时，电导率将激增，导致细胞膜阻碍微粒渗透能力降低，膜上出现亲水性孔道。当脉冲取消后，大多数情况下微孔会关闭而不会对细胞造成任何影响，这种细胞膜出现暂时微孔的物理过程称为电穿孔效应。进一步研究发现，当场强高到 100kV/cm 级同时脉宽降低至 10ns 级，细胞出现核膜可逆性穿孔，微核产生，基因表达增强；线粒体膜可逆性穿孔并导致细胞内钙离子释放;抑制荷瘤动物肿瘤组织的生长;诱导细胞周期发生改变等。相对于细胞电穿孔效应,这种现象称为细胞内电处理效应。尽管上述生物电效应的机制尚不十分清楚,但将其与化疗药物相结合治疗肿瘤,产生了电化学疗法。有学者预言陡脉冲将在近几年内可望实现临床试验并逐步得到应用。这种方法不需要毒性药物的辅助作用就能达到良好的杀灭肿瘤细胞的效果,可以避免炎症、溃疡和化学药物等导致的不良反应。

陡脉冲不但能够诱导肿瘤细胞发生可逆性电击穿,即电穿孔和内处理效应,而且在保证患者安全的前提下,将恰当参数组合的陡脉冲引入到肿瘤组织中,使细胞发生不可逆性电击穿效应,并诱导细胞凋亡效应(程序性死亡),可以达到杀伤肿瘤细胞的目的,同时还可诱发机体抗血管和淋巴转移效应、免疫效应等,破坏肿瘤的生存条件,有效地减少肿瘤细胞转移到其他部位的可能性并改善生存质量,从而提高治疗的有效性和安全性。目前,利用陡脉冲的不可逆性电击穿效应去调控肿瘤细胞死亡和发生凋亡(程序性死亡)等效应的学术思想已经开始研究。

① 微秒脉冲不可逆电穿孔治疗肿瘤研究。通过数值仿真和动物实验相结合的方法研究电穿孔电场强度阈值的可行性,确定肿瘤组织的阈值剂量为 838±46V/cm。不可逆电穿孔治疗系统临床应用关键技术研究,流程是不可逆电穿孔发生器→在超声图像实时监控下将电极插入肿瘤组织→实施电穿孔治疗→动物实验,发现消融区域的肿瘤细胞全部死亡,但结构没有变化,也未受到热沉的作用,且正常与消融区域边界清楚。美国加州大学伯克利分校和 Oncobionic 公司研制的 IRE 治疗仪已于 2006 年 11 月获得 FDA 批文准予开展临床试验,并于 2008 年 4 月开展了五例前列腺病人的临床试验。我国重庆大学研究的陡脉冲治疗仪也已经申请注册。可以说,微秒脉冲不可逆电穿孔治疗技术针对实体瘤、组织增生等体内病变已迈向临床试验。

② 纳秒脉冲诱导凋亡窗口效应的细胞实验。发现脉冲参数为 10kV/cm、100ns、5min 是最佳的诱导凋亡脉冲参数组合,当外加脉冲的脉宽从微秒级降低到纳秒级时,诱导的细胞作用靶点也由细胞外膜转移到细胞内膜,并导致其跨膜电位变化,进而引发细胞凋亡效应。

③ 皮秒脉冲无创治疗技术。研究的目的是在保证患者安全的前提下,通过特殊设计的超宽带冲激脉冲定向天线将产生的高强度皮秒脉冲聚焦于病变组织,使其线粒体跨膜电位发生变化而崩溃,启动线粒体途径的凋亡靶向诱导,减少对正常细胞的损害和不良反应,并改善患者的生存质量,从而实现无创治疗。

(3) 低强度交流电场

利用低强度交流电场抑制癌细胞的生长是科学家一直研究的重要方向。有研究指出低强度交流电场通过抗微管机制抑制肿瘤细胞的增殖,已被证明对多种人类及啮齿类动物肿瘤细胞株(人恶性黑素瘤、神经胶质瘤、肺癌、前列腺癌、乳腺癌,小鼠恶性黑素瘤、神经胶质瘤及腺癌细胞等)的增殖有显著抑制作用。一系列研究发现,主要机制包括两点,即妨碍细胞有丝分裂纺锤体的正常形成;直接破坏处于有丝分裂后期的肿瘤细胞。有丝分裂后期大部分外加电场聚焦于连接两个子细胞的分裂沟,最终使肿瘤细胞崩溃瓦解。治疗肿瘤的物理机制基本明确,但对其抑制肿瘤生长的具体生物机制仍不十分清楚,需要进一步深入的研究。

最近科学家发现低强度电场能够破坏癌细胞分裂并减缓脑肿瘤的生长。实验结果和一些小型人体试验表明,低强度电场能破坏癌细胞分裂和减缓脑肿瘤的生长,人们寄希望于电场成为遏制癌症发展的一种新武器。在通过离体和动物实验研究以后,研究人员开始了小型的人体临床试验以试验抗癌能力。这种方法用于10名患有多发性多形性胶质母细胞瘤患者,这是一种存活率很低的脑癌形式。病人头皮上装上带有频率为200kHz电场的数个电极,之间存在间隔,每天使用18小时。研究人员注意到脑瘤发展到晚期的时间要比往常更慢(通常要26个星期),并且有时甚至会有好转。这些病人生存得更长,平均达到62星期。科学家认为这种交变电场对人恶性胶质瘤具有类似的效果。同时,这种电场治疗让正常的脑组织受到的威胁较小,因为健康的脑细胞没有分裂。

4. 磁场对生命的调理、干预研究

早在1820年,丹麦科学家奥斯特就发现了电流的磁效应,第一次揭示了磁与电存在联系,揭示了磁现象的电本质,从而把电学和磁学联系起来。生命和非生命一样,都由原子构成,生物体内存在大量带电的电子、原子核或离子,所有生物都可以归结为物理生命,受麦克斯韦电磁方程的影响。磁场对生物体的作用从物理学角度看,包括生物体在磁场中运动时,产生感应电动势,引起的系列变化;生命体液中带电粒子在外磁场中运动,受到洛仑兹力的作用,从而改变原来的运动方向,改变体内物质的重新分布引起的系列效应;磁场对生物体、组织或细胞存在其他尚未发现的作用。目前研究比较多的是磁场生物效应与磁场对生物体干预作用的研究。

1) *磁场的生物效应研究*

电和磁是一个物体的两个方面,是相伴产生的,但是磁又有区别于电。电场是由电压产生,磁场是由电流产生。电场很容易被屏蔽,如金属外壳、钢筋建筑物、树木及人体皮肤表面等。人体皮肤对电场有极佳的屏蔽作用(约衰减一亿倍),进入人体的电场几乎为零,因此电磁场对人体作用主要以磁场为主。地球存在磁场,所有生物与生俱来沁浸在地磁场中,有天然的适应性。有的生物本身带有磁性,例如,趋磁细菌,体内含有一个或几个由纯磁性物质构成的立方形磁体,它们可以借助自身的鞭毛沿着与磁力线平行的方向运动。因此,研究磁场的生物效应有重要的意义。

磁场可分为稳恒磁场和变磁场,稳恒和变化的属性除了与磁场源有关外,还和磁体与机体的相对运动密切相关。从作用机制来讲,稳恒磁场和变化磁场都能在机体内引起电动势,但因他们产生的原因有所差异从而导致两类磁场引起的生物效应有异同。变化磁场又因频率高低不同、作用时间长短不一也会产生不同的生物效应。磁场生物学效应是磁场和生物体两者共同作用的结果,与两者的参数密切相连。磁场参数包括磁场类型、场强大小、均匀性、方向性、作用时间等。机体因子包括机体的磁性、组成、种类、敏感性、血流速度、作用部位等,这些参数都是影响磁场生物学效应的主要因素。但是生物学效应总会存在滞后现象,这可能是微弱磁效应的积累过程。磁生物学正是研究不同性质的外加磁场对不同种类和不同层次生物结构单元的生物学效应及其作用机制的科学。磁场的生物学效应,即磁场对生物体的作用,是磁生物学的重要组成部分。近些年来,由于宇宙生物学、生物物理学的成就以及核磁共振成像技术的发展,磁场作用机制和生物效应的研究在全世界迅速发展起来,并积累了大量有用资料,使这门古老的学科重新充满活力。经过研究初步认为恒定磁场的磁生物效应太慢,如果磁场强度太小磁生物效应不大,如果太大则细胞完全破裂。恒稳旋转磁场,生物效应快,又不需要磁场强度太大,容易实现。所以,近年来人们又对低频恒稳旋转磁场的生物效应和治疗作用展开了研究。

(1) 磁场对生物体机体状态的影响

生物体总是生活在一定的环境磁场中,磁场的存在必然引起机体生长、发育、繁殖、摄食和饮水等变化。有研究发现磁处理后的液体表面张力系数、电导率和黏稠度降低及 pH 值降低。磁化水渗透压的升高能促进物质交换和生物体吸收、排泄。磁化水还能提高机体吸收酶分解产物的能力。有研究显示,50mT 高强度交变磁场全身间断暴露 4 周对血清生化指标和红细胞免疫功能未见不良影响,却可以提高红细胞免疫粘附细胞的能力,引起机体血浆和垂体内精氨酸加压素增加,导致痛阈升高。还有学者报道了用均匀交变磁场对小白鼠的自主活动及戊巴比妥钠阈下催眠影响进行的研究,表明磁场有一定的镇静、催眠作用。

(2) 磁场对生物体系统的影响

磁场作用于人体后,可以对心血管机能产生明显的调节作用,发挥抗高血压、降血脂、改善微循环、防治动脉粥样硬化和冠心病等治疗作用。动物病理实验显示,磁场对胃肠功能有双向调节作用。神经系统的活动与带电粒子的运动密切相关,容易受到磁场的影响。研究磁场对神经系统的影响一般以体外培养的神经细胞为模型,研究电磁活动对其生理活动的影响,也可利用流行病学调查找出外界磁场和疾病的关联性。磁场作用能影响免疫系统的活动,稳恒磁场作用后表明其免疫功能提高,稳恒磁场还能够促进机体对肿瘤的非特异性和特异性免疫应答,以及多种细胞因子的产生，从而起到间接杀伤肿瘤细胞的作用，同时还发现磁场不影响细胞的分裂。总之，研究表明磁场能够影响免疫细胞的活性，调节机体的免疫功能。

(3) 磁场对细胞的影响

生物膜对离子的主动运输和被动输运不仅是细胞兴奋的基础，也是进行一些重要新陈代谢和能量转换过程的条件。磁场对生物膜离子转运能力的影响会导致一些生化和生理过程的变化，从而影响与生物电活动相关的各种过程。有研究表明，低频磁场会促进细胞增殖。例如，磁场处理水稻种胚时，细胞内线粒体数目明显增加，线粒体内的嵴也增加，可为细胞的呼吸、氧化还原提供足够的场所，为细胞提供大量能量，有利于细胞分裂、生长和发育。磁场对肿瘤的作用包括其致癌作用和抗癌效应，研究表明磁场不仅可以调控原癌基因的表达，促进细胞凋亡，而且能影响细胞的黏附分子的表达，影响肿瘤细胞的生长和转移。

(4) 磁场对生物大分子的影响

研究发现在磁场作用下，DNA 结构也会发生相应的变化，例如磁处理可引起果蝇形态和发育的遗传变异，染色体畸变、增加、合成改变，将恒磁场和交变电磁场作用于腹水癌细胞，发现可使其 DNA 失去稳定性，引起 DNA 点突变。磁场不仅对核物质发生作用，同时也能使可溶性蛋白、氨基酸含量发生变化。自由基是指带有孤对电子的原子或原子团，它们有较大的化学活性。在许多生命活动中都伴随有自由基的产生、变化或消失。自由基既带电荷，又有磁矩，所以在外界磁场的作用下，自由基也会受到磁场力的作用。

(5) 磁场对生物体作用的机理研究

磁场是一种弱的物理因子，在生物体内尚无确定的作用靶位点，影响磁场作用因素多等特点，磁场对生物作用机理的研究尚处于假设阶段。磁场作用的机制是复杂的，至今尚无统一的认识，但对于洛仑兹力影响带电物质的运输；磁场对膜渗透性的影响；各种生化反应是以键的断裂、转移、结合形成的，这些基团会受到力的作用，影响各种生化反应的进行等一系列磁学效应还是值得深入探讨的。总之，磁场的生物效应不仅和磁场的强度、分布以及频率有关，也与生物的种类和层次有关。另外，磁场对生物体的作用存在一定作用强度域、时间域和场放大效应。生物体是一个高度复杂的有序结构，在一定程度上可以修复自身的损伤，所以当磁场作用于生物体时，上述的几种机制是共同作用来决定最终效应的。

2) 磁场对生物体的调理、干预研究

虽然对磁场生物学效应的研究还没有最终结果，但是人们在长期的历史实践中已经将磁场用于对各种疾病的治疗以及状态的调理。应用磁场作用于人体治疗疾病的方法叫磁疗法。磁疗在国内外有悠久的历史，具有镇痛、消炎消肿、降压降脂、镇静等作用。近几十年来，磁场抑制肿瘤细胞生长的生物学效应已被国内外许多实验结果证实，早在 20 世纪 70 年代，国内外就有采用磁场治疗恶性肿瘤的报道。由于磁场对肿瘤细胞抑制作用的生物学效应及其作用机制相当复杂，且对其影响的因素也较多，故应用磁场治疗恶性肿瘤的临床应用还处于探索阶段。在研究中使用最多的分类方法是按照强度和方向将磁场分为稳恒磁场和动磁场。稳恒磁场即静磁场，其磁场的强度和方向保持恒定不变。动磁场根据磁场强度和方向的不同变化规律分为交变磁场、脉动磁场和脉冲磁场。

(1) 磁场治疗肿瘤研究

肿瘤是机体在各种致癌因素的作用下，局部组织细胞在基因水平上失去其生长的正常调控导致异常增生而形成的赘生物。目前的治疗包括手术治疗、放射治疗、化学治疗以及其他一些疗法，但均未达到理想的效果。因此，寻找更为理想有效的新疗法十分迫切。人们发现，磁场对肿瘤有一定的抑制作用，对肿瘤治疗是一个积极的值得探索与研究的领域。

① 磁场治疗肿瘤的实验研究。第一，磁场具有抑制离体癌细胞生长的作用。经过研究得出的初步结论是磁场能改变肿瘤细胞周期；低强度磁场对离体癌细胞作用较弱；超强静磁场能够明显抑制部分人离体癌细胞（HTB63 黑色素瘤细胞、HTB77 IP3 卵巢癌细胞、CCL86 淋巴瘤细胞）的生长，适当的脉冲梯度磁场能诱导癌细胞凋亡，阻塞向肿瘤供应养分的新生血管，相应的交变脉冲磁场对肿瘤细胞有直接杀伤作用，磁场作用能够使细胞代谢活力明显降低或升高。同时，证实了极低频磁场在某些参数下可能抑制或增强瘤细胞线粒体的呼吸作用。第二，磁场作用于荷瘤动物的实验研究。采用一定强度的非均匀静磁场作用于荷瘤小鼠时，抑瘤率达 61.2%，与不给予任何治疗的对照组比较，差异有统计学意义（$P<0.01$）；适当的脉冲强磁场可直接杀伤癌细胞，同时对荷瘤小鼠的免疫功能具有一定的调节作用；磁疗没有明显的毒副作用，而且能提高 T 细胞功能和血清 IgG 含量，从而促进机体的免疫功能；磁场具有增强荷瘤小鼠肿瘤坏死因子（tumor necrosis factor，TNF）的活性和促进肿瘤坏死因子受体（TNFR）表达的作用。当磁场作用于瘤区时，可改变细胞膜的电特性。细胞内转录酶活性增强，肿瘤坏死因子及其受体基因活化，使其表达增多，通过肿瘤坏死因子介导的细胞毒作用，激活溶酶体酶使肿瘤细胞自溶破坏。第三，磁场联合抗肿瘤药物能有效抑制肿瘤生长。研究证实，不同类型的磁场联合抗肿瘤药物能够改变肿瘤细胞的生长特性，在某些条件下，磁场联合药物的作用方式对肿瘤细胞的抑制要强于单纯磁场或药物。

② 磁场治疗肿瘤的临床研究。目前，应用磁场治疗恶性肿瘤的临床报道还不多，仍处于临床研究初期阶段。临床研究初步结论是：第一，磁场对人体的免疫系统具有调节功能。在接受了低强度静磁场和脉冲磁场治疗的恶性肿瘤患者血液中，免疫淋巴细胞的表达和中性粒细胞吞噬和消化功能明显增强，说明磁场对人体

的免疫系统具有调节功能。第二，应用磁场能有效治疗癌性疼痛。第三，应用磁场治疗能有效地预防和治疗因化疗引起的恶心、呕吐等胃肠道反应。

(2) 低频恒稳旋转磁场的治疗作用

在磁场治疗肿瘤的临床报道中，大都在动物水平研究，但是有低频恒稳旋转磁场治疗的临床研究报道。

低频旋转磁场治疗系统通过特定参数的低频旋转磁场作用于人体，其磁场空间分布形式、磁场强度大小、磁场旋转频率、作用距离等一整套治疗参数决定作用于人体电磁波的波形、振幅、频率等，这些参数与每一次作用时间及疗程设定决定其治疗效果。低频旋转磁场治疗系统是建立在磁场与人体相互作用的基础上，但由于世界范围内磁场——人体间的电磁生物学研究理论基础薄弱，使该系统的治疗机理短时间内难以完全明确。由于磁生物学效应具有"窗口性"以及"非线性"，参数组合变量多，有效参数确定难度大，造成工作量大、耗时长、投入大。目前国内外未有成熟的临床大型治疗设备。这里仅以我国山东超瑞施医疗科技有限公司研发的 zcx-II 型低频恒稳旋转磁场治疗仪(图 6-23)为例介绍相关结构与参数(表 6-1)。

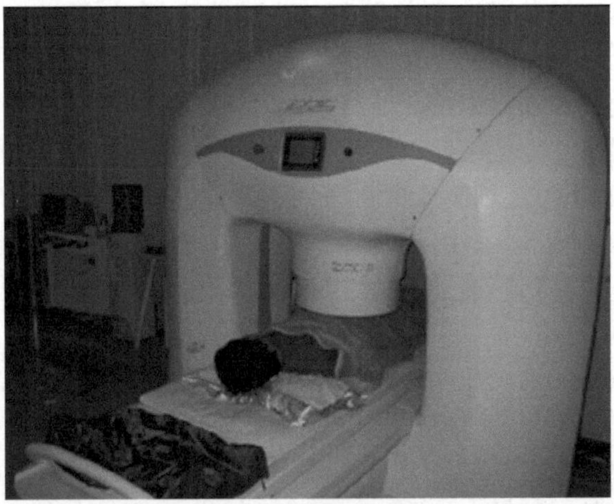

图 6-23 zcx-Ⅱ型旋磁治系统

表 6-1 磁头转速与磁场强度

磁头状态/(r/min)	上磁头中心点/Mt	下磁头中心点/mT
0	≥ 300	≥ 150
300	220	120
400	150	100
500	100	70
600	40	25

静态磁场强度：上机头发射磁场中心点的磁场强度不低于 300mT，下机头（床面）发射磁场中心点的磁场强度不低于 150mT。

磁场旋转频率：6～20Hz。

人体感应电动势：500～1200mV。

治疗头升降距离不小于 200mm。

治疗床纵向移动距离不小于 1250mm。

治疗床在承重 135kg 的情况下，床体无变形并移动正常。

整机外形尺寸：2450mm（长）×2140mm（宽）×2100mm（高）。

治疗床尺寸：2450mm（长）×750mm（宽）。

治疗系统工作噪声不大于 75dB(A)。

工作条件：环境温度范围 5～40℃、相对湿度≤80%、大气压力范围 70～106kPa、电源供给-380±38V，50±1Hz。

重量：约 2600kg。

zcx-Ⅱ型旋磁机属恒定磁场旋转磁疗机类，它的下磁头由电动马达驱动，上磁头在下磁头耦合力的作用下发生同步旋转，以达到人体组织纤维与磁力线发生相对运动，从而产生磁生物学效应的目的。

低频恒稳旋转磁场的生物效应研究。用 zcx-Ⅱ型旋磁治疗机初步进行了 MKN-28 高分化胃癌细胞系、BGC823 低分化前胃癌细胞、MKN-45 低分化胃癌细胞、A549 非小细胞肺癌细胞、SPC-A-1 肺腺癌细胞、LOVO 直结肠癌等细胞辐照实验，磁场参数为 0.4T、7.5 次/s，2h/天，照磁 7 次，结果 BGC823、MKN-28、A549 和 LOVO 细胞的增殖被明显地抑制，而 MKN-45 和 SPC-A-1 两株细胞的增殖无差异，说明不同肿瘤细胞对磁场生物学效应的敏感性存在差异。用 zcx-Ⅱ型旋磁治疗机对荷瘤小鼠的辐照实验，用 6 周龄 Balb/C 小鼠腋下接种小鼠肝癌细胞，接种第二天后采用 0.4T、7.5 次/s，2h/天的磁场，进行连续照磁 3 周，检测血常规和血生化、免疫细胞、肿瘤生长情况和肿瘤的大小等。结果表明，磁场可增加荷瘤鼠的免疫细胞数量，可抑制小鼠肿瘤的生长——接种肿瘤细胞后，第 5 天两组均可以检测出肿瘤，但两组肿瘤体积增长的趋势明显不同，照磁组的肿瘤体积明显小。

低频恒稳旋转磁场的临床研究。韩俊庆等用 zcx-Ⅱ型旋磁治疗机进行了初步临床研究。随机选择临床放弃治疗的晚期恶性肿瘤患者 32 例，依据其采用磁场旋转治疗参数的不同将其分为 A、B、C、D、E 5 个组，其中 A 组 4 例，B 组 15 例，C 组 3 例，D 组 3 例，E 组 7 例，治疗范围包括原发病灶及转移器官和淋巴结；每天治疗 1 次，每次治疗 1～2 小时，治疗总天数为 30～50 天，平均 42 天。治疗后全部患者的临床症状和体征均得到显著缓解，其性别、年龄、病种、治疗参数以及既往是否采用过其他抗肿瘤治疗措施等，似乎并不影响旋转磁场治疗肿瘤的效果，但其治疗次数的多少和每次治疗时间的长短却与此治疗方法的疗效明显相关。初步说明旋转磁场治疗晚期恶性肿瘤的疗效显著，且无不良反应和并发症，值得进一步研究和探讨。

(3) 经颅磁刺激对人体功能疾病的治疗

经颅磁刺激(transcranial magnetic stimulation，TMS)是使用脉冲磁场影响脑的电活动的方法。1985 年，英国 Sheffield 研究人员成功地进行了经颅磁刺激并进行首次临床检查，结果证明可用于探查运动神经路径，基本原理是基于法拉第提出的电磁原理，在头颅附近放置一导电线圈，并在数毫秒内通过快速变化的电流产生可以穿透头皮及头骨的变化的磁场，而这一场强不断变化的磁场就可以使线圈下方的局部大脑皮质(面积约 3 cm，深度约 2 cm)产生持续数百微秒的电流并激活相应区域皮质及皮质下神经元轴突(图 6-24)。不同的经颅磁刺激激活神经元轴突后可产生不同的生物学效应。经颅磁刺激包括三种模式，其中单脉冲磁刺激、双脉冲磁刺激可以短暂地激活相应神经元，而重复经颅磁刺激则可以长时间(数分钟至数小时)地调节大脑皮质的兴奋性，其中低频重复经颅磁刺激(频率1 Hz)表现为抑制性，可以使运动诱发电位(motor evoked potentials，MEP)阈值升高而波幅降低；高频重复经颅磁刺激(频率≥5 Hz，但一般不超过 50 Hz)表现为兴奋性，使 MEP 阈值降低而波幅升高。而一些特别的重复经颅磁刺激，如 TBS(thet aburst stimulation)、QPS(quadri pulse stimulation)等，其具体模式不同，兴奋性及抑制性亦不相同 。

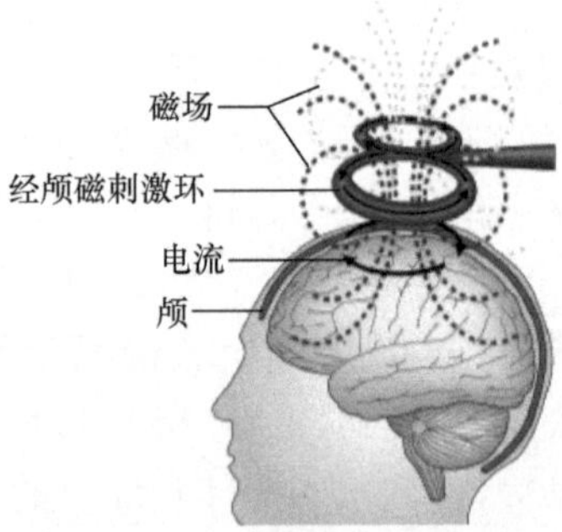

图 6-24　经颅磁刺激原理

很多神经系统疾病均存在大脑皮质神经元结构或功能的异常，而经颅磁刺激则可以改变神经元兴奋性。这使得经颅磁刺激在神经疾病的治疗中得到广泛的应用。

帕金森病是由于皮质—基底节—皮质环路功能异常引起的，与其有关的皮质主要是初级皮质运动区、运动前区及辅助运动区，而 rTMS 可以调节皮质兴奋性，并且研究表明，高频 rTMS 刺激初级皮质运动区可以促进脑内多巴胺的释放，因此有研究者应用 rTMS 治疗帕金森病。多项研究表明，高频 rTMS 刺激初级皮质运动区可以改善帕金森患者的运动症状，并且这种疗效随疗程的增加而逐渐显著，但目前经颅磁刺激治疗帕金森病的有效性、刺激频率、刺激部位尚存在争论，仍需更多的临床试验进行验证。

癫痫的发病机制是由于神经元兴奋性升高而导致的异常放电，低频 rTMS 可以抑制这种病态兴奋性的升高。因此，很多研究者尝试在癫痫发作间期应用低频 rTMS，但结果不尽一致。rTMS 为癫痫患者特别是耐药癫痫患者提供了一种新的潜在治疗方法，但仍需进一步探索。

脑卒中后患者表现为患侧大脑半球部分功能的缺损，主要是由于脑卒中后患侧大脑半球部分区域结构受破坏，此外脑卒中后双侧大脑半球平衡受破坏，健侧大脑半球过度激活并抑制了患侧大脑半球功能。从理论上说，可以运用高频 rTMS 作用于患侧大脑半球受损区，在结构上重塑并兴奋残余皮质及传导束，进而达到改善脑卒中预后的目的。同样，可以使用低频 rTMS 抑制健侧大脑半球相应区域，解除其对患侧大脑半球受损区的抑制，达到促进功能恢复的目的。一些学者应用低频 rTMS 抑制卒中后偏瘫患者健侧大脑半球初级皮质运动区后，均发现患者症状较对照组明显改善。现在 rTMS 可以改善卒中后运动功能已得到肯定，但对中风后失语、空间忽视等症状的疗效仍需积累更多的临床证据。

研究发现高频 rTMS 刺激初级运动皮质使人体出现感受到低温疼痛的温度阈值下降，而使高温疼痛的温度阈值升高。这提示 rTMS 可以影响痛觉的感知，而在应用高频 rTMS 刺激运动皮质治疗三叉神经痛、丘脑痛、脊神经根痛等神经痛患者后，也发现相对于对照组患者疼痛明显缓解。

抑郁症是最早应用 rTMS 进行尝试的病种，影像学研究发现抑郁症患者左侧前额叶代谢减低，而且左侧前额叶损伤的患者容易出现抑郁症状。这提示左侧前额叶功能减低与抑郁症存在密切关系，因此可以用高频 rTMS 兴奋左侧前额叶改善其功能。大多数研究均支持高频 rTMS 可以改善抑郁症患者的症状。

此外，对偏头痛、神经痛、耳鸣等经颅磁刺激也有一定疗效。

6.4　组织工程与再生医学

各种因素造成的组织、器官缺损和功能障碍是人类面临的一个重要问题。大面积的缺损一般都需要用自体或异体组织、器官移植进行修复，这是一个难题。而尝试在体外构建一个有生物活性的移植物，并植入体内以达到修复组织缺损、重建组织和器官功能的目的促使了组织工程的提出。20 世纪 80 年代后，组织工程学和干细胞研究的快速发展，使再生医学(regenerative medicine，RM)成为组织工程的研究前沿。再生医学是研究组织或器官受损后修复和再生的一门学科。

1. 组织工程学概述

早在 20 世纪 80 年代,美国华裔科学家冯元桢提出了组织工程学。1987 年,美国国家科学基金会根据他的建议采用了 tissue engineering(组织工程学)来描述这一新兴的领域。

1) 组织工程学的概念和原理

组织工程学是根据细胞生物学和工程学的原理,将具有特定生物学活性的组织细胞与生物材料相结合,在体外或体内构建组织和器官,以维持、修复、再生或改善损伤组织和器官功能的一门科学。组织工程技术的基本原理是将组织细胞(或者干细胞)贴附于生物相容性良好的生物材料上,形成细胞—生物材料复合物;将其植入到体内特定部位,或者置于体外特定环境下,在生物材料逐步降解的同时,细胞产生基质,形成新的具有特定形态结构及功能的相应组织。

组织工程的核心是建立由细胞和生物材料构成的三维空间复合体。细胞通过大量分泌胞外基质完成组织结构的架构,细胞在新组织内的生物学活动维持了组织结构的长期稳定,并使再生组织具有特定的生理功能。生物材料为细胞提供了适合其生长、基质合成及发挥其功能的生物学空间,克服了以往单一细胞移植不易成活、基质合成能力低下等缺点。生物材料支架降解前为三维组织形成提供了临时的机械支撑,同时也是未来构建组织与器官的三维形态模板。细胞与生物材料之间的相互作用是组织形成,即组织工程化组织构建的关键,生物材料上细胞接种必须保持一定的高密度,生物材料降解速率必须与细胞的生长与细胞外基质合成速率相互匹配,才能保证组织构建的成功。

组织工程学科涉及生物、化学、材料工程及临床医学等领域。组织工程学科的具体应用是将组织工程医疗产品应用到人体上,达到重建、修复组织器官缺损的目的。

2) 组织工程学基本要素

组织工程学的产生与发展是在生命基础科学、临床医学、材料学、力学和工程学等学科的高水平发展基础上进行交叉渗透结合的结果,同时也是包括分子生物学技术、基因克隆技术、转基因技术、移植免疫技术、干细胞技术、生物力学技术、生物材料技术、三维打印技术、生物反应器技术等各种现代技术的综合应用。

(1) 种子细胞

种子细胞是实现组织工程器官的基本要素,必须具备几个主要特征:高增殖能力,低分化程度,即能建立稳定的标准细胞系;尽可能低的抗原性。目前用于研究的细胞主要来自组织细胞、胚胎干细胞和成体干细胞，但能同时满足以上条件的细胞来源非常有限。

① 组织细胞。直接从成熟组织中获取细胞用于组织构建是早期组织工程研究最常用的方法。由于组织细胞是终末分化细胞，在体外培养过程中，经过一段时间后，细胞极易老化，从而丧失正常的分泌基质功能，因而难以从少量的组织经体外分离培养获得大量的具有正常功能的组织细胞，所以在研究和应用领域都受到了限制。

② 胚胎干细胞。胚胎干细胞是从动物或人类胚胎发育早期所形成的内细胞团中分离培养而获得的一类特殊细胞，属于全能干细胞，在体外适当的培养条件下能无限扩增而保持未分化状态。理论上胚胎干细胞是最为理想的组织工程种子细胞。由于涉及一些伦理、道德问题，关于人类胚胎干细胞的研究曾一度被禁止，后来解除对人胚胎干细胞研究的禁令。目前对于胚胎干细胞的研究还主要停留在建系的阶段，已经建立了小鼠、恒河猴及人的胚胎干细胞系，对其诱导分化的研究才刚刚起步，要应用于组织工程还有一定的路程要走。从长远来看，胚胎干细胞在组织工程领域具有极为光明的应用前景。当然，免疫原性和致瘤性是仍是困扰胚胎干细胞应用的两大难题。建立有效的胚胎干细胞诱导分化方案和通用型胚胎干细胞库，是进一步研究的方向。

③ 成体干细胞。与胚胎干细胞相比，成体干细胞不仅取材方便、来源广，分化潜能相对局限而更容易定向诱导分化，并且能取自自体，避免了免疫排斥问题，无伦理学的争议，因此更易于临床，已成为当前组织工程种子细胞的首选。目前主要围绕骨髓间充质干细胞(bone marrow stemcells，BMSC)展开。骨髓间充质干细胞源于骨髓，生理状态下参与了骨的代谢以及支持造血等功能。在不同的诱导分化条件下，骨髓间充质干细胞可以向骨、软骨以及脂肪细胞分化。由于骨髓间充质干细胞在体内的含量较低，对营养条件要求较高，因此在利用其作为种子细胞时必须进行分离和体外的培养扩增。全骨髓培养法和离心培养法是目前实验中的常用的经典方法，而目前三维细胞培养技术已经广泛地应用于组织工程领域，三维细胞培养方法可以有效地刺激培养细胞的增殖、总蛋白合成和 DNA 合成，对细胞的分化及保持细胞活性和生理功能也具有有效的促进作用。骨髓间充质干细胞的定向分化主要采用在体外培养条件下添加诱导剂的方法，但也受到多种因素的制约和影响，而目前对这些诱导剂的作用机制了解甚少。虽然骨髓间充质干细胞作为组织工程的种子细胞具有许多的优势，但是在广泛应用于临床前还面临其他需要解决的问题。例如，如何提高带有特殊标记的某一类细胞的纯化技术；如何建立定向分化培养技术的成熟方法；如何消除异体移植的免疫排斥反应等。在这些领域内的研究突破将对组织工程研究起到积极的推动作用。除了骨髓间充质干细胞外，还有脂肪干细胞、表皮干细胞、毛囊干细胞、角膜缘干细胞等。

(2) 生物支架材料

组织工程支架是种子细胞在形成组织之前赖以生存和依附的三维支架，为细胞的黏附、增殖、分化、营养交换、新陈代谢以及细胞外基质分泌等生理活动提供空间场所。组成支架的材料的生物可降解材料在组织工程研究中起着非常重要的作用，它是组织工程实现产业化的关键。除了符合一般生物医学材料的要求外，组织工程学所需的理想生物支架材料还需满足如下要求。

① 具备良好的生物相容性，不会因邻近组织的排异反应而影响新组织的功能。

② 具有可降解性及适宜的降解速率，当移植的细胞或组织在受体内存活时，支架材料可自行降解。

③ 具有符合细胞、组织器官要求的生物力学强度。

④ 具有良好的细胞界面关系，能相互作用以保存和促进细胞功能。

⑤ 易于塑型，便于加工成理想的二维或三维结构，而且移植到体内后能保持原有形状。

⑥ 可以和其他活性分子复合，促进种子细胞的增殖与分化。

⑦ 易消毒性。除了以上要求外，还要求具有一定的仿生化与智能性。理想的组织材料不仅能促进种子细胞的增殖，诱导干细胞分化，同时能根据组织形成速度调节降解速率，促进组织的再生。

目前比较常用的组织工程支架的材料主要有几大类型。其一为天然材料，包括胶原、甲壳素、壳聚糖、海藻酸盐、毛发及血管等，天然材料的优点是通常更易于细胞附着在其上面；其次是合成材料，包括高分子材料和钙磷无机材料，在高分子材料中有聚氨酯、硅橡胶、聚乙烯、聚四氟乙烯、聚碳酸酯、聚酸酐和聚羟基羧酸等，其中又以聚乙醇酸(polyglycolic acid，PGA)和聚乳酸(polylactic acid，PLA)性能最好。合成材料的优点是，它们的强度、降解速度、微结构和渗透性均可在生产过程中进行控制。还有一类为复合材料，包括天然材料与合成材料、无机材料与有机材料以及生物材料的复合。由于单一材料很难满足组织工程的要求，研究人员多综合两类材料的最佳优点来设计具有特别特性需要的新一代材料。例如，将羟基磷灰石(hydroxyapatile，HA)和聚乳酸乙醇酸(poly-lactide-co-glycolic acid，PLGA)共聚物1∶1复合为多孔基质材料，有效地改善聚乳酸乙醇酸的机械性能差、降解速度快等弱点。但总体上讲，理想的组织工程支架材料尚未发现，国内外相关研究都集中在对现有材料的改性与复合，各种材料表面处理与修饰技术、材料加工技术等。近年来应用纳米技术制备生物材料为发展新型组织工程支架材料提供了新的途径，具有非常光明的前景。计算机三维打印技术的发展和在材料学中的应用，使材料学家能够制造出与缺损组织三维结构完全匹配的材料，将为完美修复组织缺损提供可靠的保障。

(3) 组织构建

具备了大量可靠的种子细胞和符合要求的生物支架材料，仅仅是具备了组织工程化组织或器官构建的基础，如何在此基础上，使细胞和支架高效率地复合并在体外成熟，对支架材料进行表面改性和修饰、模拟体内环境是组织器官构建必须解决的问题。

组织构建过程中要使其血管化和神经化。目前重建组织工程组织血管的方法主要有采用血管内皮细胞与相应的组织细胞联合培养构建组织工程组织，应用血管内皮细胞生长因子，促进血管生成，利用纤维外科技术在将组织工程组织移植进入体内时，进行血管神经束植入、筋膜包裹等方法对组织工程组织进行再血管神经化。这些研究和方法为组织工程组织的临床应用提供了新的技术方法和值得借鉴的经验。

体外普通培养的组织结构不稳定，力学性能差，植入体内后会发生组织结构和类型的变化，实现体外组织构建的关键是尽可能模拟组织的体内微环境。体内微环境是一个复杂的综合体，除了各种细胞分泌的生长因子、细胞外基质、细胞间相互作用以及局部酸碱平衡等因素以外，局部物理学刺激也是一个重要因素。生物反应器的开发与应用在组织工程化组织体外构建中起到了关键作用。培养环境中力学刺激在组织形成、重塑和成熟过程中起着重要的作用。不同组织生理状态下所受的力学刺激也是不相同的，如生理状态下肌腱主要受的是牵张力的刺激，而血管受的是搏动扩张力和流体冲刷力的刺激。研制适用于不同组织在体外培养过程中施加与体内环境尽量一致的环境因素对培养的组织施以牵拉、扩张等力学刺激才能在体外构建出适合体内环境的组织。如何正确模拟生理状态下的物理学刺激并顺应不同构建阶段的需求是需要不断研究的课题。随着各类生物反应器的逐步优化与完善，将进一步提高体外构建组织的效果，使之更接近正常组织结构并发挥正常的生理功能，为实现组织工程的产业化、标准化奠定基础。

2. 再生医学概述

1) 再生医学的概念

再生医学是研究机体某部毁损后引发组织再生的一门科学。20 世纪 80 年代，组织工程的出现使再生医学的内容大为扩展，并被誉为再生医学的新时代。20 世纪末，干细胞的研究迅速掀起高潮，成为生命科学中最令人瞩目的领域之一，各国政府也十分重视，拨出巨款支持对干细胞的研究。近几年来，再生医学又取得了许多新的进展。

再生医学的概念应有广义和狭义之分。广义上讲，再生医学可以认为是一门研究如何促进创伤与组织器官缺损生理性修复以及如何进行组织器官再生与功能重建的新兴学科，可以理解为通过研究机体的正常组织特征与功能、创伤修复与再生机制及干细胞分化机理，寻找有效的生物治疗方法，促进机体自我修复与再生，或构建新的组织与器官以维持、修复、再生或改善损伤组织和器官功能。狭义上讲是指利用生命科学、材料科学、计算机科学和工程学等学科的原理与方法，研究和开发用于替代、修复、改善或再生人体各种组织器官的科学，其技术和产品可用于因疾病、创伤、衰老或遗传因素所造成的组织器官缺损或功能障碍的再生治疗。

再生医学涉及组织工程、生物学、生物化学、物理学、化学、工程学等多个学科。随着相关学科的发展，再生医学的内涵也不断扩大，包括组织工程治疗、组织器官移植、基因治疗、组织器官的缺损、再生与生理修复、活体组织器官的再造与功能重建、微生态治疗等几个方面。

2) 再生医学研究的内容

目前再生医学的研究主要包括组织工程、干细胞、细胞因子和基因治疗。

(1) 组织工程

这是再生医学目前研究的热点方向。虽然组织工程学诞生于 20 世纪 80 年代，但它的发展却非常迅速，尤其是皮肤、软骨等组织的研究，目前已商品化并应用于临床。简单来讲，组织工程学是指通过应用工程学和生命科学的原理，产生有生命力的活体组织或器官，并将其用于对病损组织或器官进行结构、形态和功能的重建甚至永久替代的学科。其主要任务是实现受损组织或器官的修复和重建，延长寿命和提高健康水平。

利用组织工程学原理修复和再生受损组织或器官具有以下几个优点：首先只利用少量的组织或器官，便可扩增出大块的组织或完整的器官，可达到完全修复；其次修复损伤是利用与受区有相同功能的细胞经扩增后形成活的组织或器官来修复，具有与原器官相同的结构及功能，能够达到功能修复；最后在修复过程中，可利用生物工程原理对组织工程化组织或器官进行塑形，使它与原组织或器官相符，达到形态重建。由此可见，FE 学是再生医学的外延，拓宽了再生医学的广度和深度，将传统组织修复与生物工程相结合，具有很大的潜力，并已成为再生医学研究和发展的主要方向。

(2) 干细胞

干细胞是具有自我更新、高度增殖和多向分化潜能的细胞群体，即这些细胞可通过分裂维持自身细胞的特性和大小，又可进一步分化为各种组织细胞，从而构成各种复杂的组织器官。干细胞是组织再生的源泉和基础，是再生医学研究的前提。

采用干细胞移植可直接再生组织和器官:用干细胞携带治疗基因,经过诱导分化为成体细胞;利用细胞间相互转化的特性,可用干细胞进行自体组织和器官的修复;干细胞作为种子细胞,还可与降解支架材料联合培养,在体外构建组织或器官。干细胞主要包括胚胎干细胞和成体干细胞。胚胎干细胞是指当受精卵分裂发育成囊胚时内细胞团的细胞,具有体外培养无限增殖、自我更新和多向分化的特性。无论在体外还是体内,胚胎干细胞都能被诱导分化为机体几乎所有的细胞类型,所以又被称为全能干细胞。这使胚胎干细胞成为组织工程中最好种子细胞的条件,但其研究以及应用都涉及社会伦理学的问题,目前尚未解决,一些国家甚至明令禁止对胚胎干细胞的研究。因此,对胚胎干细胞应用做进一步的研究首先要解决伦理学的问题,相信胚胎干细胞应用于组织工程相对它涉及的社会伦理问题,肯定是利大于弊的。成体干细胞是指存在于已分化组织中的未分化细胞,能够自我更新并特化形成该类型组织的细胞。现已证明,成体干细胞普遍存在于机体的各种组织器官中,在体内特定的微环境中,大多处于休眠状态,在病理状态或在外因诱导下可表现出不同程度的再生和更新能力,当组织受损时,微环境中的间质细胞能够产生一系列生长因子或配体,与干细胞相互作用,控制干细胞的更新和分化。利用这一原理,我们可在体外培养时,通过改变微环境中的生长因子以及其他因素,来定向诱导干细胞的分化。例如,骨髓间充质干细胞、表皮干细胞、脂肪干细胞、胰腺来源的干细胞等均在组织修复及再生中发挥重要作用。远隔损伤处的干细胞经动员后出现“归巢”而至损伤区参与修复过程。尽管干细胞的研究在组织器官修复和再生上具有广阔的前景,但仍存在许多问题,如干细胞定向诱导分化调控机制,如何获得高数量、高浓度的分化细胞,干细胞是否具有形成复杂器官的能力,“归巢”的调控机制,临床应用的安全性等均有待深入研究。

(3) 细胞因子和基因治疗

细胞因子作为细胞分化、增殖的信号分子,在构成组织的各种细胞增殖分化及干细胞的定向分化中均起到重要作用,研究比较多的细胞生长因子有表皮生长因子、转化生长因子-β、成纤维细胞生长因子、血管内皮生长因子、神经生长因子、血小板衍生生长因子、肝细胞生长因子等。干细胞生长因子是一种具有多种功能的细胞因子,首先干细胞生长因子在红细胞和多种白细胞的成熟过程中发挥重要的作用,在体内参与早期造血祖细胞的增殖、分化调控,可以趋化造血祖细胞迁移进入外周血并促进造血祖细胞分裂;其次细胞生长因子也是肥大细胞的一种终末分化因子,可以阻止其在周围组织中的凋亡。细胞生长因子还对干细胞生长有明显的调控作用,促进干细胞分裂,抑制细胞凋亡。作为细胞生长因子受体的 c-kit,是原癌基因 c-kit 的表达产物,由 975 个氨基酸组成,分为膜外区、跨膜区和细胞质内区,其膜外区由 5 个免疫球蛋白样结构域,细胞生长因子可通过与该区域特异性结合,引起受体二聚体化及信号转导,发挥生物学功能 。

基因治疗可分为经体外和经体内两种。经体外指在患者身上取出特定的病变细胞,将正常基因转入病变细胞,筛选扩增后移入患者体内以达到治疗的目的。组织工程种子细胞的基因改造多采用此法,达到延缓种植细胞老化、促进细胞增殖、促进干细胞定向分化的目的。经体内指将患者的基因经遗传工程处理后,直接放入患者体内,如将含有骨缺损处细胞在迁移入生物材料后能自动摄取材料中的治疗基因,以达到体内完成基因转染的效果。

再生医学与组织工程既有区别又有联系,狭义上讲,再生医学主要是在体内研究,组织工程主要在体外研究;再生医学的研究范围更广,组织工程研究范围相对较窄;组织工程的概念提出较早,再生医学的概念提出相对较晚。但是,随着再生医学和组织工程研究的不断深入,再生医学与组织工程的关系越来越密切。

① 组织工程的内涵在不断扩大,凡是能引导组织再生的各种方法和技术均被列入到组织工程范畴内,组织工程的科学意义不仅在于提出了一个新的治疗手段,更主要的是提出了复制组织、器官的新理念。组织工程是再生医学的外延,拓宽了再生医学的广度和深度,已成为再生医学研究和发展的主要方向。

② 再生医学利用生物学及工程学的理论方法创造丢失或功能损害的组织和器官,使其具备正常组织和器官的机构和功能,而应用组织工程学技术和方法,尤其是组织工程研究中的种子细胞、生物材料、组织构建技术均已成为再生医学的核心内容,再生医学涵盖了组织工程的研究内容。总之,再生医学是一门新兴的边缘学科,是众多先进学科结合的产物。细胞学、分子生物学、材料学、免疫学、组织工程学、基因工程学、临床医学、康复医学等学科的发展将推动再生医学的发展,其研究范围也将不断扩大。随着再生医学与其他学科在交融贯通中不断发展,必将成为医学领域至关重要的组成部分。

细胞的修复与再生能力是再生医学的重要方向,有望解决人类面临的重大医学难题,引发继药物和手术之后的新一轮医学革命。

国外的这些研究在各种组织细胞的分离培养技术、多种细胞的联合(复合)培养技术、细胞的生物学特性、细胞的分裂增殖与生长调控以及各种支架材料的构造设计、理化性质和制备等方面取得了进展。然而,在种子细胞、支架材料以及细胞与支架材料间的相互作用等这些组织工程研究的重要基础问题上,还有大量的工作要做。尤其是胚胎干细胞分离建系,定向诱导分化,建立标准的细胞系;细胞信息传递及其调控,改造种子细胞,延长细胞寿命及生存期;研究细胞黏附及其影响的机制;研究降低细胞抗原性及增强宿主免疫耐受方法等。

器官的人工培育是医生采集患者内脏器官的细胞,在可被生物降解的支架上成长,血管为成长的器官提供养分,最后成长为完整的器官,移植给病人

(图 6-25)。

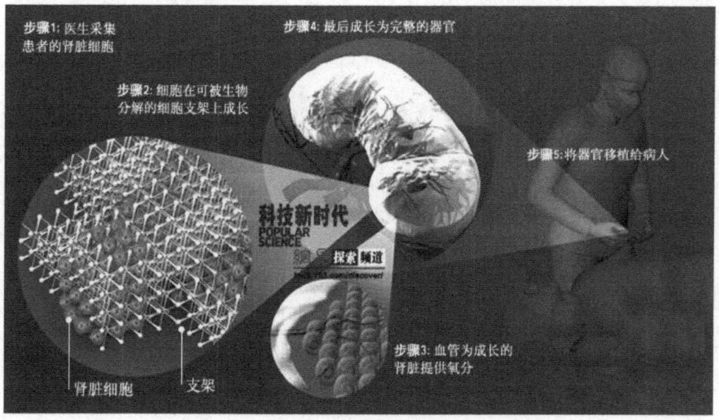

图 6-25　器官培育——定制器官

美国科学家 2007 年在《自然》杂志中刊载文章称，他们找到了一种在实验室培育内脏器官细胞的方法，可以将胚胎干细胞培育成为人体不同类型的内脏器官细胞，几乎囊括了胰腺、肝脏与肺在内的所有内脏器官细胞。这类内脏原始形体细胞的培育，意味着人类利用干细胞组合成人体器官的时代已为时不远。

美国科学家已经在实验室中成功培育出膀胱，并顺利移植到 7 名患者体内。由于用于移植的膀胱由接受移植者的体内细胞培育产生，所以移植后的膀胱不会在患者体内发生排异现象。这是世界上第一次将实验室培育出的完整器官成功移植入患者体内，这次重大突破将为此后其他器官的培育研究增添希望，也将为成千上万苦苦等待器官移植的患者带来福音。

英国科学家日前培植出了世界上第一个人造肝脏。据报道，来自英国纽卡斯尔大学的研究人员与美国专家展开合作，他们先从刚出生的婴儿脐带内取出血液，分解出干细胞，之后研究人员将干细胞放在一个生物反应器里。这种生物反应器是美国航空航天局用来模拟失重状态的工具。干细胞在失重状态下迅速繁殖，科学家随后又向容器里投放了荷尔蒙和不同化学物，最终使干细胞转变成了肝脏组织。虽然这个肝脏还难以与普遍意义上的肝脏相提并论，它的直径也只有不到 2.5 厘米，但是它将使人造器官的移植成为可能，无疑将成为医学发展的一个重要突破。研究人员相信，假以时日，他们终将能够培植出大的肝脏组织，最终将其运用于临床治疗。研究人员预测，在未来两年内，这种人造肝脏将被用于测试新药品，从而避免新药在试药者身上出现不良反应的悲剧，而且这也将减少实验者数量。在 5 年时间内，人造肝脏组织将可以用于修复肝脏组织，从而使那些因为受伤、疾病、酗酒等原因导致肝脏受损的人们受益。如果发展顺利，不出 15 年，利用实验室培育出来的人造肝脏进行整个肝脏移植手术就将成为现实。

目前正在研发骨骼打印机，利用类似喷墨打印机的技术，将人造骨粉转变成精密的骨骼组织，此科技会为骨骼移植手术带来重大革新。如果人体的骨头不幸受伤，传统的骨移植手术会撷取病患其他部位的骨头或是利用陶瓷来替代。当前骨骼移植手术大都使用人体其他部分的骨骼或者类似陶瓷的替代材料。但是骨骼打印机产生的人造骨骼，除了精确仿真破损的骨骼区块，植入人体以后还能帮助受损的骨骼修补愈合。这种人造骨骼会帮助受损的骨骼部位产生新的组织，甚至能促使血管再生，作用类似桥梁。人造骨骼组织相当精细，可用于整形、重建和脊椎手术，其基本成分也与真正的人类骨骼相同，植入人体后，会被人体溶解吸收，不会影响健康。不过，这种新科技距离进入医院成为通用可行的疗法还有一段长路要走。

6.5 人类健康工程

1. 现代医学与生物医学工程学面临的挑战与机遇

回顾 20 世纪，以医院科技现代化为代表的西方医学发展的历程，充分说明以生物医学工程为代表的现代科技，是推动西方医学发展成为现代医学的主要推动力。没有生物医学工程学科的发展，就没有现代医学和今日的医院现代化。但是，随着人类与社会的发展，很多解决不了的问题使人们不得不对现代医学的发展进行思考。

1）生物医学工程与近代、现代医学的贡献

人类为了对抗疾病、保障生存，在长期与疾病作斗争的实践中产生和发展了医学。医学发展大致经历了原始医学、古代医学、近代医学和现代医学的过程。在人类生存发展过程中大规模传染病（瘟疫）的爆发是影响人类生存的重大威胁。例如，6 世纪埃及西奈半岛的第一次鼠疫爆发，每天死亡五千至一万人，总数近一亿人，几乎殃及当时所有著名国家，并导致东罗马帝国衰退。14 世纪发生在整个亚洲、欧洲和北非的第二次鼠疫，仅欧洲就死亡近一半的人口。15 世纪以前的医学解决不了这一严重问题，直到 16～19 世纪。随着人体解剖学的建立和生理学的进步、实验和量度的应用，特别是属于生物医学工程领域的显微镜发明与应用，发现了微生物等，使生物医学开始步入实验科学的轨道，找到了引起重大传染病的微生物和病毒，发现了青霉素等抗生素，这些特效疗法是治疗史上划时代的进步，保障了人类能对抗重大传染病的伤害，正常地繁衍进步。生物医学工程交叉学科的诞生与发展极大地提升了诊断技术。20 世纪初 X 射线透视诊断、X 射线造影诊断、心电图、梅毒血清反应、脑血管造影、心脏导管术、超声波诊断、内镜诊断、XCT、MRI 检测诊断技术使微小的病灶都能被发现。生物医学工程还极大地发展了手术治疗技术，显微外科技术的发展扩大了手术领域，提高

了难度较大的颅内复杂病变手术的成功率，并使某些过去不能手术的疾病得到治疗的机会。最普遍的是周围神经修复，显微血管吻合技术的发展，使移植及再植外科达到新的水平，还使活骨游离移植成为现实。显微外科技术还把断肢再植，特别是断指再植推向新的水平。器官移植和人造器官的发展极大地提高的危重病人的生存水平。

总体讲，近代和现代医学从对抗疾病保障人类生存发展角度讲做出了历史性的贡献。肆虐千百年的传染病基本置于人类控制之下，有些已被消灭(如天花)，整个 20 世纪人类赢得了 40 年的生命，但 50 年代以后无明显增长。

2) 现代医学与生物医学工程面临的挑战

(1) 对医学目的的反思

从医学诞生与发展历史已经形成的认识是医学的目的就是治病救人，根本不需要讨论。1992 年，美国科学院院士、哲学家 Callahan 在一次会议上提出是否需要重新考虑医学的根本目的。以他为首的 HastinGs 中心，自 1969 年起，就从哲学的高度对医学的发展及与之相关的问题进行了长期的考察。他们的看法是:“现代医学不足以很好地解决人类的疾病、衰老和死亡问题”。“所有国家或早或迟都会发生一场医疗系统的严重危机”。造成这场严重危机的首要原因是现代医学“错误地把治愈疾病和阻碍死亡视为其首要目标”。

1996 年 11 月国际医学目的研究小组提出了一个题为《医学的目的:确定新的优先战略》的总报告。其结论主要是:在 20 世纪末，经济、社会和科学对医学的压力迫使世界各国的制定政策者进行医学和医疗革命。但除非用一种新的眼光来看待医学的核心价值，这些努力必将失败，或不能获得充分的成果。“医学的目的已经解决且不言自明，需要的只是合理地实施它而已”的说法是不确实的。实际上“不仅医学的方法，医学的目的也处于危机之中”。导致这场迫在眉睫的医疗体系的危机的根源“是医学的目的，而不是手段出了问题”。因此，为了解决这一危机，“首先需要重新审核一下医学的目的”。试图通过“资金筹措和组织改革来解决医疗系统危机是行不通的”。

现代医学的发展基于这样的前提:“无限制的追求技术的进步总是好的”。实际上，现代医学的进步是一把双刃宝剑。“具有讽刺意味的是，医学的进步，正是它面临的许多困难之根源”。因而指望通过科学技术的进步来解决上述危机是不现实的。错误的医学目的，必然导致医学知识和技术的误用，“考虑到在提供医疗服务可能获得巨额利润”时，这一点尤为突出。美国医疗危机的现状证明国际医学目的研究小组关于造成医疗危机的根源的看法是正确的。

那么，医学的目的应该怎么定位呢？国际医学目的研究小组的看法是:医学的目的应该有 4 个，它们代表医学的核心价值，即预防疾病和损伤，促进和维持健康；

解除由病灾引起的精神上和肉体上的痛苦;照料和治愈病人,照料和帮助那些患有不能治愈疾病的人;避免早死,寻找安详的死亡。按照上述医学的目的,指导医学未来发展的原则应当是医学发展的"优先战略,应从旨在治愈疾病的高科技发展",转移到预防疾病和损伤,促进和维持健康上来。未来的"医学应该努力使其目的适应经济现实",也就是说,应当发展"供得起的和可持续的医学"。凡是供得起的医学,从长期来看就是可持续的;未来的医学应该是"公正的公平的医学",应该是"所有人都供得起"的医学;未来的医学对高科技的追求应该是"有节制的和谨慎的"。应用高科技的目的,不是超越肉体的可能,而是帮助病人尽可能在有限时间内提高生命的质量;未来的医学应该是高尚的。总之,未来的医学应该充分尊重人的选择和人的尊严。

医学目的研究小组为未来医学描绘的蓝图似乎理想化了,太富于人文气息。但是,他们清醒地看到,医学的对象是人,它的直接实施者也是人,因此从本质上讲,医学是有社会性的,不可能也不应该是纯自然科学。纯技术的观点是和生理—心理—社会相结合的新的医学模式相悖的,这正是现代医学的一个重大误区。医学目的的研究促使人们从哲学的高度认识全球性医疗危机的根源和解决这一危机的正确方向。最重要的是造成医学目的的失落的原因,不仅仅是因为现代医学"无限制地追求技术的进步",盲目地认为"技术的进步总是好的"。更为根本的是医疗行为商业化(医疗单位企业化),必然导致医学目的扭曲而把医学的发展引向邪路。

(2) 对现代医学模式和生物医学工程反思

错误的医学目的,必然导致生物医学工程知识和技术的误用,特别是"提供医疗服务可能获得巨额利润"时,生物医学工程的高技术发展就被无限扩大和滥用。

如前所述,现代医学是在应对疾病的基础上发展起来的,由于生物医学工程的推动,在以疾病为中心的道路上发展极快、技术含量极高。正如俞梦孙院士所说:以西方医学为代表的现代医学,本质上是疾病医学。它的理论和方法是建立在解剖学、组织学、生理学、微生物学、病理学以及近代的免疫学、分子生物学等以分析、还原思维为主的基础上。现代医学重视的是发生疾病时,人体各部分结构、成分、功能上的直接证据(实证),而取得这些直接证据的技术与方法,正好是现代各科技学科在当前发展阶段所能达到的水平。因此,形成了 20 世纪,特别是后半个多世纪期间现代科技与现代医学空前的大结合、大发展。这种以疾病为中心的现代医学的目标是征服(控制、消除)疾病,思路是对抗(病原→病理机制→特定结构→治愈),方法是标准化的途径。这种大结合、大发展本身又是双刃剑。一方面大大推进了医学的现代化,提高了对疾病的检测诊断水平,另一方面这种模式对威胁现代社会人类生命与健康的包括癌症在内的各种非传染性慢病(chronic non-communicable disease，NCD）又显得无可奈何，表现为争而不服，同时大大助力了现代医学最本质弊病的进一步暴露，加速了世界性的医疗危机的形成。目前医学的发展是在全世界制造供不起的、不公正的医学，现在许多国家已经走到了可供性的边缘。

同样，我们审视生物医学工程学，会发现生物医学工程的作用——现代科技与医学相结合，确实推动了医学大发展。如果医学发展的思维模式发生了偏差，则这种结合反而会加速由于这种思维模式偏差所带来的社会矛盾的形成——20 世纪生物医学工程的负面作用。生物医学工程就是导致高新技术在医学中的过度应用的主要贡献者，所形成的社会医疗负担显著，超出了社会经济发展速度，使得医院成为人均产值最高的行业，而对于慢性病治疗，可以说其效果甚微，目前慢病发生呈现井喷态势。这是 20 世纪末 21 世纪初现代医学面临的巨大挑战。发生偏差的总根源是西方医学以分析、还原为主的思维模式，忽视了病是生在人身上的，而人是一个系统，是一个整体，是开放的复杂巨系统。对待这样一个开放的复杂巨系统，单纯以分析、还原的思维模式是不可能真正认识清楚的。

2. 现代医学变革与生物医学工程学在新形势下的重要机遇

（1）医学目的的新定位

人类社会的发展不断给医学提出新的问题，现在面对包括癌症在内的各种非传染性慢病的重大威胁，必须考虑医学变革。世界卫生组织在 1996 年发表的《21 世纪的挑战》提出“21 世纪的医学，不应该继续以疾病为主要研究领域，应当以人的健康作为医学的主要发展方向”。20 世纪 80 年代末，法国邀请 75 位诺贝尔奖得主聚会巴黎，会后发布的《巴黎宣言》指出：“医学不仅是关于疾病的科学，更应当是关于健康的科学”。在国际上提出了医学应该由以疾病为中心向以健康为中心转移。

（2）医学模式与的生物医学工程的发展方向的新定位

到目前，在国际上虽然提出了医学目的新定位，但是如何实现新的医学目的，这需要世界范围内的医学变革。这种变革包括对医学目的的调整，对人体健康与疾病（主要是非传染性慢病）的认识，探索适应新时期应对人体健康与疾病的新方法。生物医学工程在推动和形成现代医学中起到了先锋作用，同样医学变革的需求为 21 世纪的生物医学工程发展又提供了重要机遇。

3. 人类健康工程是生物医学工程的发展方向

我们应该看到还原论思想给现代医学带来的发展和对生命体由表及里的认知，但也必须清楚在还原论的指导下，我们对生命和疾病的认识是局部的、分离的，缺乏系统的、综合的、整体的、本质的认识和理解。

1) 从人类健康工程角度对人的健康、疾病的新认识

为什么"以疾病为中心"的思想不符合当今社会现实呢？主要原因是当前医学(以疾病为中心的指导思想)的主要问题是对待非传染性慢病的治疗总体上无效。现代生命科学研究结果是临床实践已形成的共识，包括癌症在内的非传染性慢病是整体失调状态的局部体现，说明人的身心整体失调是造成各类非传染性慢病的根本原因；分子生物学与疾病基因组学研究企图从疾病基因上解决问题的努力，经过近40年的努力，正在进一步降低对这一"新途径"的信心；越来越多的事实证明，生活方式的"现代化"才是"整体失调"的总根源。当前医学的发展导致以疾病的诊断和治疗为主的发展方向，结果学科越分越细，反而滋生了许多医源病(40%)。越来越多的事实显示，忽视人的整体的疾病治疗不但不能解决问题，反而会造成新的损害。

人类健康工程是建立在系统论思想基础上的对待人类健康的态度(尊重人类自己)和方法，是以人为中心、维持提高人体系统稳态水平为目标的系统工程。其内涵不仅仅限于工程技术，而是一个人文和科学技术相融合的开放综合体。

(1) 健康工程对人的生命的认识

钱学森先生在创建系统科学过程中，对医学的系统性和整体性有过许多极有远见的论述，认为要"从人的整体，从人体功能态和功能态的调节去研究人"，并在解决复杂系统问题的方法上提出了"从定性到定量的综合集成方法"(解决复杂系统问题的唯一方法)。

著名生物医学工程专家俞梦孙院士提出"医学应该从认识、尊重、呵护人的自然能力开始。健康为中心理念的背后隐含着对自然、对人的尊重和呵护，科学的意义也只有在对自然尊重的前提下，才会有利于人和环境的和谐和发展，否则必将对人类及其所生存的环境造成危害和灾难。现代医学的不足从根本上说是对人自己的能力认识不足或者忽视，总是希望用'科学'去替代人类自己固有的能力。"他认为人是具有强大的、多层次的自组织能力的系统，在充足负熵流输入的前提下，系统具有自发地走向"目的点"或"目的环"的能力；自组织系统自发地走向"目的点"的能力是人体强大的维持和促进健康的能力(通过序参量)；自组织系统动态内稳机制的存在(通过序参量)是人体健康地适应环境的基础，是自组织系统自发地走向"目的环"的体现；自组织系统所表现出的自修复能力(通过序参量)是回到"目的点"的能力，因此是人体祛除病痛、恢复健康的最安全、最有效的途径 。

(2) 非传染性慢病起源于长期的稳态系统失调

人体的每一部分和整体的功能活动都是在一定范围内波动，并通过各种自我调节机制在变化着的内、外环境中保持着动态平衡。20世纪生理学家坎农将其称为稳态。这种稳态在遇到严重干扰性刺激时会出现应急反应，系统会引发普遍性

适应综合征(general adaptation syndrome，GAS)，这就是机体的应激反应概念。控制论创始人维纳进一步认识到的内稳态本质存在于生命系统内不同层次的负反馈调节机制。进而提出："人是一个维持稳态的机构，人的生命在于稳态的维持之中"，并给出了描述生命内稳态机制和具有负反馈调节环节的应激框图结构。因此，应激反应的本质是负反馈调节机制。俞梦孙院士指出"应激反应初期，表现出一系列激素分泌反应(交感—肾上腺髓质系统兴奋，释放出儿茶酚胺，伴随下丘脑—垂体—肾上腺皮质轴的活化，促进激素分泌)会随着GAS过程而逐步减弱(恢复稳态)。过强或过于频繁的应激源刺激，将会使机体适应能力耗竭(过度消耗有序能)，肾上腺皮质激素持续升高，机体内环境失衡，造成新的内部应激源，从而促进了稳态系统向整体失调方向发展。"这里生活方式和生活态度的变化相当于持续发生的应激源，而包括病理性重构在内的整体失调状态，则是机体过度应激反应的后果。在持续应激反应所引发的整体失调基础上，再加上机体本身的"遗传因素"条件，于是表达为各类慢性病，这就是现代文明病的发生过程，也说明各类慢性病是整体失调的局部体现。

通过以上分析，结合系统学理论，可归纳出几类应激反应。

① 生理性应激反应。当应激源刺激强度处在机体稳态调节范围内时，机体虽有应激反应，但会迅速地形成适应机制，扩大其稳态调节范围，为接受更强的应激原刺激作准备，这是生理性应激反应。生理性应激反应虽是机体适应环境的自组织功能之一，是可以调整回到内稳态的。

② 超负荷应激反应。当应激源刺激强度超出机体稳态调节范围，但仍然落在机体深层次自组织可代偿调整范围时，机体必然会动员深层次的资源进行当前主要功能的补偿性调整，放弃某些当前较次要的功能("拆东墙补西墙")，使机体进入病理性重构阶段。这是超负荷应激反应，也可称损伤性应激反应。如果持续长期超负荷应激反应，使生理性内稳机制发生疲劳，从而也可进入失调状态，病态。

③ 致命性应激反应。当应激源刺激强度超出机体自组织可代偿调整范围时，机体失去了动员深层次资源进行补偿的机会，使机体直接进入衰竭状态。这是一种致命性应激反应，可使整体系统直接进入衰竭或致命状态，已不是慢病状态。因此，现代各种慢病是整体失调状态的局部体现。

发生现代慢病的根本原因是整体失调，遗传因素只有在满足机体存在整体失调条件时才有机会表达，因此各类慢病生成和发展是整体失调与遗传因素同时存在的结果。

2) 从人类健康工程角度构建健康医学的新模式

以疾病为中心的医学对待现代慢病的模式是以疾病的诊断和治疗为主的对抗

性思路。对待慢病以疾病为中心的分析与应对如图 6-26 所示。

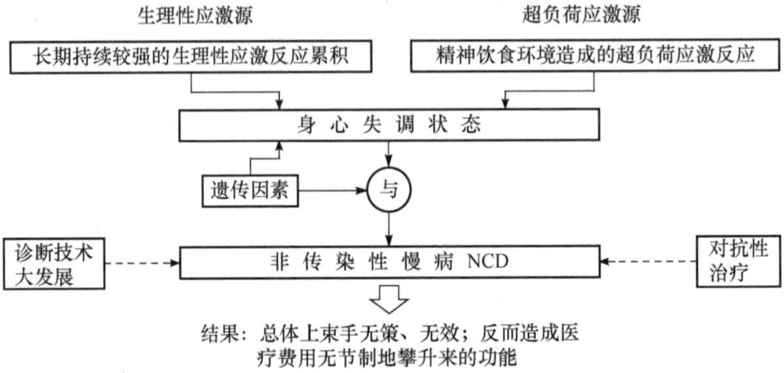

图 6-26　对待慢病以疾病为中心的分析与应对示意

俞梦孙院士根据“健康人所具备的自组织自修复力是人体祛除病痛最安全最有效的途径;各类慢性病生成的条件是状态失稳与遗传因素同时存在、即二者相‘与’的结果”分析提出“消除慢病的唯一原理是使上述二条件不相‘与’,而唯一可行的途径是变失稳状态为稳定状态,重塑自组织功能,充分运用恢复过来的自修复力祛除各类慢病”。这就是健康医学模式的理念。对待慢病以健康为中心的分析与应对如图 6-27 所示。

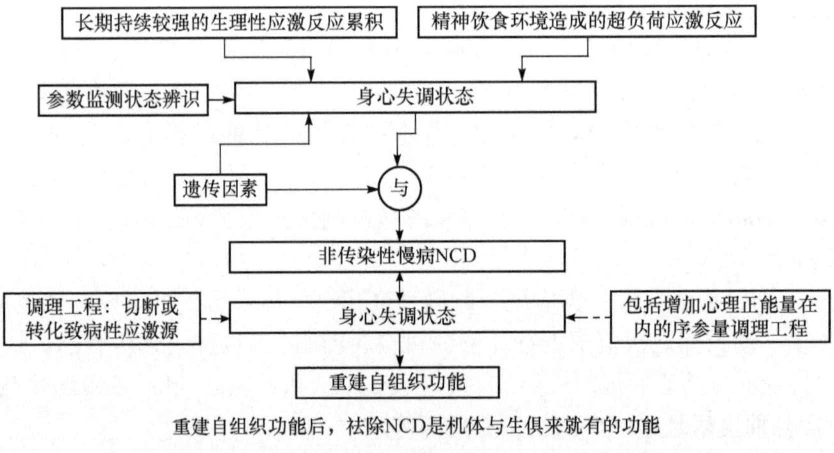

图 6-27　对待慢病以健康为中心的分析与应对示意

以切断或转化应激源、调理整体失调状态为主的健康医学模式不是仅仅针对疾病的,而是针对人类健康(包含慢病状态)的。健康工程的 SIR 模式如图 6-28 所示。

只要通过全社会的努力,通过推广普及这种模式,就可以最大限度的使大多数

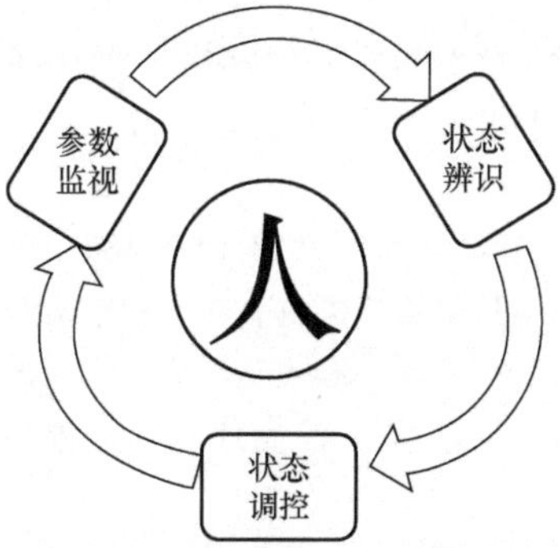

图 6-28　健康工程的 SIR 模式

人维持在健康状态，即使发生了身心不平衡，也能在人体自组织自修复能力与 SIR 模式的调理下，最大限度地向健康态回归。威胁人类的非传染性慢病就会得到控制，显著降低医疗费用上涨问题造成的社会危机。

3）实现人类健康工程 SIR 模式需要考虑的几个问题

实现 SIR 模式要考虑三个层次的技术问题与如何推广普及问题。第一，我们需要检测、监测人体的那些状态？什么参数能反映这些状态？检测和监测这些参数需要什么技术？哪些现有技术可以应用，哪些需要研究新技术方法与设备？这个层面的问题有对人体认识问题，但更主要的是技术问题。第二，如何根据检测与监测的参数对人体状态进行评估？这个层面的问题主要是用什么观点去综合评估的认识问题，有很多需要从对生命的认识角度，综合各方面的知识去分析、辨识人体所处的是内稳态、生理性应激状态、超负荷应激状态？不可逆的非平衡状态？当然这个层面的问题也包括很多技术问题需要研究。第三，对人体状态的调控。这是很关键的一个环节。调控应是全方位的，包括饮食、环境、心理、物理、化学等方面的调节控制，因此这不是一个单纯的技术问题。从技术层面讲，过去生物医学工程提供的物理技术用于检测治疗的多，很少从调控角度进行研究开发。

以上三个层次的问题，为生物医学工程提供了极好的发展机遇。特别强调的是，应从适宜技术层面考虑，不过分追求高、大、贵。

参 考 文 献

陈铨，张永学. 2011. 分子成像技术的研究进展. 国际放射医学核医学杂志，35(5)：290～295
董秀珍. 2004. 生物电阻抗技术研究进展. 中国医学物理学杂志，21(6)：311～317
董秀珍. 2008. 生物电阻抗成像研究的现状与挑战. 中国生物医学工程学报，27(5)：641～

643,649
高鹏,丛竹凤.2012.现代磁疗技术在肿瘤治疗中的应用进展.山东中医杂志,31(10):772～774
高上凯.2007. 浅谈脑-机接口技术的发展现状与挑战. 中国生物医学工程学报,26(6):801～803
高上凯.2009.神经工程与脑-机接口. 生命科学,2:177～180
韩俊庆,刘峰,商辉,等.2011.肿瘤旋磁治疗机的基本原理与临床初步应用. 生物医学工程学进展,32(1):56～60
韩俊庆,姚健,丁晓,等.2009.稳恒磁场旋转治疗晚期肿瘤的临床研究. 中国医学创新,(24):18～20
贺潇蒙.2010.磁场对生物体作用的实验设计研究. 实验室科学,13(6):99,100
江凌彤,刘国强,王浩,等.2009.磁声成像方法的研究进展. 国际生物医学工程杂志,2:113～116
姜堪政,袁心洲.2011.生物电磁波揭密-场导发现(2版).北京:中国医药科技出版社
李发琪.2011.高强度聚焦超声(HIFU)肿瘤热消融技术的关键问题简析. 中华肝胆外科杂志,17(2):175,176
李好山,熊正爱,姚陈果.2011.脉冲电场诱导细胞凋亡机制及其在肿瘤治疗中应用前景展望.重庆医学,20(40):2059～2061
李建波.2011.近似真实形状和非均匀电阻率分布的头部物理模型的建立及其实验研究. 第四军医大学硕士学位论文
刘良刚,詹碧燕,俞飞鹏.1990.红外生命探测仪的研制及试验,19(3):82～86
刘晓春,彭仕政,谈荣日.2006.脑电磁场及脑内源定位的研究进展. 现代生物医学进展,6(6):9～12
欧阳钧,钟世镇.2008.组织工程学的发展与展望. 中华生物医学工程杂志,14(3):163～165
彭绪勇.2007.基于脑电的脑-计算机接口在线系统研究.电子科技大学硕士学位论文
任超世.2003.医学电阻抗技术与临床. 世界医疗器械,9(2):50～53
申晓丽,黄丽娜.2009.光学相干断层成像技术的临床应用新进展. 国际眼科杂志,19(12):2395～2398
寿国法.2009.生物医学电磁正反问题数值计算方法研究. 浙江大学博士学位论文
帅万钧,董秀珍,付峰.2004.脑阻抗断层成像的图像重构算法. 国外医学:生物医学工程分册,27(6):332～336
苏海兵,邹建中,王智彪.2011.高强度聚焦超声肿瘤治疗技术原理. 中华肝胆外科杂志,17(3):271,272
孙立新,王国富,张继武.2005.THz 关键技术及其在生物医学中的应用. 应用光学,26(1):4～8
谭谦.2011.再生医学与组织工程. 医学研究生学报,24(2):113～116
王佳欢.2008.磁场对肿瘤抑制作用的研究进展术.现代生物医学进展,8(12):2389～2391
王正国.2012.再生医学展望. 中华创伤杂志,28(1)1:1～4
吴清,颜威利.2002.关于脑电产生源求解问题的研究. 河北工业大学学报,31(3):1～6

向良中. 2007. 光声成像在癌症早期检测和治疗监控. 华南师范大学硕士学位论文
谢小雪, 廖遇平, 唐劲天. 2008. 电场治疗肿瘤机制研究进展. 国际肿瘤学杂志, 35(11): 829～831
谢志明, 苏湘鄂, 张小云. 2007. 旋转恒定磁场对 TNFa 和 CHX 诱导的 Hela 细胞凋亡的影响. 现代生物医学进展, 7(9): 1297～1299
徐玲玲, 齐浩. 2008. 磁场联合抗肿瘤药物治疗肿瘤的研究进展. 西安文理学院学报自然科学版, 11(2): 15～17
徐贞俊, 翁磊华, 曹炯睿, 等. 2008. 磁场的生物学效应及最新进展. 现代生物医学进展, 12(8): 1187～1190
姚陈果, 孙才新, 米彦, 等. 2007. 陡脉冲不可逆性电击穿治疗肿瘤的研究. 高电压技术, 33(2): 7～13
姚振静, 高韬, 张军, 等. 2011. 震后生命探测技术研究综述. 传感器与微系统, 30(12): 8～10
叶欣, 费兴波. 2010. 高强度聚焦超声治疗肿瘤. 国际肿瘤学杂志, 8: 584～587
张存林, 牧凯军. 2010. 太赫兹波谱与成像. 激光与光电子学进展, 2: 1～14
张放, 冯晓源. 2006. THz 射线成像技术及其在医学中的应用. 中国医学计算机成像杂志, 12: 426～432
张格, 张亚秋, 付家庆. 2006. 生物超弱发光的光子成像及其检测方法研究. 农机化研究, 11: 81～83
张积仁. 2005. Cryocare 氩氦靶向肿瘤治疗技术. 生物医学工程研究, 24(2): 128～132
张琴, 熊正爱. 2011. 脉冲电场不可逆性电击穿在肿瘤治疗中的研究进展. 重庆医学, 40(3): 298～300
张尚军, 张翠英, 夏灵, 等. 1997. 心电逆问题的研究现状. 国外医学生物医学工程分册, 20(6): 335～340
张杨, 焦腾, 荆西京. 2010. 生物雷达技术的研究现状与新进展, 信息化研究, 36(10): 6～10
郑旭媛, 万柏坤. 2001. 脑电逆问题的研究进展. 国外医学生物医学工程分册, 24(4): 179～183
周永生. 2006. 隔墙有"眼"——现代隔墙探测技术扫描. 中国民兵, 12: 56～57
周玉斌, 俞梦孙. 2001. 用无电极的方法测量人体生理信号. 北京生物医学工程, 20(2): 91～94
朱杰. 2005. 磁场的生物学效应及其机理的研究. 生物磁学, 5(1): 26～29
Li G, Zhang X, Lian J, et al. 2003. Noninvasive loealization of the site of origin of paeed cardiac activation in human by means of a 3-D heart model. IEEE Transactions on Biomedical Engineeing, 50: 1117～1120
Li G. 2001. Loealization of the site of origin of cardiac activation by means of a heart-model-based electrocardiographic imaging. IEEE Transactions on Biomedical Engineeing, 48: 660～669
Linderholm P, Marescot L, Loke M H, et al. 2008. Cell culture imaging using microimpedance tomography. IEEE Transactions on Biomedical Engineeing, 55(1): 138～146
Martin G. 2001. Molecular imaging: an overview . Academic Radiology, 8(11): 1141～1153
Mason C, Dunnill P. 2008. A brief definition of regenerative medicine. Regenerative Medicine, 3(1): 1～5

Ramanathan C，Ghanem R N，Jia P，et al. 2004. Noninvasive electro ear diographic imaging for cardiac electrophysiology and arrhythmia. NarMed，10：422～428

Shi X T，Dong X Z，Shuai W J，et al. 2006. Pseudo-polar drive patterns for brain electrical impedance tomography. Physiol Meas，27：1071～1080

Shuai W J，You F S，Zhang H Y，et al. 2009. Application of electrical impedance tomography for continuous monitoring of retroperitoneal bleeding after blunt trauma. Annals of Biomedical Engineering，37(11)：2373～2379

Shuai W J，You F S，Zhang W，et al. 2008. Image monitoring for an intraperitoneal bleeding model of pigs using electrical impedance tomography. Physiol Meas，29：217～225

Tidswell A T，Gibsonl A，Bayfordl R H，et al. 2001. Electrical impedance tomography of human brain activity with a two-dimensional ring of scalp electrodes. Physiol Meas，22：167～175

Vaughan T M. 2003. Guest editorial brain-computer interface technology：a review of the second international meeting. IEEE Trans. Rehabil. Eng，11(2)：94～109

Weissleder R. 1999. Molecular imaging：exploring the next frontier. Radiology，212(3)：609～614

Wolpaw J R，Birbaumer N，McFarland D J，et al. 2002. Brain-computer interfaces for communication and control. Clin Neurophysiol，113：767～791

Xu C H，Dai M，You F S，et al. 2011. An optimized strategy for real-time hemorrhage monitoring with electrical impedance tomography. Physiol Meas，32：585～598